柔道整復師

接骨術の西洋医学化と国家資格への歩み

新装版

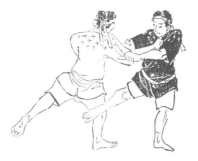

湯浅有希子
Yukiko Yuasa

早稲田大学出版部

目　　次

序

　接骨に関する日本最古の記録は701（大宝元）年8月に完成した『大宝律令』に求めることができる。この時完成した律六巻，令十一巻のうち，医事制度を規定した『医疾令』は散逸している。その後，718（養老2）年に『養老律令』が編集された。同書は『大宝律令』を一部改訂したものであるため，これによって『大宝律令』の内容を知ることができる。『養老律令』の養老令第二職員令に各官司の職員名や定員・職掌が書かれている。その中の，第四四典薬寮条に「按摩師」とある。また『養老律令』の注釈書となる『令集解』（9世紀ごろ成立か）によれば，「按摩師　二人掌レ療二諸ノ傷折一」とあり，位階は「従八位上」として置かれていたことが分かる。つまり8世紀に記録された「按摩師」とは骨損傷の治療科と見ることができ，『養老律令』のような医事制度の記録は接骨術の濫觴とも見ることができる。

　その後20世紀になり，接骨術は柔道整復として日本の医療の一部に組み込まれることとなった。ある意味で，柔道整復は日本における相補・代替医療の草分け的存在であるといえる。しかし，そこに至る歴史的な理解は医療の専門家の中でも十分に行われていない。

　一方，医療を世界的に見ると，EBMに基づいた近代西洋医学は，疾病を治療したり病的な症状を緩和したりする方法として広く用いられている。しかし昨今，世界的な医療の趨勢は，西洋医学だけでは解決できない疾病に対し，伝統医学や相補・代替医療も必要であるとする考え方に移行している。

1

こうした状況に対し，本書では相補・代替医療の一つとされる柔道整復の歴史研究を行った。内容としては江戸時代から平成時代にかけての医療および医療制度の分析を通じて，明治以前の「接骨」から大正以降へ続く「柔道整復」への形成過程について明らかにする。また21世紀の柔道整復をめぐる医療問題，学校問題などにも言及する。ただし紙数の多くは天神真楊流柔術と日本柔道整復師会の活動に費やした。筆者は1920（大正9）年以降，柔道整復の歴史は日本柔道整復師会の活動と共にあり，またその源流は天神真楊流柔術の技術に大きくあずかるものと思うからである。本書ではそのような偏りもお許し頂きたい。本書は柔道整復の歴史的研究の成果を公開することで，21世紀の日本の統合医療を考えるうえで，基礎となる柔道整復の歴史情報を医療の専門家あるいは世界の人々に提供することにより，広く人類の健康に貢献することを期待している。

1 問題の所在

本研究の目的は，柔道整復師の成立過程について，江戸時代から平成，すなわち18世紀初頭から21世紀初頭までにわたり，近代的医学と医療制度の分析を通じて歴史的に考察することである。考察の主要な対象としたのは，「接骨」から「柔道整復」への変遷，および柔道整復師の成立に大きな影響を与えた天神真楊流柔術の医学理論および同流柔術家の政治活動である。これに注目することによって柔道整復師の成立過程を明らかにした。

WHO（世界保健機関）は2001年に『伝統医療と相補・代替医療に関する報告』（*Legal Status of Traditional Medicine and Complementary/Alternative Medicine. A Worldwide Review* 以下『報告』）を発行し，世界各地の伝統的な医療をまとめた。同書において柔道整復は「judo therapy」として説明がなされている。その内容は1970（昭和45）年に成立した「柔道整復師法」以降の，同資格の法的な概要を説明したものである。しかし『報告』では1970年以前の歴史的な説明が欠落しており，また柔道整復師に関する学術的研究においても曖昧な部分が少なくない。何故であろうか。日本柔道整復師会がそ

の精力をかたむけて編集した大著『日整六十年史』(1978) ではすでに，天神真楊流の柔術家たちが明治末期の政治活動により，それまでにあった接骨を西洋医学として改変し，今日の柔道整復の基礎を築いたとしている。また，厚生省『医制百年史』(1976) においても，「柔道整復術も，接骨術として江戸時代の中期より独立して施術されていた[2]」とあり，接骨と柔術との関連は記載されていないものの，そのルーツに言及している。『医制百年史』の記述内容は医制制定以降の医療制度上の接骨および柔道整復に関するものが扱われている。一方『日整六十年史』は江戸期に出版された接骨の著書の存在や，天神真楊流柔術の門人の伝聞および史料，真之神道流柔術の門人の史料，例えば1882 (明治15) 年に提出された「接骨医復業願」などを用いて，江戸から明治時代の接骨の存在を述べている。つまり，WHO の『報告』には，1970年代に刊行されたこれら二つの日本側の文献資料にある，接骨と柔術をめぐる関係に関する重要な記述を取り込んでいないのである。

　日本柔道整復師会はこの『報告』を受けて，同会ホームページ「柔道整復師とは[3]」において，柔道整復が伝統医学であるとする理由として，日本古来の柔術において，「活法」という治療法が江戸時代に体系化され現在に至ると述べている。つまり日本柔道整復師会としては，WHO に柔道整復師を日本の伝統医療として『報告』に掲載されたことを歓迎する一方，1970年以前，少なくとも江戸時代には接骨という名で医学の一領域を担っていたこと，そして接骨は柔術における施術技術であったことについて，WHO を通じて一般の人々にも認知されることを希望しているのである。

　では，この問題に関して，これら二書以後の研究はどのように発展してきたのであろうか。我部 (2005)[4] は柔道整復の三大古典として江戸時代に出版された『骨継療治重宝記』『正骨範』『整骨新書』を挙げている。しかしこれらの古典には柔術に関係しているという記述はなく，むしろ『骨継療治重宝記』『正骨範』は経穴や漢方の処方が大切であったとしている。『整骨新書』では接骨に対する実証的西洋医学の導入が述べられており，骨継ぎ (柔道整復の法制化以前の通称) は医学の中の一つの技術としてあったことを示している。また，橋口 (2011) は天神真楊流のルーツである楊心流柔術伝書，

『楊心流静間之巻』には「柔術接骨に関する記載はなかった[5]」と発表している。これらの研究は上記二書の研究を補完してはいるが、そのカバーする領域は僅少といわざるを得ない。管見の限りでは、接骨と柔術、そして柔道整復への展開を記述した研究はほかに見られない。

　そこで上記二書のうちでもより詳細な『日整六十年史』を検討すると、惜しむべきその最大の問題は、本文の記述に対応した出典の正確な紹介がなされていない点にある。例えば、「伝聞によると、流祖磯又右衛門は、自らが考案した当身技、逆技、締技、ならびにそれらと併用する立技などが内臓及軟部組織、骨及関節に与える効果と損傷について大いなる関心を持ち、幕臣の利により、小塚原にて刑屍体の研究に没頭したという[6]」という記述に対しての出典紹介は、「その折の研究資料は、関東大震災により消失したというが、見た者の話によると、骨格、及び関節構造図は毛筆乍ら精巧なものであった由[7]」だけであり、その文献の書誌情報がないため検証することができないのである。

　そこで筆者はこの大著に掲載された文献資料の所在を追求する作業や新たな資料の発掘に努力する一方、冒頭に記した歴史的課題の追求を通して、柔道整復のルーツを明らかにすることとした。このことは WHO の報告を補い、柔道整復史の基盤を確立することになり、日本における約 5 万人[8]の柔道整復師の拠って立つ存在基盤を確認しうるという社会的意義を持つのみならず、日本医療史における民間医療・接骨の近代化の過程を明らかにするという意義を持つ。またその過程に柔術、柔道が大きく関わったという事実は、柔道自身が柔術の近代化によって出現した日本の伝統的身体文化であることを考えるとき、日本武道史とりわけ近世・近代日本柔術史の非武術的側面すなわち健康・医療的側面の歴史的研究に基礎的貢献をなすものと考える。

2　本書の構成

　各章の主な内容は以下の通りである。第 1 章では江戸から明治初期における柔術における医学的特徴について考察する。その方法は天神真楊流伝書を

軸とし，その比較として同流の元となる楊心流柔術，真之神道流柔術および天神真楊流柔術伝書を用い教義と医学観を分析する。「柔術と密教」では，楊心流柔術は教義に密教的要素があり，その考え方に基づいて楊心流の身体観が成り立っていることを指摘する。主な一次史料として『胴譯図』『十五尊布字位所図』『三部四処字輪観図』を使用する。「楊心流柔術，真之神道流柔術，天神真楊流柔術における人体認識の変化」では，伝書が楊心流から真之神道流，天神真楊流と経る中で，仏教的な医学要素を含んだものから東洋医学に医学要素が変化してゆく過程を考察する。ここでは真之神道流，天神真楊流伝書と江戸時代に輸入された東洋医学書を比較する。主な一次史料として，『極意奥義の巻』『真神道流極意秘決書』『天神真楊流柔術経絡人之巻』『天神真楊流当身』『黄帝内経』『難経』の再版等を使用する。「天神真楊流柔術の西洋医学との接触――『死活自在　接骨療法　柔術生理書』より」では，天神真楊流の伝書は明治初期にかけて西洋医学との接触を通じて，伝書に西洋医学の要素が含まれ今日の接骨の要素（骨折，脱臼，捻挫，打撲に対する処置法）が強まったことを考察する。ここでは同時代に日本に輸入された西洋医学書を使用する。主な一次史料は『死活自在　接骨療法　柔術生理書』を中心に『パレ全集』およびその和刻を使用し，比較，考察を行う。

　第2章では接骨から柔道整復へ改変された経緯と，柔道整復師の職業組織としての基盤固めについて考察する。その方法として，明治中期から大正初期にかけては日本の医療制度とこれに対する天神真楊流柔術家の政治活動，とりわけ萩原七郎（天神真楊流柔術家，柔道家）を中心に行われた柔道接骨術公認期成会運動を分析する。そして大正末期から第二次世界大戦後，1947（昭和22）年に新憲法が発布されるまでの柔道整復師の活動とりわけ大日本柔道整復師会の活動を分析する。「明治期の国家医療体制の構築と伝統的医療行為の規制」では，1874（明治7）年に文部省が制定した医制の制定以来，接骨がおかれた状況とそこから生じた問題，すなわち法的，経済的，医学的問題に言及した。「接骨復活への過程」では，それに対応した萩原七郎を中心に，萩原が結成した柔道接骨術公認期成会の特質を明らかにする。「柔道整復法制化の過程――「按摩術営業取締規則」の改正」では，柔道接骨術公

認期成会に合流した嘉納治五郎の高弟・山下義韶と，それを体現した帝国議会への請願書「柔道接骨術公認ノ件」について検討し，萩原の主張する接骨の存在意義について考察する。主な一次史料は『柔道接骨術公認期成運動回顧録』『帝国議会議事録』を使用する。柔道接骨術公認期成会が，帝国議会および中央衛生会との折衝の中で接骨が柔道整復に改変されてゆく過程を通して，「按摩術営業取締規則」の改正された経緯を考察する。主な一次史料は，『中央衛生会年報』を使用する。「法制化後の柔道整復術──接骨の西洋医学化」では，法制化後の柔道整復が実際の理論，施術において西洋医学として改変されたことを理論，施術実技の面で考察する。主な一次史料として『柔道整復術』『竹岡式接骨術』を使用する。「大日本柔道整復師会の活動」では，柔道整復師が職業団体として確かな組織づくりと医療保険制度への参入過程を明らかにする。その方法は，1920（大正9）年の法制化以後，柔道整復術公認期成会の後継となる大日本柔道整復師会の活動を中心に，柔道整復師の単行法への活動および健康保険法の取り扱いが可能となった経緯について分析する。主な一次史料として『大日本柔道整復師会総会記録』『帝国議会議事録』を使用する。

　第3章では，第二次世界大戦後の柔道整復師界の体制づくりについて考察する。その方法として1947（昭和22）年に成立した「あん摩，はり，きゅう，柔道整復等営業法」に伴って増加した柔道整復師の医療的，法的問題の解決について日本柔道整復師会の活動を中心に分析する。「第二次大戦後の柔道整復師」では，「あん摩，はり，きゅう，柔道整復等営業法」成立の経緯，および同法成立以後，増加した柔道整復師から生じた柔道整復師界の組織問題を明らかにする。主な一次史料として『国会会議録』『柔医公論』を使用する。「柔道整復師の医療問題」では柔道整復師が施術の中で各種保険を取り扱うこととなった経緯を明らかにする。また戦後，日本の医療が高度化する中で，柔道整復師もEBMや結果を施術に求めることとなり，これに伴う使用医療機器（電療）の問題，エックス線の問題を考察する。主な一次史料として『医制百年史』「梅沢基の手記」「裁判所HP」「厚生労働省HP」を使用する。「柔道整復師法成立と教育」では，これまであん摩，はり，きゅう

と抱き合わせで運用されていた法律に対し，柔道整復師の単行法が成立するに至った経緯と，その後，柔道整復師資格が国家資格化した経緯，およびその教育基盤の整備について明らかにする。主な一次史料として『国会会議録』「厚生労働省HP」『日整広報』を使用する。

3 先 行 研 究

柔道整復に関係する歴史研究の流れは大きく二つある。一つは天神真楊流柔術，真之神道流柔術および楊心流柔術など柔術としての側面からの研究と，もう一つは医学としての側面である。ここでいう医学とは西洋医学のほか，東洋医学および宗教に関連付けられた医学を含む。以下では，柔術と医学の両側面について述べる。

1 柔術史に関係する先行研究

柔術に関する研究では楊心流に関するものが多く，老松（1965）[10]，長谷川（1968，70）[11][12] により研究がなされている。老松の研究では楊心流，真之神道流，天神真楊流柔術の３つの柔術は流派としてのつながりがあることを指摘し，流祖と流派の精神，技術体系について述べられている。長谷川の研究は，大分県を中心に伝わった楊心流の伝書（杵築藩，府内藩，秋月藩，黒田藩）について伝書を解読，解説したものである。長谷川（1968）の研究は伝書の研究から楊心流は，府内藩，杵築藩，秋月藩，黒田藩で伝承したものと，江戸で伝承したものと２つの系統において，技術が伝承されたとし，それぞれの伝承した系図を作成し考察している。さらに長谷川（1970）は楊心流の府内藩伝書をとりあげ，同流は武術的，医学的に合理的理論があることを特徴として挙げ，その合理的理論とは中国の思想，すなわち陰陽五行説，易などから影響があることを指摘している。本論の主要なテーマである医学と密教の問題に関するものは永木（1985）[13] があり，楊心流を事例に挙げ，古流柔術には中国系医学と強い関連があることを指摘している。このように，これまでに解明されている楊心流の伝書研究では，同流の武術的な意味での教義や思

想と医学的側面はともに中国からの影響があるとした見方が主流である。上記，長谷川の研究によれば，「楊心流の発生が医家による医術と武術との結合の形で発生している」とあり，楊心流の特徴は医術，それも東洋医学に大きな比重を持つとしている。

　一方，楊心流の特徴を裏付けるものとして，地理的な影響が考慮される。先ほどの，長谷川の研究（1968）にあるように，地理的な側面で楊心流を見ると，同流が伝わった地域は主に九州地方（福岡，大分，長崎）である。このような観点から，先行研究を探すと，九州の文化事情と武術との関連を指摘したものに黒木（1985）[14]の研究がある。黒木の研究では，17世紀の日本では社会全体の哲理として密教が根付いていたことを指摘し，それが武術にも影響していると述べている。そしてその密教を九州の修験道との関連から考察している。これら長谷川および黒木の先行研究などを考慮すると，楊心流柔術の特徴は医学（東洋医学）にあることは明らかであるが，その他に密教的要素があるものと考えられる。しかし，黒木の研究では武術全般について述べられているが楊心流柔術，真之神道流柔術，天神真楊流柔術との関連については指摘されていない。

　刊本では日本柔道整復師会編『日整六十年史』（1978）により楊心流，直之神通流，天神真楊流柔術の流祖と流派を成立させた経緯が，伝書を抜粋する形で書かれている。藤原稜三『神道楊心流の歴史と技法』（1983），藤原稜三『格闘技の歴史』（1990）では，楊心流柔術から天神真楊流柔術に至るまでの伝承の経緯が述べられている。同書では楊心流の起源や流祖に関して考察がなされているが，史料が明確に示されていない点もある。

2　医学史に関係する先行研究

　柔道整復に関する歴史研究は，『日整六十年史』『接骨医学史』で述べられている。『日整六十年史』は古代から1970年代までの接骨術の大きな流れが書かれている。また『接骨医学史』は『日整六十年史』のうち，江戸時代に出版された接骨医学書に関する内容などがさらに詳しく紹介されている。学術に関しては上記「問題の所在」で示した個別の研究の他，明治期に関して

は日本の医学に影響を与えた外国人教師と接骨家との接点に関するものが発表されている。例えば我部（2006）[15]は，千住の接骨家であった名倉家の人物といわゆるお雇い教師であったフルベッキとの関係について触れている。また大河原（2006）[16]は「ドイツ人医師ベルツ博士の足跡」と題する短文の中で，1898年にドイツ人医師ベルツと東京帝国大学の三浦謹之助が共同で「柔術あるいはやわらについて」という題目で講演し，柔術の起こり，流派，技法の概略が述べられた，ということに言及している。

　医学史は医療史と医療制度史に分けられる。医療制度史の側面から見ると，柔道整復を今日の発展に導くことになる大正期の柔道整復の法制化の問題は重要である。法制化への見方については諸説ある。一つの事例として，柔道整復師界を統括する日本柔道整復師会[17]の主張を挙げる。同会のホームページ[18]を参考に主張内容を説明すると次の通りとなる。

　柔道整復師は戦国時代から続く柔術に基づく日本独自の医療であった。明治維新以降，社会環境の近代化に伴い，医療行為に対して医師免許が必要となり接骨に対する規制が1885（明治18）年に公布された。「接骨」は存続の危機に瀕することとなった。これに対して柔道家を中心に「接骨」を存続するための運動が起こり，この伝統的医療が国家から認められた。その結果，1920（大正9）年に「按摩術営業取締規則」の改正により「柔道整復」として法制化された，とある。この主張は柔道整復界において通説となっている。

　一方，厚生省が発行した柔道整復師を含む医療界の歴史が記述される『医制百年史』によると，柔道整復は20世紀初頭まで「接骨」と呼ばれた民間の伝統医療であった。「接骨」は近代西洋医学を主軸として採用した国家医療体制の下で，按摩や鍼灸とともに規制の対象となっていた[19]，とある。つまり接骨は明治期にはその存在が法的に保障されていたわけではなかったのである。しかしながら，1911（明治44）年に「按摩術営業取締規則」が成立したことを契機に，接骨は近代西洋医学の理論を取り込んだ「柔道整復」として体系を整え，1920（大正9）年の「按摩術営業取締規則」の改正によって法制化された。その結果，柔道整復は国家医療体制の主軸の一部として組み込まれた，とある。つまり，接骨は柔道整復として刷新されたことで民間の伝

9

統医療から国家的な医療体制の枠組みの一角へ入りこんだのである。

　以上を比較すると柔道整復師会の説明と，『医制百年史』とでは歴史認識において隔たりがあるように思われる。すなわち柔道整復は，1920（大正9）年の法制化の際，近代西洋医学として刷新されたのか，戦国時代から続く旧来の伝統技術をそのまま継承し続けたのかという点である。

　そもそも柔道整復師界において，なぜこのような通説が広がったのか。その理由の一つとして，柔道整復師界では，1920（大正9）年の「按摩術営業取締規則」が改正された経緯を知りうる一次史料がほとんど見つかっておらず，またこれに関する研究も少ないことが挙げられる。唯一，同規則の改正に関する史料を入手するためには『日整六十年史』に依拠せざるを得ないのである。同規則の改正に関し，『日整六十年史』は，法的史料および同規則改正のために帝国議会に請願運動を行った萩原七郎（啓正）[20]（天神真楊流柔術家，柔道家。東京帝国大学医学部の医師らと協力し柔道整復の法制化に尽力した。詳細は後述する）の活動に関する史料を掲載している。同書に掲載されている法的史料とは，1874（明治7）年の医制発布以来変遷してきた医療制度に関連する法令，および「按摩術営業取締規則」の改正前後の法令の条文，規則改正後に行われた柔道整復師試験の試験科目などである。ところが『日整六十年史』に掲載されている法的史料の多くは，厚生省医務局が編集した衛生法制史である『医制百年史』に依拠しているのである。『医制百年史』は医制制定以降の日本の衛生制度の変遷を年代史的な構成で記述しており，史料として法令の条文，医療統計，法令の発布とこれに関する医事年表などを掲載している。また『日整六十年史』に掲載されている萩原の活動に関する史料は，萩原とともに請願活動を行った柔道整復師の回顧録が数編と，法改正後に行われた柔道整復師会による総会の議事録などである。しかし同書には，萩原が同規則改正のために帝国議会に請願運動を行ったという事実までは掲載されているが，萩原が請願運動を開始した意図，請願運動の経緯，そして同規則の改正を許可した帝国議会の意図まで知りうる一次史料はない。つまり史料上の不足が原因で，同規則の改正に関する多くのことが不明なのである。

それでは学術的分野では柔道整復師の法制化に関し，どのような解釈がなされているのだろうか。管見の限りでは先行研究として，川崎らによる論文[21]，三浦による報告[22]の２件がある。川崎らによる論文（総説）は，1920（大正９）年の法改正に関し「中央衛生会の諮問での採択の結果，『按摩術営業取締規則』（明治44（1911）年制定）の“一部改正”という形で発令[23]」されたことを簡潔に指摘している。しかし同論文では参考文献は７点あるものの，内容に対応した文献の頁数の記載がなく，記述の妥当性の検証が困難である。参考文献も全て刊本に依拠しており一次史料の紹介はない。また三浦による報告は全国柔整審査委員懇談会で行われた聴講記である。ここでは柔道整復の法改正について「内務省令の按摩術営業取締規則の改正という姑息な形で実現した[24]」と述べているが，この報告も論説の典拠が示されていない。

　以上から，柔道整復の研究について江戸以前を対象にした研究は柔術に関する出版物の解読や解説が主たるものである。また大正期の柔道整復の法制化に関しての研究は諸説あるものの多くのことが不明であるといえる。

注───────

1　WHO Unit on Traditional Medicine（2001）*Legal Status of Traditional Medicine and Complementary/Alternative Medicine. A Worldwide Review.* World Health Organization.

2　厚生省医務局（1976）医制百年史．ぎょうせい．p96.

3　公益社団法人日本柔道整復師会ホームページ．柔道整復術とは，柔道整復師とは．http://www.shadan-nissei.or.jp/judo/seifukujutu.html より．（参照日2013年10月17日）

4　我部正彦（2005）柔道整復師の歴史から学ぶもの──柔道整復師の誕生と武医同術，柔道整復・接骨医学第13巻第３号．p.177.

5　橋口浩治（2011）楊心流柔術と楊心流静間之巻，柔道整復・接骨医学19巻５号．

6　日本柔道整復師会（1978）日整六十年史．日本柔道整復師会．p.55.

7　同上書．p.55.

8　厚生労働省の発表によれば，2010年度の柔道整復師数は50,428名とある。ただし2010年度は東日本大震災の影響により，宮城県は含まれていない。厚生労働省（2010.7.12）平成22年衛生行政報告例（就業医療関係者）結果

の概況.

9　日本医学史会の創設者である富士川游によれば，奈良朝以前の医学について次のように述べている。「当時，仏教宗旨ノ弘マリシハ三論宗ヲ以テソノ始トシ，法相宗・成實宗・俱舍宗等相嗣イデ行ハレタリ。三論宗ハ龍樹ノ中論・十二門論，提婆ノ百論ニ依リ，法相宗ハ解深密教・瑜珈論・唯識論等ニ依リ，成實宗ハ成實論ニ依リ，俱舍宗ハ俱舍論ニ依リテ立テタル宗旨ニシテ，ソノ仏典中ニ散見スルトコロノ医説ト医方ハ当時ノ治術ニ採リ用ヒラレタルコト疑ナシ。是ニ於テカ，仏教ノ渡来ハ又間接ニ印度ノ医方ヲ我ガ邦ニ伝フルノ媒介ヲナセリ」。（富士川游（1941）日本医学史決定版. 日新書院．p.19.）さらに印度の医方について「所謂僧侶医学」としている。（同上書，p.21.）筆者は僧侶医学を仏教的な医学と表現した。

10　老松信一（1965）楊心流，直之神通流，天神真楊流柔術について．順天堂大学体育学部紀要 第8号．順天堂大学体育学部紀要編集委員会．pp. 22-29.

11　長谷川哲郎（1961）大分県を中心に調査した柔術"揚心流"について，大分縣地方史（51）．大分県地方史研究会．pp.1-21.

12　長谷川哲郎（1970）楊心流家系と「当て身，生かし」の理論及び医術について──楊心流研究（其ノ四），大分縣地方史（57）．大分県地方史研究会．pp.20-36.

13　永木耕介（1985）占流柔術における思想解明への ·試論──特に中国系医学との関連から，武道学研究 第18巻第1号．pp.5-14.

14　黒木俊弘（1985）武道私論──武道と修験道のかかわりを中心にして，武道学研究 17巻2号．pp.1-6.

15　我部正彦（2006）明治初期の日本医学に貢献した外国人──ドイツ医学採用とフルベッキ博士，柔道整復・接骨医学 第14巻第3号．pp.153-154.

16　大河原晃（2006）ドイツ人医師ベルツ博士の足跡，柔道整復・接骨医学 第14巻第3号．p.155.

17　公益社団法人日本柔道整復師会は，1953（昭和28）年11月9日，社団法人全日本柔道整復師会として発足。1973（昭和48）年社団法人日本柔道整復師会に名称変更した。2011（平成23）年9月1日から公益社団法人日本柔道整復師会に改称し，現在に至る。現在全国に1万7千余名の会員を擁し業界を代表し料金改定等，国（行政）と唯一交渉できる団体である。

18　公益社団法人日本柔道整復師会ホームページ．柔道整復師とは──柔道整復術とは．http://www.shadan-nissei.or.jp/judo/seifukujutu.html より．（参照日2012年10月13日）

19　1885（明治18）年「入歯歯抜口中療治接骨営業者取締方」が制定され，

接骨の新規開業は禁止された。これは接骨の事実上の廃止を意味した。

20　萩原七郎（啓正）（1880-1965）栃木県出身。芳賀郡七井小学校卒業，1896（明治29）年，天神真楊流の戸澤從三郎（井上敬太郎門下）に入門。1902（明治35）年，講道館入門。1918（大正7）年に北海道講道館場長に任命，1927（昭和5）年，大日本武徳会柔道教士。講道館五段。嘉納治五郎とは直接面識があった。（日本スポーツ協会（1933）日本スポーツ人名事典．運動通信社．p.7.）

21　川崎一朗，樽本修和，瀬田良之，ほか（2003）『柔道整復師』序論（1）柔道整復師の起源と歴史，日本健康行動科学会　第2巻第1号．pp.13-18.

22　三浦由太（2005）柔道整復師の歴史，日本臨床整形外科医会会誌　第30巻第1号．pp.82-84.

23　川崎一朗，樽本修和，瀬田良之，ほか（2003）『柔道整復師』序論（1）柔道整復師の起源と歴史，日本健康行動科学会　第2巻第1号．p.16.

24　三浦由太（2005）柔道整復師の歴史，日本臨床整形外科医会会誌　第30巻第1号．p.83.

第1章

江戸から明治初期における柔術の医学要素

楊心流柔術から天神真楊流柔術への変遷

第1節

柔術と密教

1 接骨の源流——天神真楊流柔術をさかのぼる

　楊心流柔術，真之神道流柔術，天神真楊流柔術の医学的変遷を検討するにあたり，これら3つの流派の関連を概観し，技術の伝承経路を整理する。楊心流柔術，真之神道流柔術，天神真楊流柔術は一連の流派の系統であることは老松（1965）や藤原の著書『神道楊心流の歴史と技法』などによってすでに述べられているが，以下では，これらの研究を抜粋引用し，楊心流柔術，真之神道流柔術，天神真楊流柔術の関係を図で示した（図1-1）。

　楊心流柔術について，藤原の研究によれば，楊心流柔術にはさらに元となる技術があるとされている。これに関しては藤原が『神道楊心流の歴史と技法』，および『格闘技の歴史』で述べている。『神道楊心流の歴史と技法』では神道楊心流は楊心流柔術の系統を受け継いでおり，楊心流の技術は鞍馬寺に源を発する楊心流であると述べているが，これについて一次史料が明記されていない点が散見される。本項では藤原の説に筆者が典拠を補う形で，楊心流柔術の源流について考察する。

　『神道楊心流の歴史と技法』によれば，楊心流の古名は「揚州拳」「揚州掌」または「揚流」であるとされる。そして，その技法を伝えたのは唐僧，鑑真（688-763）としているが，鑑真が奈良の東大寺に入ったのは754（天平勝宝6）年であり，その頃の鑑真は年齢が67歳で重い白内障を患っていた。

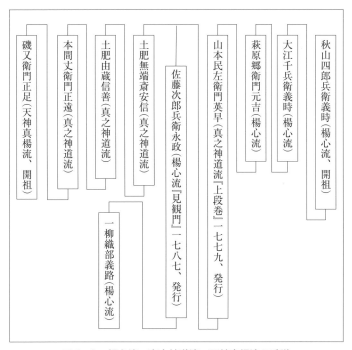

図1-1　楊心流，真之神道流，天神真楊流の系譜

このため柔術の直接的な指導は無理があり，むしろ鑑真に同行して渡来した門人である思託（722-809）であったとしている。思託は来日後，759（天平宝字3）年に唐招提寺に入った。その後，鑑真の後継者争いに巻き込まれ，770（宝亀元）年5月に唐招提寺を去って鞍馬山に入った。思託はそこで門人僧や太秦の豪族である秦氏の出家僧を相手に律学，天台学，禅法，拳法などを教授した。筆者の調べでは，『鞍馬寺史』によれば，鞍馬山は藤原朝臣伊勢人により796（延暦15）年，松尾山鞍馬寺が開基[1]されたとある。その後，809（大同4）年には藤原友永により改装が行われた。藤原峰延の時代に，源満仲が鎮守府将軍になった頃から，源氏も藤原家を通じて鞍馬寺との関係が生じた。鎮守府将軍源満仲の5代の孫にあたる源光国（1061-1147）が白河上皇と共に1091（寛治5）年に入山参詣したのが最初の接触である。

鞍馬寺の拳法の伝承については源義経に伝えられたとの記録がある。例えば『平治物語』「牛若奥州下りの事」に牛若（遮那王）が鞍馬寺の東光坊阿闍梨蓮忍が弟子，禅林坊阿闍梨覚日の弟子になり「ひるは終日に学問を事とし，夜は終夜武芸を稽古せられたり。僧正が谷にて，天狗と夜々兵法をならふと云々」とある。この他，『吾妻鏡』によれば「将軍家。被レ奉二御剣於鞍馬寺一。相模守惟義為二御使三一」とあり，源頼朝が征夷大将軍に就いた後の1195（建久6）年5月3日に鞍馬寺で納剣の儀を行ったと記録されている。このように，鞍馬寺と源家の接点はいくつかの史料で見られた。このことから鞍馬寺の武芸もなんらかの形で源家に伝わったものと推察される。

2　楊心流柔術の開祖

　楊心流柔術の開祖とされる秋山氏に関して詳細はよく分かっていない。『格闘技の歴史』によれば，楊心流の流祖は，秋山四郎兵衛義直，義昌，則重，義時など幾通りかの名があるという。本論では「秋山四郎兵衛義時」とする。天神真楊流伝書『当流大意録』によれば，同流の起源について「夫楊心流元祖は，長崎表に秋山四郎兵衛由時といふ小児医師有，唐後の儀の世の此，医学のため武館江入唐後，医学のためにはぐだと申者に手習，是則我朝の柔術なり…（略）…又真之神道流は大阪御城同心山本民左衛門先生元祖なり」とあり，天神真楊流は，秋山四郎兵衛由時を流祖とする楊心流と山本民左衛門を流祖とする真之神道流を合わせて成立したものであると書かれている。秋山四郎兵衛義時は肥後・細川藩『師家系図』にかかれている「松平安芸守家来秋山四郎兵衛」のことであるとしている。『格闘技の歴史』によれば，義時は寛永年間（1624-1644）の人であり，「何等かの事情により，安芸国から肥前大村藩に落ちてきた旧広島藩士を名乗る武家浪人であったことに間違いなさそう」としている。そして，義時の人物および大村藩にたどりついた経緯を以下のようにしている。義時の故地は甲斐国巨摩郡秋山庄（山梨県中巨摩郡甲西町）である。甲斐の秋山氏は武田信濃守遠光（加々見太郎）の長男，太郎光朝を姓祖としており，武田信玄支配下の勇将として活躍した美

濃岩村城主，秋山伯耆守信友は，その十九代の後孫である。秋山信友は1575（天正３）年に織田信長軍により刎首されているが，弟の秋山信藤とその孫である昌秀は武田家滅亡後，徳川家康の家臣となった，とのことである。

　秋山昌秀の長男昌重は1632（寛永９）年に従五位下修理亮に叙任している。昌秀の四男義昌（太郎兵衛）は駿河大納言忠長の側役として駿府城に入っている。しかし同年，徳川秀忠の死去に伴い，忠長は家光の一派から謀反の疑いをかけられる。その後，忠長は同年10月12日に改易を命じられた。『格闘技の歴史』によれば，この事件の際，義昌は忠長の改易を知るといち早く駿府城を立ち去り，安芸の振姫（昌秀の姪）を頼って広島城に行ったとしている。振姫は広島城主，浅野但馬守長晟の正室であり，松平安芸守光晟の生母である。同書では，松平家ではこの時，義昌に「いくらか名目的な士禄を与え，早々に城下を立ち去るよう命じられたものであろう」とし，「大村藩への添書きやそこへ行き着くまでの路銀などはあたえたに違いない」と推察している。しかし筆者には，『師家系図』にある秋山四郎兵衛が『寛政重修諸家譜』の秋山太郎兵衛と同一人物であるとするには疑問が残る。それは義昌は駿河大納言忠長が改易に遭うほどの事件が起きた際，側役という重要な位置にいながら，いち早く城を去ることができるものであろうかという点である。

　『格闘技の歴史』によれば，義昌の兄昌重が改易の旨を知らせ，駿府城を去るように命じた可能性があるとしている。しかし，兄からの知らせを聞いて義昌は迅速に駿河大納言忠長から離れることが可能であったのかという点，また，たとえ義昌が駿府城から逃亡したとしても，徳川幕府からの追及を個人で振り切ることができるものだろうか，といった点で疑問がある。そして逃亡の身でありながら，細川藩『師家系図』に名を残すことができた理由も明確にはなっていない。筆者の調べによれば，『寛政重修諸家譜』では，秋山昌秀の次男の正重には「寛永四年十二月従五位下修理亮に叙任し，九年加藤肥後忠廣が所領を没収せらゝにより，六月十六日仰をうけたまはりて肥後国熊本におもむく」とある。また四男某（太郎兵衛）は「駿河大納言忠長卿に附属せられ，かの卿罪かうぶりたまひ，領国を除かれしとき處士とな

る」とある。同書からは1632（寛永9）年に肥後へ行ったのは正重であるこ
とと，太郎兵衛の消息は不明であることが理解される。

　それでは，秋山氏が甲斐出身ではなく安芸出身であった可能性はないのだ
ろうか。以下では，その可能性を検証する。安芸出身の秋山氏に関する研究
は河村『安芸武田氏』¹²がある。同書によれば，寛永以前から安芸国に存在し
た秋山氏に関する史料も断片的に見られるとある。秋山氏は安芸武田氏の一
族であった。¹³安芸武田氏は鎌倉時代に発し，南北朝時代には銀山城を中心に
分郡守護として存在していた。安芸武田氏の分郡守護職を持つ惣領家は京都
や若狭にいて，安芸に在住した武田氏は代官的立場であった。このため安芸
の在地武士は若狭の惣領家家臣という立場で，安芸武田の幕下にありながら
も，ほぼ対等に近い関係にあった。『安芸武田氏』によれば，鎌倉時代から
南北朝時代に安芸武田氏と行動を共にした武士は32氏あったことが確認され
ている。このうち，「武田，逸見，一条，秋山，南古の五氏は武田一族で，
鎌倉時代から武田氏と関係があったとみてよかろう¹⁴」としている。同書から，
安芸武田氏の史料の中で秋山に関するものが二点確認された。一つは1340
（暦應3）年の「吉川辰熊丸実経代河内道覚軍忠状」に「武田一条孫太郎貞
充，秋山与二信時令存知候者也¹⁵」とある。もう一つは『陰徳太平記上』「有
田合戦附元繁戦死之事¹⁶」において「戸谷の香川景之，秋山，市木などは，三
百余騎にて後陣に扣えたり…（略）…小田刑部少輔信忠も，城門を開いて三
百騎許り打つて出で，前後より揉み立てける程に，伴，品川已に引色に成る
所を，戸谷の香川弥五郎，秋山入道助け来りて，相戦ふ¹⁷」という記述である。

　以上から，秋山と名乗る武将は安芸にも存在していたことが分かる。有田
合戦の後，安芸武田氏は急速に衰えてしまう。武田元繁の子光和は正妻との
子がないまま1540（天文9）年6月に病死した。その後，尼子氏からの要請
で若狭の武田信実を養子にして家督を継がせることとなったが，¹⁸1541（天文
10）年，毛利元就により銀山城が落城し，安芸武田氏は滅亡した。その後，
安芸武田氏の家臣達の一部は肥後の細川氏に被官している。細川氏の記録に
秋山を名乗る者も数名確認される。例えば『妙解院殿忠利公御代於豊前小倉
御侍帳並軽輩末々共ニ』では1604（慶長9）年から1632（寛永9）年12月まで

の記録であり，肥後に入る際の細川氏家臣の記録であるが，そこには「留守居組従是已下　三百五十石　秋山源七[19]」とある。また『続偉蹟』には「秋山友安儀，久留島浪人にて，鶴崎に居住，妙応院様御代，拾人扶持拝領，鶴崎御医師に被召出，友安嫡子玄忠，若年病死，実子無之，鶴崎定詰中山助左衛門次男露を養子倭家業…（略）[20]」とあり，秋山友安は安芸国の出身の医師であったことが分かる。この他『肥陽諸士鑑[21]』『御侍帳[22]』『士席以上名録[23]』その他複数の細川氏の侍帳で秋山友安の子孫の名が見られた。安芸出身の医家の秋山氏が熊本藩に入った事例もあることが確認される。

　以上から，楊心流の流祖，秋山四郎兵衛義時について2つの点が考えられる。一つは1632年に肥後に入った秋山氏と関連がある可能性があること。もう一つは，肥後に入った秋山氏は，戦国時代の甲斐武田家の家臣の末裔で1632年に安芸国を通過して肥後に入った可能性と，鎌倉時代に発し南北朝時代に分郡守護として安芸で展開した武田家の家臣が，1632年に細川家の家臣として肥後に入った可能性があることである。

　以下に本項で述べられた甲斐武田家，安芸武田家，若狭武田家の関係を整理するために『寛政重修諸家譜』および『続群書類従』を抜粋改変し，図1－2に示した。

3　楊心流柔術，真之神道流柔術，天神真楊流柔術の成立と神仏との関係

　以下では，楊心流柔術，真之神道流柔術，天神真楊流柔術の各流派の成立と神仏との関係について伝書を比較，考察する。

　楊心流柔術の成立に関しては『当流大意録』に記されている。この中で楊心流柔術は大雪が降っても積もらない楊の枝のように，相手の変化に順応して自分の動きを変化させることを根本の精神としている。この精神はツグシダザイフ（筑紫太宰府）天満宮から啓示を受けた[24]としている。

　夫楊心流元祖は，長崎表に秋山四郎兵衛由時といふ小児科医師有，唐後

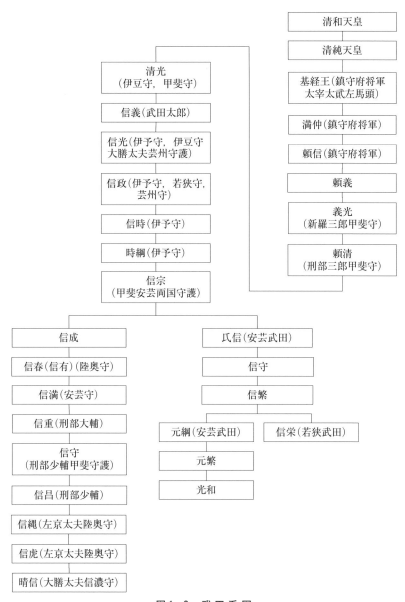

図1-2　武田系図

の儀の世の比，医学のために武館ｴ入唐後致，医学の間にはぐだと申者に手習，是則我朝の柔術なり。尤唐にては只けると突のみ也。日本の柔とは異也。右之手手練して活弐拾八品伝授後，帰朝の後，是をおしゆといふとも，手数すくなき故，習ふ者半端にして休。依て元祖是をなげきてツグシダザイフの天満宮ｴ一百日気願をかけ，手数を工夫して三百三手となす。又神前に柳ありて，枝にゆき積ざる心を取りて楊心流と号す。

真之神道流柔術の成立については，流祖の山本民左衛門が楊心流を学び開いたとある。『新撰武術流祖録』によれば，「真神道流山本民左衛門　摂州浪華の人也，学二楊心流一と云，悟二其絶妙一，潜号二真神道流[25]一」とある。また以下に引用する真之神道流柔術伝書『柔術秘学抄』では，柔術の始まりを鹿島香取の神とし，神代の根本を考え合わせることを述べ，真之神道流柔術も神と関連すると述べている。[26]

　真之神道流柔術工夫の大意は，武具したがえず，今出世したるところのあかはだかの理を極め，極意用法の巻の大事を極め，其上にて武具随へば，内外則合躰也。心は身を随がへ，身は武具を随はしむるの義也。武具に身を随がはしむるのうれいなし。能々はきまへ，修練すべし。
　往昔，田村将軍身の軽重を仕給。是心気にて陰陽を自在する事第一，初学の輩ら入の門なり。柔術の始は神代鹿島香取之両神，続て太刀らをの命に気ざし有。戸隠大明神のこと…（略）…是神代之根元を考合

天神真楊流柔術の成立については，流祖の柳関斎（通称，磯又右衛門）が楊心流柔術の一柳織部から五七年，真神道流の本間丈右衛門から六年習ったとある。『当流大意録』によれば，その後「真当を請ることを工夫して，常に当を用いて修行する也。…（略）…終に其心を得て，妙術に及て，両流合流して一派を建，手数百弐拾四手と定て，天神真楊流と号し一流とす。[27]」とある。また同流伝書『目録』[28]には天神真楊流柔術を立てた経緯について北野天満宮に赴いて同流を立てたとしている。

京都にて修行中に，案ずるに，真神道流を立れば楊心流の先生一柳織部
様江義理立たず，楊心流を立れば，真神道流の先生本間丈右衛門様へ義理
立たずと思い，夫より北野天満宮へ大先生はじめ内弟子岡田縫殿之輔，西
村外記之輔を召連れ，天満宮の神前なる絵馬堂にて，手解，試会裏，投捨
を編出し，夫より天満宮をかたどりて
　　楊心流
　　　　　　　　合流，天神真楊流
　　真神道流
と号す也

　以上，楊心流柔術，真之神道流柔術，天神真楊流柔術を比較したところ，
真之神道流柔術，天神真楊流柔術については，それぞれ神代鹿島香取之両神，
北野天満宮との接点が見られた。これらの神との接触は各流派の精神的なよ
りどころを示すものと考えられるが，流祖自身と神との結びつきは強いもの
ではない。楊心流柔術の開祖は「ツグシダザイフ」に祈願した結果，技術を
得たとされ，秋山四郎兵衛義時だけが修行の結果，神秘体験をしている。こ
の体験について，後の真之神道流柔術と天神真楊流柔術の門人たちが秋山四
郎兵衛義時の体験や精神を追体験するために，宗教的な要素を教義に採用し
たものと考えられる。

4 柔術の教義と仏教的世界観

　以下では，楊心流柔術，真之神道流柔術，天神真楊流柔術の伝書の教義に
おける仏教的世界観に着目し考察する。
　楊心流柔術の伝書『見観門』では敵に対するときの心得が書かれている。
その心得の重要な部分については密教の言葉を使用して説明がされている。
例えば「観は見るとも，くわんずる共読なり。これによってくわんじ，くわ
んずるにはこころの置処に理あり。唯観の字を本にして心法を得と有るべ
し」「先此理は無我とて我身の無心持ちに相済候得ば…（略）」「無心と申事

は…（略）」などは密教の言葉で説明ができる。例えば，観，無我，無心は
密教で重視された教義の言葉であり「止観」において使用されている。止観
はインド仏教の瞑想法のことで，「止」は心を静めること（シャマタ）の漢
訳である。また「観」は物事をありのままに見ること（ヴィパシュヤナー）
の漢訳である。仏教では仏法すなわち物事の真理を観察することにあたる。
これは無常・苦・無我・不浄といった仏教において重視されてきた教理を観
察することである。止観が体系化されたものとして『摩訶止観』『天台小止
観』があり，これらは密教の論書である。密教の瞑想法については『阿字観
用心口決』に具体的な作法が書かれている。このように楊心流柔術では教義
において密教の影響が見られる。

　真之神道流柔術の伝書『真之神道流上檀巻』では「躰者則卍之字説，死生
者無常之怨敵也」とあり，これが「謂観二楊柳靡一レ風」とあるように同流
の元の考えとなった。卍はもともとインドのビシュヌ神の胸の旋毛を起源と
する瑞兆の相とされる。無常は先の楊心流にも見られた通りである。

　『当流大意録』によれば，「柔術は神代の此より其気差しあり。先鹿島・香
取の両神東蝦征伐之節，柔術の意味を以からめとりしためし有」という文が
見られる。これは第3項に示した『柔術秘学抄』の「柔術の始は神代鹿島香
取之両神」と内容が類似しており，真之神道流伝書を援用したと思われる。
これは天神真楊流は真之神道流の流れをくむ関係で，同流も神仏を起源とす
ると述べていることから理解できる。また『天神真楊流地之巻』において
「之二十八手之数者，最天之二十八宿星をかたとつて当流用」とあり，冒頭
に宿曜をモチーフにしているとある。続いて「臨兵闘者皆陳烈在前　ウン
（種字）」とあり，九字を切るとある。これは密教の修法の一つである。また
同流伝書『柔術誓紙』（1841）には「梵天帝釈四天王，総日本国中六十余州
大小神紙，殊伊豆箱根両権現，三島大明神，八幡大菩薩，天満大自在天，神
部類眷属神罸冥罸永可失弓矢神令命者也」とあり武士に関する神仏の名前が
書かれている。

　このように，天神真楊流伝書はその起源や技のモチーフ，起請の立て方な
ど，教義の重要な部分は密教に関連して書かれている。以上から密教は同流

において精神的に最も優先されるべきものと考えられる。

5 当身について

　次に当身の名称について検討する。当身は楊心流柔術，真之神道流柔術，天神真楊流柔術において，共通して使用されており，これらの柔術における技術の一つの特徴である。当身を検討するにあたり，当身の内容を以下に整理した。『世界柔道史』によれば，当身は次のように定義されている。「当て身技とは，戦国時代（1467-1560）よりも，もっと古いころから，実戦に則して発達して来た柔術の一つの技であって，当て身の急所を襲い，敵の攻撃力を封殺する術をいう。講道館では，極の形，護身術その他の形において，この当て身技を用いている場面が多い」[37]。つまり，当身は柔術の技の一つであって，その起源は戦国時代よりも古くからあるとされる。そして当身の技は今日の講道館柔道にも伝えられている[38]。

　当身を使用している柔術流派は楊心流柔術，真之神道流柔術，天神真楊流柔術の他には竹内流柔術[39]，関口流柔術[40]，小栗流柔術[41]などがある。竹内流柔術の『心中口伝殺活穴所巻』（年代不明）には「殺活法」として穴所（人体の急所）が記されている[42]。『関口流柔目録』では「三ヶ之当之事」「五ヶ之当之事」[43]「殺当之事」「当身之事」として書かれており，『小栗流和三拾三箇条切紙之目録』[44]では「当り付こつぽうの事」として伝えられている。しかし，当身を柔術流派として最も重要視しているのは天神真楊流柔術である。これについて天神真楊流柔術の伝書『当流大意録』（年代不明）によれば，次のような記述がある。「尤柔術は戦場にては組討を専一とす。治世にては当身を専とする事，諸師の知る所なり。然ども未だ諸流常に真の当身を以て修行する事を不レ知」[45]。つまり当身は多くの流派で知られているが，真の当身を知る流派はない，ということである。また天神真楊流柔術を創始した磯又右衛門によれば，当身について以下のように書かれている[46]。

　　柳関斎先生ハ人命ヲ救ワンガ為ニ所々ニテ真剣ノ勝負ヲ成シ遂ニ真ノ当

ヲ以テ修行セザレバ勝利ヲ得ル能ハザルヲ悟リ是ヨリ更ニ真ノ当ヲ受ル事
ヲ工夫シ専ラ当身ノ修行ニ心力ヲ用イラレ…（略）

　以上の記述から，天神真楊流柔術では，真剣勝負の際に当身を用いなけれ
ば勝利を得ることはできないため，修行では当身に力を注いでいたことが分
かる。当身は天神真楊流柔術において勝敗を分ける重要な要素であることが
理解される。当身の具体的な内容について『柔道教本』(1931) によれば，[47]
手刀，拳，肘，膝頭，蹠頭，踵などを用いて人体の各急所（天倒，烏兎，独
鈷，人中，勝掛け，水月，月影，電光，明星，釣鐘，膝関節）に，打ち，突き，
蹴りなどを行う，という主旨で記載されている（図1-3）。
　当身は，楊心流柔術，真之神道流柔術，天神真楊流柔術流派において医学
的な意味を持って使用されており，柔術の医学的側面を考察するうえでも重
要な要素となる。しかし筆者の調べによれば，これら柔術各流派の伝書によ
って記述されている当身の箇所や数が少しずつ異なっていることが分かった。
以下の表1-1は，筆者が確認した江戸から大正時代（1713-1921年）の間に
書かれた楊心流柔術伝書，真之神道流柔術伝書，天神真楊流柔術伝書および
書物の11冊のうち，当身を中心に医学的な項目を抜粋し比較したものである。
表1-1で注目されることは，楊心流柔術関連の伝書は活法という蘇生術が
1700年代の伝書から見られ，その技術の名称は当身と一致していたこと。そ
して明治中ごろに書かれた『死活自在　接骨療法　柔術生理書』（以下『柔
術生理書』）では，当身の他に，骨折，脱臼，捻挫，打撲の項目が加わった
こと，大正時代に成立した『竹岡式接骨術』では当身が全く書かれなくなっ
たことである。
　当身に関しては『柔術生理書』が出版された頃に，ほぼ固定されたものと
考えられる。江戸から明治時代に書かれた伝書における当身は約20箇所であ
った。昭和時代以降，当身について書かれたものは，中山清氏による研究が
ある。それは，中山氏が楊心流柔術，真之神道流柔術，天神真楊流柔術の伝
承者達から話を聞き，記録したとするもので，『柔道整復師の柔道と臨床』[48]
の中でまとめられている。そこでは当身は92箇所とされ，経穴との関連が述

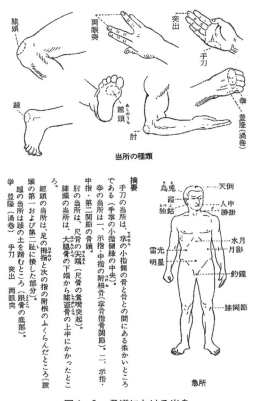

当所の種類

急所

図1-3　柔道における当身

摘要

手刀の当所は、衆の小指側の骨と骨との間にある柔かいところである（手掌の小指側縁の中央）。

拳の当所は一、示指・中指の附根骨（掌骨指骨関節）。二、示指・中指・第二関節の骨頭。

肘の当所は、尺骨の尖端（尺骨の鷲嘴突起）。

膝頭の当所は、大腿骨の下端から膝蓋骨の上半にかかったところ。

蹠頭の当所は、足の拇指と次の指の附根のふくらんだところ（踵骨の底部）。

踵の当所は踵の土を踏むところ（跟骨の底部）。

拳　豊隆（渦巻）　手刀　突出　両眼突

べられている。同書は伝聞により当身をまとめたものであるとのことなので，現時点で筆者は情報源の確認ができていない。しかし同書は資料的な価値はあるものと思われる。中山氏の研究ついて筆者は，表1-1で使用した文献と可能な限り比較した。その結果，『柔道整復師の柔道と臨床』で記された当身の位置に重複があったり，同書の示す当身の位置が江戸および明治時代の文献と異なる箇所があったりするなどいくつかの疑問点が見られた。そこで筆者は『柔道整復師の柔道と臨床』における当身の解説を元に，筆者が表1-1で使用した伝書と比較し一部修正を加え，さらに『図解鍼灸実用経穴学』を用いて西洋医学における解剖位置を示し，表1-2にまとめた。ここ

から理解されることは，今日 WHO で認知されている経穴は361穴[49]であるの
に対し，当身は多くとも92箇所であり経穴と比較して数は多くないこと，ま
た当身に対応する経絡も任脈，督脈が多く対応しているものの，膀胱経，胃
経，肝経など14の経絡と阿是穴にも対応していたことである。また経絡，経
穴上にない当身もあり，当身と経絡，経穴との関係にはそれほど強い法則性
が見られなかった。表1-2から，柔術伝書の当身は経穴とそのまま一致す
るものではないものと考えられる。

表1-1 柔術伝書における医学的項目の比較

伝書における医学的項目	『古流楊心神道流経絡巻』1713（正徳3）	『楊心流胴譯図』1721-1724（享保6-9）か	『真神道流極意秘決書』1775（安永4）	『真之神道流上檀巻』1779（安永8）	『極意奥義之巻』（楊心流）1815（文化12）
当身	松風 村雨 電 月影 雁下 明星 水月	松風 村雨 月影 雁下 独鈷 釣鐘 稲妻 明星 水月 草寸	松風 急雨 明間 電 月影 雁下 烏兎 独鈷 秘中 烏乱 電光 少寸 明星 水月 胆中（檀中） 尺沢 草靡 井勢 百会	月影 雁下 釣鐘 電光 小寸 明星 水月	松風 陰雨（村雨） 電 月影 雁下 烏兎 明星 水月
骨折					

『天神真楊流地之巻』1841（天保12）	『天神真楊流柔術経絡人之巻』1841（天保12）	『天神真楊流当身』1863（文久3）	『天真心揚流穴処』1885（明治18）	『死活自在接骨療法柔術生理書』1896（明治29）	『竹岡式接骨術』1921（大正10）
松風	松風	松風	松風	松風	
村雨	電	村雨	村雨	村雨	
烏兎	月影	天道	月影	風月	
霞	雁下	電	稲妻	月影	
人中	烏兎	月影	後月影	雁下	
独鈷	明星	雁下	後稲妻	烏兎	
秘中		烏兎	人中	霞（両毛）	
		霞（両毛）	獨鈷	人中	
		人中	脅下	獨古	
		獨鈷	鳥闇	釣鐘（陰囊）	
		釣鐘（陰囊）	兎闇	電光（稲妻）	
		電光（稲妻）	釣鐘	後電光	
		小寸	電光	明星	
		明星	水月	水月	
		水月	檀中	肢中	
		ダン中	尺澤	ダン中	
		尺澤	督脈	尺澤	
		草ビ	百会	草ビ	
		高利足	顏別	高利足	
			顏下		
			任脈		
			天南		
			明		
			乳中		
				下顎ノ折骨部	法鎖骨骨折
				鎖骨折治療	肋骨骨折
				肋骨ノ骨部	上腕骨骨折
				上腕骨折	前腕骨骨折
					大腿骨骨折
					膝蓋骨骨折
					下腿骨骨折

表1-1　柔術伝書における医学的項目の比較（続き）

伝書における医学的項目	『古流楊心･神道流経絡巻』 1713（正徳3）	『楊心流胴譯図』 1721-1724（享保6-9）か	『真神道流極意秘決書』 1775（安永4）	『真之神道流上檀巻』 1779（安永8）	『極意奥義之巻』（楊心流） 1815（文化12）
脱臼					
捻挫					

『天神真楊流地之巻』1841（天保12）	『天神真楊流柔術経絡人之巻』1841（天保12）	『天神真楊流当身』1863（文久3）	『天真心揚流穴処』1885（明治18）	『死活自在接骨療法柔術生理書』1896（明治29）	『竹岡式接骨術』1921（大正10）
				下顎ノ脱臼並図解	下顎関節脱臼
					鎖骨脱臼
				肩ノ脱臼並図解	肩甲関節，上腕骨脱臼
				肘ノ脱臼並図解	肘関節脱臼
				腕首脱臼並図解	腕関節ノ脱臼
				指肢脱臼並図解	指骨関節ノ脱臼
				股関節脱臼（俗に腰骨脱臼）	股関節脱臼
				膝関節ノ脱臼並図解	膝関節ノ脱臼附腓骨頭及膝蓋骨ノ脱転
				踝ノ脱臼並図解	跗骨関節脱臼（足根関節）
					蹠骨関節脱臼
					蹠，趾骨関節及趾骨関節脱臼
					頸椎関節捻挫傷
					胸椎及腰椎捻挫
					肩甲部ノ捻挫傷
					肘関節捻挫療法
					腕関節ノ捻挫治療法
					掌腕関節捻挫治療法
					附鞍状関節治療法
					指骨関節捻挫治療法
					股関節ノ捻挫治療法
					膝関節捻挫治療法
					跗骨関節捻挫治療法
					蹠骨関節捻挫治療法

表1-1　柔術伝書における医学的項目の比較（続き）

伝書における医学的項目	『古流楊心神道流経絡巻』1713（正徳3）	『楊心流胴譯図』1721-1724（享保6-9）か	『真神道流極意秘決書』1775（安永4）	『真之神道流上檀巻』1779（安永8）	『極意奥義之巻』（楊心流）1815（文化12）
挫傷（打撲）					
活法（蘇生術）		松風性息 村雨性息 稲妻性息 明星性息 釣鐘性息 雁下生息 月影性息 水月性息			松風の当たり性息 村雨の当たり性息 稲妻の当たり性息 烏兎の当たり性息 独鈷の当たり性息 琢磨の当たり性息 明星の当たり性息 釣鐘の当たり性息 雁卜の当たり性息（難死） 月影の当たり性息（難死） 水月の当たり性息（難死） 水死性息 怪我，挥死性息 縊死性息 乱息死性息 毒に当たり神父破る性息 急死性息 経死人性息 寒之性息

『天神真楊流地之巻』 1841（天保12）	『天神真楊流柔術経絡人之巻』 1841（天保12）	『天神真楊流当身』 1863（文久3）	『天真心揚流穴処』 1885（明治18）	『死活自在接骨療法柔術生理書』 1896（明治29）	『竹岡式接骨術』 1921（大正10）
		打撲之法		挫傷	挫傷概説
		誘ノ蘇活法 襟活法 陰嚢活法 死相之伝 惣活法 吐息ノ活法		子桶法 人工呼吸術 誘ノ蘇活法（第一） 誘ノ蘇活法（第二） 襟□活法 陰嚢活法 惣活法 肺入活法 心臓活法 気海総活 裏活法 吐息ノ活法 水死	

表1-2　当身と経絡，経穴との関係

No.	Atemi of Jujitu (Japan)	Acupuncture point (of WHO)	Meridian	Nerve	Vessel
	柔術当身穴	経穴	経絡	神経	血管
1	勝掛：Kachikake	不明	不明	不明	不明
2	下昆：Kakon	承漿：CV24	任脈	下顎神経の分枝のオトガイ神経 顔面神経	上甲状腺動・静脈
3	人中：Jinchu	水溝：GN26	督脈	上顎神経の上唇枝 顔面神経分枝	上唇動・静脈
4	鼻先：Bisen	素髎：GV25	督脈	三叉神経第1枝 前篩骨神経外鼻枝	顔面動・静脈
5	寿脇：Jukyo	睛明：BL01	膀胱経	三叉神経第1枝の分枝 滑車上神経 顔面神経分枝	眼角動・静脈
6	山根：Sankon	不明	不明	不明	不明
7	眉間：Miken	印堂	阿是穴	不明	不明
8	烏兎：Uto	不明	不明	不明	不明
9	眼下：Ganka	承泣：ST01	胃経	三叉神経の分枝である眼窩下神経 顔面神経の頬骨枝	眼窩下動脈 顔面動脈
10	田琢：Dentaku	糸竹空：TE23	三焦経	眼窩上神経の内側枝	浅側頭動・静脈
11	天堂：Tendo	顖会（百会）：GV22（GV20）	督脈	大後頭神経	浅側頭動・静脈
12	顚倒：Tento	前頂：GV21	督脈	眼窩上神経の内側枝	浅側頭動・静脈
13	両毛：Ryoumou	懸釐：GB06	胆経	三叉神経第3枝の分枝である耳介側頭神経 浅側頭神経	浅側頭動・静脈
14	霞：Kasumi	懸顱：GB05	胆経	三叉神経第3枝の分枝である耳介側頭神経 浅側頭神経	浅側頭動・静脈
15	雷焱：Raika	耳門：TE21	三焦経	三叉神経の第2枝の分枝である耳介側頭神経	浅側頭動・静脈 深耳介動・静脈

No.	Atemi of Jujitu (Japan) 柔術当身穴	Acupuncture point (of WHO) 経穴	Meridian 経絡	Nerve 神経	Vessel 血管
16	独鈷：Tokko	翳風：TE17	三焦経	大耳介神経，顔面神経幹	後耳介動・静脈
17	鳥乱：Toriran	不明	不明	不明	不明
18	北極：Hokkyoku	風府：GV16	督脈	大後頭神経	後頭動・静脈
19	項中：Kouchu	風府：GV16	督脈	大後頭神経	後頭動・静脈
20	舌根：Zekkon	天容：SI17	小腸経	大耳介神経，副神経	外頸動・静脈
21	止魂：Shikon	人迎：ST09	胃経	頸横神経，舌下神経 迷走神経，顔面神経頸枝	総頸動・静脈
22	結喉：Kekkou	廉泉：CV23	任脈	舌下神経，頸横神経	上甲状腺動・静脈
23	喉中：Kouchu	不明	不明	不明	不明
24	秘中：Hichu	天突：CV22	任脈	舌下神経，頸皮神経	下甲状腺動・静脈
25	喉下：Kouka	水突：ST10	胃経	頸横神経，迷走神経 顔面神経頸枝	総頸動脈前頸静脈
26	松風：Matukaze	天鼎：LI05	大腸経	鎖骨上神経 頸横神経	頸横動脈 外頸静脈
27	村雨：Murasame			鎖骨上神経 頸横神経	頸横動脈 外頸静脈
28	急雨：Kyuu	気舎：ST11	胃経	鎖骨上神経迷走神経，副神経	鎖骨下動・静脈
29	明間：Meikan	不明	不明	不明	不明
30	襟下：Erishita	欠盆：ST12	胃経	鎖骨上神経 深部に腕神経叢	鎖骨下動・静脈
31	肩先：Kensaki	肩髎：TE14	三焦経	上外側上腕皮神経 腋窩神経	腋窩動・静脈の肩峰枝
32	頸中：Keichu	瘂門：GV15	督脈	第2頸神経後枝	浅・深頸動・静脈
33	�骨：Shikikotu	璇璣：CV21	任脈	第1肋間神経前皮枝 前胸神経	内胸動・静脈貫通枝

表1-2　当身と経絡，経穴との関係（続き）

No.	Atemi of Jujitu (Japan)	Acupuncture point (of WHO)	Meridian	Nerve	Vessel
	柔術当身穴	経穴	経絡	神経	血管
34	肥骨：Hikotu	華蓋：CV20	任脈	第1肋間神経前皮枝 前胸神経	内胸動・静脈貫通枝
35	膻中：Danchu	膻中：CV17	任脈	第4肋間神経前皮枝 前胸神経	内胸動・静脈貫通枝
36	胸尖：Kyousen	中庭：CV16	任脈	第5肋間神経前皮枝 前胸神経	内胸動・静脈貫通枝
37	鳩尾：Hatonoo	鳩尾：CV15	任脈	第7肋間神経前皮枝 前胸神経	上腹壁動・静脈浅腹 壁動・静脈
38	雲月：Ungetu	雲門：LU02	肺経	肋間神経外側皮枝 前胸神経	腋窩動・静脈
39	脇下：Kyouka	輒筋：GB23	胆経	肋間神経外側皮枝 長胸神経	胸背動脈肋間動・ 静脈
40	雁中：Ganchu	乳中：ST17	胃経	第4肋間神経前皮枝およ び筋枝 前胸神経	内胸動脈肋間動・ 静脈
41	雁下：Ganka	乳根：ST18	胃経	第5肋間神経前皮枝およ び筋枝 前胸神経	内胸動脈肋間動・ 静脈
42	稲妻：Inazuma	腹哀：SP16	脾経	肋間神経前皮枝および筋枝	上腹壁動脈 浅腹壁動・静脈
43	電光：Denkou			—	—
44	月影：Getuei	期門：LR14	肝経	第9肋間神経前側皮枝お よび筋枝	上腹壁動脈 浅腹壁静脈
45	三ツ当り：Mituatari	身柱：GV12	督脈	胸神経後枝 副神経 肩甲背神経	後肋間動脈背枝 頸横動脈 肋間静脈
		神道：GV11	督脈	胸神経後枝 副神経	後肋間動脈背枝 頸横動脈 肋間静脈
		霊台：GV10	督脈	胸神経後枝 副神経	後肋間動・静脈背枝

No.	Atemi of Jujitu (Japan)	Acupuncture point (of WHO)	Meridian	Nerve	Vessel
	柔術当身穴	経穴	経絡	神経	血管
46	早打：Hayauti	肺兪：BL13	膀胱経	胸神経後枝，副神経 肩甲背神経	肋間動・静脈
47	殺活：Sakkaku	神道：GV11	督脈	胸神経後枝 副神経	後肋間動脈背枝 頸横動脈 肋間静脈
48	霹靂： Hekireki	至陽：GV09	督脈	胸神経後枝 副神経	後肋間動脈背枝 肋間静脈
		筋縮：GV08	督脈	胸神経後枝	後肋間動脈後枝 肋間静脈
		脊柱（中）：GV06	督脈	胸神経後枝	後肋間動脈背枝 肋間静脈
		懸枢：GV05	督脈	腰神経後枝	腰動・静脈
49	後電光：Ushirodenko	章門：LR13	肝経	肋間神経の外側皮枝および筋枝	肋間動・静脈 浅腹壁動・静脈
50	後稲妻：Ushiroinazuma			確定できず （後電光と同一のものか？）	不明
51	脇陰：Kyouin	京門：GB25	胆経	第12肋間神経 外側皮枝および筋枝	後肋間筋・静脈 上腹壁動・静脈
52	水月：Suigetu	巨闕：CV14	任脈	肋間神経前皮枝および筋枝	上腹壁動・静脈 浅腹壁動・静脈
53	上脘：Joukan	中脘：CV12	任脈	肋間神経前皮枝および筋枝	上腹壁動・静脈 浅腹壁動・静脈
54	中脘：Chukan	建里：CV11	任脈	肋間神経前皮枝および筋枝	上腹壁動・静脈 浅腹壁動・静脈
55	下脘：Gekan	下脘：CV10	任脈	肋間神経前皮枝および筋枝	上腹壁動・静脈 浅腹壁動・静脈
56	欄門：Ranmon	水分：CV09	任脈	肋間神経前皮枝および筋枝	上腹壁動・静脈 浅腹壁動・静脈

表 1-2 当身と経絡，経穴との関係（続き）

No.	Atemi of Jujitu (Japan) 柔術当身穴	Acupuncture point（of WHO） 経穴	Meridian 経絡	Nerve 神経	Vessel 血管
57	明星：Myojo みょうじょう	神闕：CV08 しんけつ	任脈	第10肋間神経前皮枝	上腹壁動・静脈 下腹壁動・静脈 浅腹壁動・静脈
58	天南：Tennan てんなん	陰交：CV07 いんこう	任脈	肋間神経前皮枝 および筋枝	下腹壁動・静脈 浅腹壁動・静脈
59	渦中：Kachu かちゅう	石門：CV05 せきもん	任脈	肋間神経前皮枝 および筋枝	下腹壁動・静脈 浅腹壁動・静脈
60	関元：Kangen かんげん	関元：CV04 かんげん	任脈	肋間神経前皮枝 および筋枝	下腹壁動・静脈 浅腹壁動・静脈
61	丹田：Tanden たんでん	中極：CV03 ちゅうきょく	任脈	腸骨下腹神経 第10-12肋間神経前枝 および筋枝	下腹壁動・静脈 浅腹壁動・静脈
62	妙見： Myouken みょうけん	腹結：SP14 ふくけつ	脾経	腸骨下腹神経 肋間神経前皮枝	下腹壁動脈 浅腹壁動・静脈
63	夜光：Yakou やこう	衝門：SP12 しょうもん	脾経	腸骨鼠径神経 第12肋間神経前皮枝	下腹壁動動脈 浅腹壁動・静脈
64	北辰： Hokushin ほくしん	曲骨：CV02 きょくこつ	任脈	腸骨下腹神経 第10-12肋間神経前枝 および筋枝	下腹壁動・静脈 浅腹壁動・静脈
65	釣鐘：Kinshou きんしょう	不明	不明	不明	不明
66	後月影： Ushirogetuei うしろげつえい	帯脈：GB26 たいみゃく	胆経	肋間神経外側皮枝 および筋枝	後肋間動・静脈 外側腹壁動・静脈
67	亀尾： Kamenoo かめのお	長強：GV01 ちょうきょう	督脈	尾骨神経 肛門尾骨神経	下直腸動脈
68	戸渡： Towatari とわたり	会陰：CV01 えいん	任脈	会陰神経	外陰部動・静脈 尿道球動脈
69	臀下：Denka でんか	承扶：BL36 しょうふ	膀胱経	下殿皮神経 後大腿皮神経 坐骨神経幹	貫通動脈 大腿静脈
70	腕訓：Wankun わんくん	消濼：TE12 しょうれき	三焦経	橈骨神経幹 後上腕皮神経 橈骨神経筋枝	橈側副動・静脈

No.	Atemi of Jujitu (Japan)	Acupuncture point (of WHO)	Meridian	Nerve	Vessel
	柔術当身穴	経穴	経絡	神経	血管
71	外肘詰： Sotohijizume	天井：TE10	三焦経	後内側皮神経	肘関節動・静脈網
72	内肘詰： Uchihijizume	曲沢：PC03	心包経	正中神経 内側前腕皮神経	上腕動脈の分枝である尺側反回動脈 肘正中皮静脈
73	外尺沢： Sotosyakutaku	陽谿：LI05	大腸経	外側前腕皮神経 橈骨神経浅枝	橈骨動脈の分枝 橈骨皮静脈
74	裏尺沢： Urasyakutaku	太淵：LU09	肺経	外側前腕皮神経 橈骨神経	橈骨動・静脈 橈側皮静脈
75	内尺沢： Uchisyakutaku	神門：HT07	心経	内側前腕皮神経 尺骨神経	尺骨動脈前腕 正中皮静脈
76	表尺沢： Omoteshakutaku	陽池：TE04	三焦経	橈骨神経の分枝である後前腕皮神経 橈骨神経筋枝	橈骨動・静脈の分枝である背側手根動・静脈網 手背動・静脈網
77	合谷：Goukoku	合谷：LI04	大腸経	橈骨神経手背枝	橈骨動脈の分枝 橈側皮静脈の分枝
78	中渚： Nakanagisa	中渚：TE03	三焦経	尺骨神経の分枝である背側指神経	橈骨動・静脈の分枝である背側中手動・静脈
79	後絡：Kouraku	後谿：SI03	小腸経	尺骨神経の手背枝	背側指動・静脈
80	伏兎：Hukuto	伏兎：ST32	胃経	外側大腿皮神経 大腿神経前皮枝	外側大腿回旋動・静脈の下行枝
81	血海：Kekkai	血海：SP10	脾経	閉鎖神経皮枝 大腿神経	大腿動脈の分枝 大伏在静脈
82	皿骨：Sarabone	膝眼	奇穴	不明	不明
83	向脛：Koukei	中都：LR06	肝経	伏在神経	前脛骨動・静脈の分枝 大伏在静脈
84	外黒節： Sotokurofushi	申脈：BL62	膀胱経	外側足背皮神経	腓骨動・静脈踵骨枝 小伏在静脈の分枝

表1-2　当身と経絡，経穴との関係（続き）

No.	Atemi of Jujitu (Japan)	Acupuncture point (of WHO)	Meridian	Nerve	Vessel
	柔術当身穴	経穴	経絡	神経	血管
85	内黒節： Uchikurufushi	太谿：KI03	腎経	伏在神経，脛骨神経	後脛骨動・静脈 内果動・静脈
86	臨泣：Rinkyu	臨泣：GB41	胆経	腓腹神経，浅腓骨神経	背側中足動・静脈 足背動・静脈
87	百夕落： Hyakumeochi	陥谷：ST43	胃経	内側背皮神経 深腓骨神経	前脛骨動脈の分枝の 弓状動脈
88	潜龍：Senryu	中瀆：GB32	胆経	外側大腿皮神経	外側大腿回旋動・静脈
89	高利：Kouri	行間：LR02	肝経	伏在神経	背側指動・静脈
90	趾先：Shisen	厲兌：ST45	胃経	第2足背指神経 深腓骨神経	足背指動・静脈
91	膝膕：Shitukoku	委中：BL40	膀胱経	脛骨神経	膝窩動・静脈
92	草薙： Kusanagi	承筋：BL56	膀胱経	内側腓腹皮神経 脛骨神経	後脛骨動・静脈 小伏在静脈

6　密教の当身への影響

　先に述べた楊心流柔術，真之神道流柔術，天神真楊流柔術各流派の教義には，仏教の中でも特に密教に関連する用語があることが分かった。また，当身は東洋医学における経穴と関連があることも分かった。それでは，楊心流柔術，真之神道流柔術，天神真楊流柔術に通じる密教的な教義と東洋医学的な当身はどのようにして両立し得るのだろうか。以下では，密教の伝書と比較し，楊心流柔術，真之神道流柔術，天神真楊流柔術で使用される当身の名称が，密教においてどのような意味を持つのかを考察する。具体的には「雷」「独鈷」「水月」「丹田」「月影」「明星」「雁下」について考察した。

1　雷

インド神話中のインドラ（雷神）が『大智度論』五六巻にあるように，漢訳では帝釈天とされ，密教に取り入れられて，天部を構成し，護法神となった。雷神は日本固有信仰中でも「鳴神」として畏敬され，疫神と混合して天神とされている。

2　独　鈷

金剛杵の基本形で五種杵の一つ。密教では独一法界の表徴として賢劫十六尊中の大精進菩薩や発生金剛部菩薩等の三昧耶形とする。

3　水　月

遍智院成賢（1162-1231）によって類聚された諸尊法集成『薄双紙』には，水月観音法の項目があり「此尊は胎蔵観音院の水吉祥菩薩也。圓行の録。水月観音像。云云即是水吉祥像也」とある。水月観音は中国では北宋から元の時代に篤く信仰され，日本では水月観音菩薩として鎌倉周辺に見られる。

4　丹　田

『天台小止観』「修止観法門　治病患　第九」では「次有師言，臍下一（三）寸，名憂陀那，此云丹田，若能止心，守此不散逕久，即多有所治。（臍下一（三）寸を憂陀那と名づく。ここは丹田という。もしこれを守って散せず，逕ること久しければすなわち多くを治するところあり。）」とある。ここでは，「止観」の修行法のうち，修行者が臍下三寸の丹田に心を落ち着け，心を一つにする「止」の修行法について述べられている。その中で，丹田は坐禅の時，体気をここに集めると精神が散乱せず，また思惟に適し，治病の効果があると説明されている。丹田に関する他の記述では『摩訶止観』「巻第八之上」に「正しく用いて病を治するとは，丹田は是れ気海，能く万病を銷呑す，若し心を丹田に止むれば則ち気息調和す，故に能く疾を癒す…（中略）…丹田は臍の下を去ること二寸半なり」とある。

5 月　　影

月は，実恵『阿字観用心口決』によれば「能詮字者。自身胸中有月輪。如秋夜月晴。其中有阿字。阿字月輪種子。月輪オ［ママ］字光[56]」のように，密教では月輪観という瞑想法として月が重要な要素となっている。また浄土宗宗歌には「月かげのいたらぬさとはなけれどもながむる人の心にぞすむ[57]」とある。この歌は開祖である法然上人の二十五霊跡第十八番月輪寺（天台宗）の詠歌からとったものである。

6 明　　星

空海の『三教指帰』には「爰に一の沙門あり，余に虚空蔵聞持の法を呈す。其の経に説かく，若し人，法に依て此の真言一百万遍を誦すれば，即ち一切の教法の文義を諳記することを得と，焉に大聖の誠言を信じて飛燄を鑽燧に望み，阿国大滝の岳に躋り攀ぢ，土州室戸の岬に勤念す，谷響を惜しまず，明星来影す[58]」とある。これは弘法大師空海が室戸岬の御厨人窟で明星の来影を感得して求聞持の法を成就したと伝えられ，ここから明星信仰が始まった。その弘法大師が開基したといわれる，奈良県の高野山真言宗弘仁寺の重要文化財には，「明星天子像」がある。

7 雁　　下

『大唐大慈恩寺三蔵法師伝』（巻4）[59]によれば，雁は菩薩とされている。また日本の中世の仏教図『日本図』[60]では雁道という名の島が描かれている。青山（1992）[61]によれば，雁は去来の時期ゆえに死や霊魂が関与すると考えられたとある。例えば『古事記』上巻に「天若日子が父天津国玉神と其の妻子と，聞きて，降りて来て，哭き悲しびて，乃ち其処に喪屋を作りて，河雁をきさり持と為[62]」といった記述がある。同様の記述は『日本書紀』「神代下第九段」[63]においてもあり，天若日子の殯には河雁が関与している。

7 楊心流柔術伝書『胴譯図』における当身

　以下では当身を検討するにあたり，天神真楊流柔術の源流である楊心流柔術の伝書『胴譯図』（写真1-1）を検討する。『胴譯図』は楊心流柔術伝書の中でも医学に関することを伝えるもので，人体における当身（急所）と内臓の位置や働きなどを示すものである。今回使用した『胴譯図』は福井市立郷土歴史博物館越葵文庫所蔵のもので，1721-24年頃，豊後杵築藩で成立したものと思われる。本図の最上段中央には「越刕太守源宗昌厳君閣下」とある。また図の最下段右には「本国生国杵築佐藤翁之丞公豊」とある。つまりこの図は，杵築藩の佐藤公豊が越前福井藩9代藩主の松平宗昌に宛ててかかれたものであることが分かる。以下，この図を元に考察する。

　この図において注目されることは，密教の要素と東洋医学の要素と西洋医学の要素が同時に含まれていることである。密教の要素とは，図の人体に記された当身の名称があることと，人体図の頭上に円状に文字を配置するといった図像全体の構成である。この人体図の頭上の円状に文字を配列するといった構成は，後述する鎌倉時代の仏教の図像に似たようなものが見られる。

　また，人体図の上方に星の名称（金曜星，土曜星，火曜星など）が書かれている。このうち計都星，羅睺星（写真1-2）などは日食，月食に関する架空の星であり，こうした星の名は，例えば鎌倉の称名寺に所収される『星供図』（図1-4）にも見られる。この星の名は密教における宿曜道に見られる占星術の名称である。こうした図形と全体のレイアウトは密教の宿曜勘文（密教占星術で使用される図）を想起させるが，実際はどのようであったのだろうか。まず上から3段目（写真1-3）に書かれている「壬子」「癸丑」などは易に使用される二十四山（易における方位の分割方法）および二十四山配人体図と配列が同一である。そこに対応する五行の臓腑と経絡が配置されている。その下の人体図の真上に円状に書かれている「壬子」「癸丑」などの言葉の周囲には，さらにそれぞれ体の部位名が書かれている。しかしその配列は同図の3段目に書かれているものとは異なる。人体図の上に円状に配置

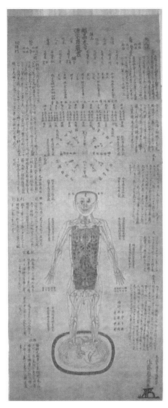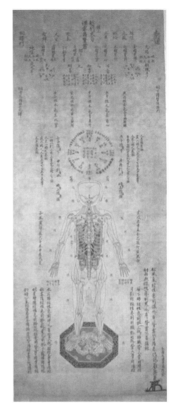

写真1-1　『胴譯図』1

　された文字は完全に易を模しているとはいえないが，用語は中国のものが使用されている。しかし，人体図の頭上に円状に書かれた文字を仮にこの構図を密教の曼荼羅を似せたデザインであると考えるならば，これらの言葉は密教の世界観を表しているものと理解できる。つまり人体図の頭上に円状に書かれた「壬子」「癸丑」といった言葉は，密教における世界観を中国の言葉で似せたものと考えられる。

　東洋医学の要素については，その下の人体図および周囲に書かれた当身に関する説明書きに見ることができる。当身は本図の医学的特徴を考察するうえで重要な要素である。

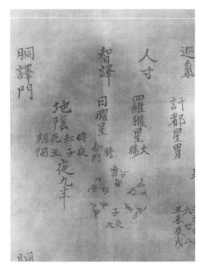
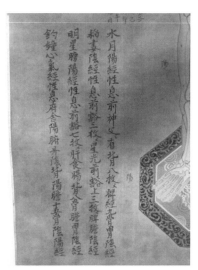

写真1-2 『胴譯図』2

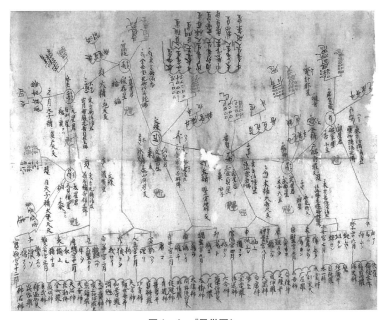

図1-4 『星供図』

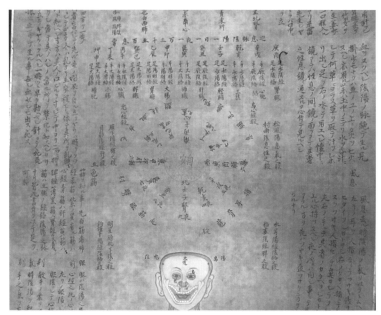

写真1-3 『胴譯図』3

　人体図には当身の名称が記入されており，そこには赤丸が付けられている。体幹や頭部，四肢の当身に赤い印がある。これらは正中にあるものもあるが，左右対称に配置されているのが特徴である。中でも大きく印が付けられた体幹の当身には名称が記されている。正面像の当身は正中を挟んでほぼ左右対称に喉に２箇所，胸部の下部に３箇所，側胸部に２箇所，腹部に３箇所配列されている。背面像では正中を挟んで頸部に２箇所，胸部に２箇所，腰部に６箇所配列されている。これらには各々を結ぶ線が引かれている。この線は東洋医学の経絡に類似している。また，人体図の頭上に「経絡」「陰陽」「三焦」「足少陰経」といった東洋医学で使用される言葉が見られる。しかし具体的な当身と経穴の関係は記述されていない。この図からは，当身がどの経穴に対応するのか不明であった。

　西洋医学の要素とは，人体図の骨格にある。『胴譯図』は東洋医学でよく使用される内景図（図1-5）とはだいぶ異なる。この内景図は『類経図翼』

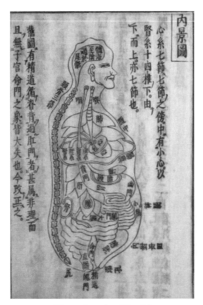

図1-5 内 景 図

　から引用したものである。内景図の特徴は人体を側面から断面的に見て，頭
部と体幹のみが描かれるものが多く，そこには四肢は描かれない。『胴譯図』
は人体を正面と背面から概観したものが描かれており，四肢も描かれている。
もし，『胴譯図』が東洋医学のみ強く影響を受けているとすれば，人体図は
「内景図」のような形式をとっているはずであるが，『胴譯図』の人体図は西
洋医学の解剖図に近いといえる。しかし『胴譯図』の人体図は体幹の骨の配
列も今日の解剖図に近く，内景図と比較すると描かれ方が実際の人体に近い。
例えば肋骨は12対描かれているし，四肢の骨も橈骨や尺骨，脛骨や腓骨など
一応区別されている。そして正確ではないが，手根骨，足根骨などもある。
頭部には環状縫合，矢状縫合と思われる線や，外後頭隆起まで描かれている
（写真1-4）。図1-6は『解体新書』からの抜粋である。この図と比較する
と，『胴譯図』は骨の形状や本数について，『解体新書』と大きく変わらず記
述されてことが分かる。日本において解剖が本格的に行われたのは山脇東洋

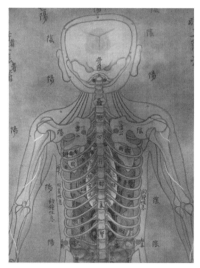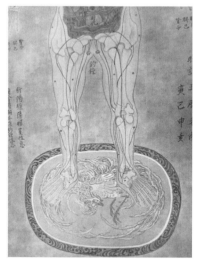

写真1-4　『胴譯図』4

による1754（宝暦4）年以降のことであるから，それより20年以上前に既に
作者は何らかの方法で西洋医学的な知識を得ていたものと思われる。以上か
ら『胴譯図』は根本に密教の教義を引用しつつ，東洋医学や西洋医学の要素
を含んでいたといえる。

　例えば『見観門』には「見観門とは，見るは見留と申文字にて候。此心は
見る心の先達時に別目に遣う文字なり。…（中略）…先心に物を見んとおも
ふときは心の思ふ処をさして見るなり。此ときは観の字を用ゆる心也。観は
見るとも，くわんずる共読むなり。…（中略）…唯観の字を本にして心法を
得べし」とある。これは密教の修行法の一つである，観想法のことである。
楊心流柔術の門人たちは，観想法に似せた方法で修行を行うことを教義の根
本とし，『胴譯図』はその図を通じて門人の身体における修行の完成のイメ
ージを表しているものと思われる。すなわち『胴譯図』は密教的な世界を人
体に反映することを目的として作成され，当身はその重要な位置を示すもの
であったものと考えられる。具体的には人体図の頭上にある円状に書かれた
文字の意味をその下の人体図に結びつけるように，イメージするのである。

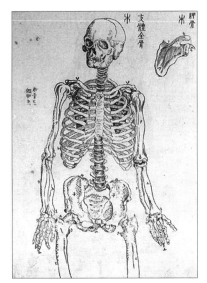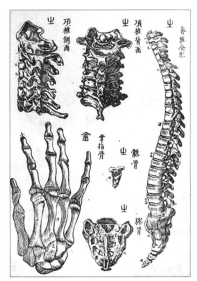

図1-6 『解体新書』の人体図

この方法は鎌倉からもたらされた密教の修行法に類似しており，『胴譯図』
密教の修法を含んでいたことを示している。

8 鎌倉の密教と図像

　当身を医学的に考察する際，西洋医学的に考えるなら，描かれた人体図に
は科学としての人体像の表現を要求する。すなわち人体図は実際の人体と精
密に整合することが医学的に要求される。しかし，人体図の実際の正確さが
西洋医学の人体図にとって本質的な要求であるとしても，柔術においてその
ことが必ずしも優先されていたわけではないことは『胴譯図』に見られた通
りである。上に述べた通り，楊心流や天神真楊流柔術の教義は第一に仏教，
それも密教的視点にある。このため人体像も伝書の教義に従って，おのずか
ら密教という宗教的な考えかたに基づいて描かれることとなる。それではそ
もそも仏典の説く人体像とはどのようなものであったのだろうか。『当流大

意録』に以下のような文章がある。⁶⁶

　　柔術は神代の比より其気差あり。先の鹿嶋・香取の両神東蝦征伐の節，
　柔術の意味を以からめとりしためし有，然し其比より北条時分迄は，一流
　を建て，柔術と申すことも数無之事と相見得候。其後戦場組打之節，非力
　の者をたやすく組伏，勝利を得候時分の形抔をひろいあつめ，追々諸先生
　方工夫して諸流出来候と相見得候。

　この文章によれば，少なくとも同書の著者は，柔術発祥の兆しは神代から
あり，北条の時分の後に，柔術が出来上がってきたと認識している⁶⁷ことが理
解される。本書では『当流大意録』の著者の認識に着目し，以下では『当流
大意録』において戦場組打としての柔術が出来上がる前とされる「北条の時
分」を12-14世紀の鎌倉と設定し，この時代の密教が後の楊心流柔術に影響
を与えた可能性を検討する。
　まず，鎌倉の密教について考察する。密教が武士に直接的な影響を与えた
ものとして，鎌倉幕府により密教の祈禱が公式行事として行われたことが挙
げられる。鎌倉における密教は，源頼朝が後白河院との交渉で守護，地頭の
設置を承認され，鎌倉幕府が地位を確立したことで，鎌倉幕府が主催する公
式の宗教儀礼は，朝廷の主催する玉体安泰・鎮護国家の祈禱に準じたものを
用いるようになったことが始まりである。当時の密教は鎌倉時代において
「貴体安泰（玉体安泰の鎌倉版）」と「武家鎮護」の祈禱を鎌倉幕府の依頼を
受けて行うことを活動の中核とした。鎌倉幕府の直属の祈禱所として鶴岡八
幡宮，永福寺，勝長寿院，五大堂明王院，大慈寺，右大将家法華堂などがあ
り，これらの寺院は鎌倉における密教（東密）の展開に重要な役割を果たし
た。しかし，鎌倉幕府の草創期には祈禱を行うことのできる僧侶が不足して
いたため，源頼朝は自身の人脈をたどって京都およびその周辺から僧侶を集
めた旨が『吾妻鏡』において記録されている。例えば1180（治承４）年10月
12日には「為レ崇二祖宗一。點二小林郷之此山一。構二宮廟一。被レ奉レ遷二鶴
丘宮於此所一。以二専光坊一。暫為二別当職一⁶⁸」とあり，頼朝は祖宗を崇める

ため小林郷の北山を選んで宮殿を作り，鶴岡宮を遷して専光房良暹を当面の別当職に任じたとある。以下では鎌倉時代の宗教の様子を概観するために，『鶴岡八幡宮年表』[69]を元に社務の補任状況をまとめた（表1-3）。同書によれば，良暹の後には，1182（寿永元）年9月23日に，鶴岡社務（鶴岡若宮別当）に園城寺（天台宗寺門派）から招かれた僧として，円暁僧都が補任している。その後4代連続で寺門流出身の鶴岡社務が続いた。その後，1185（文治元）年の長勝寿院落慶供養では，前長史本覚院僧正公顕（寺門流）が導師として招かれている。源家将軍は重要な法会の導師には公顕とその弟子の公胤を招いたとの記録がある。この寺門流は公暁（源実朝の猶子，公胤の弟子）による源実朝暗殺によって大幅に勢力を縮小する。その後，鶴岡社務には真言宗広沢流の定豪ほか5名が就任した。

　また，永福寺内新薬師堂供養の導師として醍醐寺三宝院（真言宗小野流）からは1194（建久5）年に，僧正勝賢が招かれるなどし，永福寺別当には小野派から2名が就いている。鎌倉の密教の主な門流は天台宗寺門流，真言宗広沢流，真言宗小野流，この他に宿曜道の一派などが幕府の中で地位を確立し定着した。例えば珍誉という僧が宿曜師として活躍していた[70]。こうして鶴岡八幡宮，永福寺，勝長寿院などには供僧として天台宗と真言宗諸流の僧侶がそれぞれに配置された。これは鎌倉の密教の特徴で，密教各流派の勢力を分散させることで，寺院全体の僧が団結して幕府に抵抗するような事態（南都北嶺）になる可能性を避けたものと考えられる[71]。

　以上，鎌倉時代の宗教事情を考慮したうえで，次に図像について考察する。以下に挙げる『十五尊布字位所図』（左梵字，右漢字）（図1-7）は称名寺（金沢文庫）に所蔵されている図像で，仏身を本尊として観想した作例である。これら2つの図は『十五尊布字位所図』は鎌倉時代にかかれた紙本・白描図像の一種である。ともに楮紙に結跏趺坐をし，頭上に宝冠を頂く真言行者を描いている。図の下段に記された釈義によると，冒頭に「持真言行者」と書かれている。この図は真言・陀羅尼を誦しながら功徳を得ようとする行者が，真言密教の事相の手立てに基づいて仏（大日如来）に変容する直前の姿を現していることが示されている。

表1-3　鶴岡社務の補任状況

名前	門流	在任期間	前職
良暹	不明	治承4（1180）－寿永元（1182）	伊豆山僧侶
円暁	寺門	寿永元（1182）－建仁元（1201）	園城寺僧侶
尊暁	寺門	建仁元（1201）－元久2（1205）	園城寺僧侶
定暁	寺門	建永元（1206）－建保5（1217）	鶴岡千南房
公暁	寺門	建保5（1217）－承久元（1219）	園城寺修学
慶幸	寺門	承久元（1219）－承久2（1220）	永福寺別当
定豪	広沢	承久2（1220）－承久3（1221）	勝長寿院別当
定雅	広沢	承久3（1221）－寛喜元（1229）	不明
定親	広沢	寛喜元（1229）－宝治元（1247）	不明
隆弁	寺門	宝治元（1247）－弘安6（1283）	不明
頼助	広沢	弘安6（1283）－永仁4（1296）	不明
政助	広沢	永仁4（1296）－嘉元元（1303）	不明
道瑜	寺門	嘉元元（1303）－延慶2（1309）	熊野三山検校
道珍	寺門	延慶2（1309）－正和2（1313）	園城寺長吏
房海	寺門	正和2（1313）－正和5（1316）	園城寺別当
信忠	小野	正和5（1316）－元亨2（1322）	勧修寺長吏
顕弁	寺門	元亨2（1322）－元徳3（1331）	右大将家法華堂別当
有助	広沢	元徳3（1331）－正慶2（1333）	不明

　『十五尊布字位所図』によれば，行者は大日如来に変容するために，十五
項目の観想を行うとある。図1-7の（左漢字）の図像の下には十五項目の
観想すべき内容が書かれている。図1-7（右梵字）に書かれている，像の
定められた位置の布字[72]について観想を行う手順は，図像に記された梵字，種

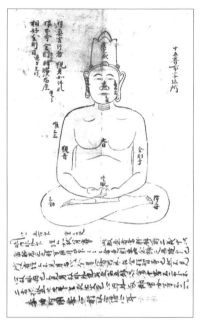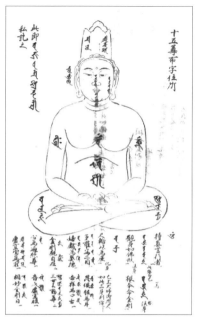

図1-7 『十五尊布字位所図』(左漢字, 右梵字)

字を頭の中に瞑想しながら行うとある。これは図像の下の「持真言行者」で始まる文章が布字を説明している。この説明は『瑜祇経』下巻に収める「金剛薩埵菩提心内作業灌頂悉地品第十一」と内容がほぼ一致している。「金剛薩埵菩提心内作業灌頂悉地品第十一[73]」では次のように書かれている。

　　持真言行者　觀身如佛形　根本命金剛　釋論以為虚　多羅為二目　毘倶胝為耳　吉祥為口舌　喜戲為鼻端　金剛觀自在　以成定慧臂　三世不動尊以為兩膝脚　心為遍照尊　臍成虚空眼　虚空寶為冠　相好金剛日　以此十五尊　共成一佛身　如月團圓　佛性亦如月　從初作成就　乃至成悉地心心不間斷　成就十五尊　是即極深密　真言者當知　金剛薩埵心　菩提密言曰

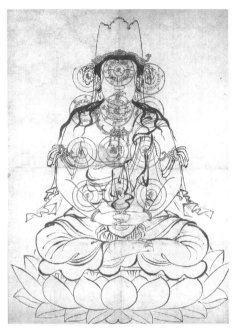

図1-8 『三部四処字輪観図』

　この説によると，真言行者は三部四処の梵字を介して観想修行を続け，像
と自分を一体化しようとする。それは三昧という観想の体系の中でのみ実現
されるということである。

　またこの流れをくむものに『三部四処字輪観図』（図1-8）がある。この
図は南北朝時代，宅間派の絵仏師が描いたといわれ，『大日経』「字輪品第
十」[74]に説かれている大日如来を映像化した観想の図像である。この「字輪品
第十」に基づく図像は，大日如来坐像を中央に描き行者の側から発せられた
観法を空間に具現したものである。『企画展鎌倉密教』[75]によれば，同図は次
のように説明されている。三部字輪とは白描の大日如来坐像の上に，大定・
智・悲の三徳を表す三部（仏部・金剛部・蓮華部）を四所（頭・咽・心・臍）
に描いたもので，字輪観（仏と行者が一体不分別になった姿を瞑想すること）
を行う時に懸けて作法を行ったものである。本尊と瞑想を行う行者が一体不

可分となることは密教の究極の目標であり，その階梯に至るまでのイメージ図として描かれた。

　また，『三部四処字輪観図』の像に描かれた布字については三部の真言ア（a），サ（sa），バ（ba）の三字に，牙音カ（ka）の二十字に遍口声ヤ（ya）を加えて，帰命の句を冠しながら念誦する。それぞれの字輪は上から頭部より額・喉・心・臍の４か所に観じ，それは発心，修行，菩提，涅槃の意をシンボルとして表現する。現存する『三部四処字輪観図』では宝冠の大日如来（胎蔵界）は禅定印を結び結跏趺坐している。この図は，像の上には朱色の三重円の輪観が頭の額，喉，心，臍の４か所に横列に三輪ずつ配置されて，全部で十二輪ある。

　以上のように図像と字輪観は一体となって作画されている。しかし，梵字を法身と同次元に位置付ける考え方は，この白描図像を考案する以前の行の体験の中で育まれていた形跡がある。その理由は，三部四処字輪観という観法において，真言を口誦する場合，帰命（Namah）の句を冠して誦する。これは，鎌倉時代以前に元杲[76]（平安時代中期の真言宗の僧）によって書かれた『胎蔵界念誦私記』（年代不明）にすでに菩提心三昧耶句，菩提行発恵，成菩提補闕寂静涅槃を内に秘めた四処を念ずるとの記述があるからである。この四処は文字を超えて如来の身体になりきっていると見られる。『胎蔵界念誦私記』から考えると，この布字はそれぞれ観想を完成させて，三部字輪観，身光，百光遍照王，頭光という構成によって全体像が組み立てられている。この図像では，本尊の三密の一つである意密と行者の一切の思念である意業が融合不二となるように表象化されている。密教では，諸仏の三業を三密と称する。そのうち，身業は身体の行動，口業は言語表現，意業は精神的作用をいう。意業の活動とは，行者の精神作用を活発にしながら三業を進める状態である。そしてこの状態を持続させると，三業供養も実践することになる。これを意業供養といい，行者の心に常に諸仏を感ずることになる。なお，身業，口業，意業は加持相応規則に従って，如来の三密と行者の三業が，互いに相即相入する。

　さらにこれを裏付けるものとして，入定信仰を図像化したものがある。

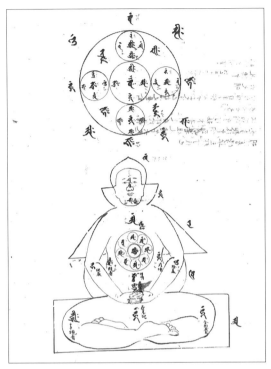

図1-9　『臨終秘決』

『臨終秘決』（図1-9）である。この図は真言行者が入定信仰を体現するための見取り図を示したものである。図像によれば，真言行者はすでに五輪塔の内に入り，頭上に金剛界成身会内の三十七尊を体現した入我入観（観法の一種）を示している。しかし，最も大事な部分は下段の観想図で，行者が五大成身観を達成した場合の完成図を描写したものである。本図によると上辺に対して胸中に先に胎蔵界曼荼羅の中台八葉院（梵字）を体現することを示すものである。そして梵字の三昧耶形により，大日如来から金剛蔵王菩薩までの二十尊を身体で感得することを表している。この図はまた，真言行者の不動臨終の大事に基づくもので，行者が生涯を終えようとする寸前に授かる秘法である。『臨終秘決』は真言密教でいう空海の入定信仰に由来するとい

われ，特に鎌倉時代において実践的修行の中で用いられた。真言密教の修法について図像の観点から検討すると，三昧や観想・成就の理論が画面に反映されており，これらを人体と一体化することが修行の基本であることが分かる。

このような，布字を人体の正中（額，喉，心，臍）または正中を中心に左右対称に置くという方法や，人体図の上に金剛界成身会内（密教における完成された世界観）を円状に描くという図全体の構成およびその世界観を人体と共有することの図示の方法は，前項で示した『胴譯図』との間で共通点が見られる。また密教の修法に似たものは，楊心流伝書『見観門』にその旨が見られる。「見観門とは，見るは見留と申文字にて候。此心は見る心の先達時に別目に遣う文字なり。…（中略）…先心に物を見んとおもふ時は心の思ふ処をさして見るなり。此ときは観の字を用ゆる心也。観は見るとも，くわんずる共読むなり。…（中略）…唯観の字を本にして心法を得べし」とある。これは密教の修行法のうち観想法と類似している。

鎌倉の密教における図像と，前項の『胴譯図』を合せて考察すると，楊心流柔術家は修行の際，『胴譯図』を通じて身体における修行の完成のイメージを表すために用いられた図とも捉えることができる。つまり『胴譯図』は人体図の頭上にある円状に書かれた臓腑をその下の人体図に結びつけることにより密教的な世界を人体に反映することを目的とし，当身はその重要な位置を示すものであったと考えられる。この方法は密教の修行法に類似しており，『胴譯図』は密教の修行法に似せて描かれたものであり，ここに記されている布字が，楊心流柔術の当身の原型であると考えられる。

9 楊心流柔術伝書『胴譯図』の成立と国東
——鎌倉幕府の影響

前項では鎌倉の密教図と『胴譯図』との図上の共通点を比較した。しかし地理的な面を考えるとき，九州発祥の楊心流柔術と鎌倉とでは距離的に離れており，鎌倉の密教がどのような形で楊心流柔術に影響を与えたのかは不明

である。以下では『胴譯図』が描かれたとされる豊後周辺の仏教と鎌倉の密教との関連について考察する。

　楊心流柔術『胴譯図』が伝えられる豊後は国東を中心として六郷満山という仏教文化が栄えた。六郷満山とは，「国東郡の六郷を敷地とする寺院の総称である。六郷とは来縄郷，田染郷，伊美郷，国崎郷，武蔵郷，安岐郷」[78]をさす。この地では多くの仏教建築，仏教彫刻，石造美術品があり，半島全体が仏教文化の土地となっている。伝説では六郷満山の寺院は718（養老2）年に仁聞菩薩[79]（殺戮の軍神と殺生の罪を救う仏法が融合した菩薩。八幡大菩薩の化身）によって開かれたとされる[80]。平安末期には長安寺を中心に六郷満山が整備され，修験的色彩が濃厚になった。

　鎌倉時代になると，六郷満山は鎌倉の武士の影響を強く受ける。1196（建久7）年に，源頼朝から豊後守護職を与えられた大友能直が国東に入部して以降，六郷満山では鎌倉幕府における「異国調伏」[81]の祈禱が盛んに行われるようになった。その内容については『豊後国六郷山諸勤行並諸堂役諸祭等目録』[82]にあり，ここから六郷山での祈禱の方法を窺うことができる。

　　　此仍顕密学侶者跪観音医王宝前開講一乗典増仏賢密教仏子者掘八幡尊神
　　六所権現社壇神咒備法味初覚行者学人聞菩薩旧行巡礼一百余所岩窟偏是兼
　　三道鎮大将軍御願円満異国調伏聖朝安穏大施主殿下相模守平朝臣御息災延
　　命御寿命長遠御心中御願円満成就

　この文は，鎌倉将軍家を始めとした幕府の関係者の息災と異国調伏のために，六郷山で，1）顕密（顕教，密教）の学僧は観音菩薩，薬師如来の宝前で法華経を講じて増すこと，2）密教の僧は八幡尊神，六所権現社壇に届し，神咒（神前で唱える短い祈りの文句）を唱え法味を備えること，3）初覚行者は人聞菩薩の旧行に学び，一百余りの岩窟を巡礼すること，4）これは顕教，密教，修験道の三道の立場から祈禱を行うことを兼ねている[83]，という内容である。その後，大友家は文永・弘安の役以降も蒙古襲来に備え，豊後府内の現地居住が恒常化した。1295（永仁3）年，北条実政の鎮西探題就任により，

表1-4 六郷山の御家人による押領状況（1337（延元2）年6月）

寺の区分	寺名	押領者
本山本寺	後山金剛寺	宇佐大宮司
	吉水山霊亀寺	宇佐大宮司
	大折山報恩寺	河野四郎
	鞍懸山神宮寺	小田原助入道
	津波戸山水月寺	河野四郎
	高山養老寺	小田原助入道
	馬城山伝乗寺	曾禰崎十郎
本山末寺	後山末辻小野寺	山香郷司家忠
	後山末西塔山大谷寺	山香郷司家忠
	後山末河邊岩屋	山香郷司家忠
	大折山末間戸寺	小田原助入道
	大折山末伊多伊	小田原助入道
	大折山末大日岩屋	小田原助入道
	高山末無量山来迎寺	小田原助入道
	高山末蕗寺	調幸実
	馬城山末良医岩屋	曾禰崎入道
	馬城山末朝日岩屋	曾禰崎入道
	馬城山末夕日岩屋	曾禰崎入道
	馬城山末聞山岩屋	曾禰崎入道
	馬城山末稲積岩屋	曾禰崎入道
	馬城山末日野岩屋	曾禰崎入道
	馬城山末雁目岩屋	曾禰崎入道

中山本寺	久末山護国寺	一向戸次侍中禅門
末山本寺	石立山岩戸寺	伊勢民部入道
末山末寺	夷山末今夷焼尾岩屋，他16の寺など	肥田前権守入道

九州も北条氏一門がおさめることとなった。国東は鎌倉幕府と守護職大友家及びこれに属する御家人たちにより荘園が支配されたことから，六郷山の寺院もこれに伴って経済的に支配された。つまり六郷山は，かつて地元の荘園領主により支持されていたのだが，鎌倉時代に幕府が荘園領主に取って代わったことにより，六郷山の寺院も幕府の御家人たちの力に依存しなくてはならなくなったのである。こうして鎌倉末期には，鎌倉の御家人による六郷山寺院へ影響力が，経済のみならず宗教的にも浸透していった。[84]御家人による六郷山の押領については「六郷山本中末寺次第幷四至等注文案」[85]によってその状況を見ることができる（表1-4）。

　戦国時代には大友義鎮（宗麟）によって，豊後府内にポルトガルの宣教師ルイス・デ・アルメイダ（1525-1583）によって西洋式の医学がもたらされ，この地に日本で最初の西洋式の病院（府内病院）が開かれたと伝えられる。[86]

　このような国東の事情から，楊心流柔術は六郷満山の密教（天台宗）を教義の基盤とし，鎌倉の密教（天台宗，真言宗，宿曜道）の影響を含みながら，医学的要素を加え，『胴譯図』として完成されたと推定される。

楊心流柔術，真之神道流柔術，
天神真楊流柔術における
人体認識の変化

1 江戸時代の東洋医学

『日本医学史決定版』によれば，医学における仏教の影響は安土・桃山時代に至って「佛教が我が邦文化の中心足りしことは，奈良朝以来一千余年の久しきに及び，その間我が社会に及ぼせる感化は甚だ著しきものありしが，この期に到りて…（中略）…佛教も漸次その勢力を失いたり」とあり，仏教信仰に関しての人心は変わらないが，医学においては儒教の影響が顕著となってきたことが書かれている。以下では『日本医学史決定版』に筆者が典処を補う形で，室町から江戸中期までの東洋医学の流れを概観する。

　江戸時代の元禄，宝永年間になると儒教を元とした李朱（金元）医学が盛んに行われた。李朱医学とは李東垣（杲）（1180-1251）と朱丹渓（震亨）（1281-1358）の系統の学派である。李東垣は易水学派の代表的医家である。彼は元の時代に代表的であった劉完素（1110-1200）の「腎の力を増して，火を抑制する」という治療原則に基づく瀉火剤の使用や，張従正（1156-1228）の，発汗，嘔吐，通下の薬剤を使用する攻撃療法に代わる「温補療法」を打ち立てた。それは「脾胃を内傷すれば百病がそのために生ずる」というもので，全身の栄養改善と体力増進を中心とした治療方針である。その主な研究内容は宋儒性理の説に依拠しており，臓腑の虚損の病理をよく検討したことであった。朱丹渓は，劉完素，張従正，李東垣の説をさらに比較検討して

「陰不足説[89]」を提唱した。このように金・元時代を通じて提唱された李朱医学は1498年，田代三喜[90]により日本にもたらされた。三喜は関東（足利学校）という僻地にいたので，その学を広めることができなかった。その後，曲直瀬道三[91]が出て，三喜から李朱医学を学び，京都で彼の学を伝えた。道三の医学は李朱医学に基づくが，李朱医学だけにこだわることなく，医学諸説の長所を採用した。道三は，宋，金，元の医学体系を整理し，仏教的な要素を排した医書『啓迪集』[92]を1574（天正2）年に著した。こうして李朱医学は日本化されて「道三流」が起こった。また，思想的に李朱医学は宋儒性理の説に基づいて立論されていたため，道三流は桃山時代から江戸時代前期にかけて日本の医学の主流となった。田代三喜，曲直瀬道三らを祖とする医学一派を後世派と呼んだ。

その後，道三流の治療は病を論ずることよりも陰陽五行や五運六気，臓腑経絡配当などの理論が重視され，展開されることとなった。さらには医と易は互いに通じるとし，易によって病を論じる一派も現れた。中でも岡本一抱[93]（1654-1716）は，医を究めようとする者は広く学んで三才の事理に通じるべきであると主張し医学諸書の諺解書を広めた。富士川によれば「草刈三悦ガ[94]医教正意，寺島良安ノ和漢三才図会，等ノ著述ハ当時ノ医界ニオケル這般ノ趨勢ヲ示スモノナリ」[95]とあり，道三流の医学が江戸時代初期の医学以外の学問にも影響を与えていたことを示している。このため道三流は思弁的傾向が強いという批判が起こった。こうした医学の流れに対し唐以前の古典，例えば『傷寒論』などの実証主義を重んじることを主張する名古屋玄医（1628-1696），後藤艮山（1659-1733）らの古方派が現れた。

古方派の発想の背景には，小川鼎三[96]や，花輪壽彦[97]により述べられているように，伊藤仁斎（1627-1705）が影響するとされる。古方派の祖である名古屋玄医は易水学派の影響を受け「貴陽賤陰」の生命観を持つ立場を取った。これは，生きている状態とは陽が余っている状態であるとし，生理学的側面から人体を見たものである。一般に東洋医学は陰陽のバランスがとれた状態を健康な状態というため，陰陽のどちらが貴賤であるとは言わない。「貴陽賤陰」の考え方は玄医の特徴である。これは仁斎の「生生して已まざるは，即

ち天道の道なり⁹⁸」といった活物論，あるいは「一元の気は，猶人の元陽有るがごとし⁹⁹」といった一元気論と同様の解釈をしている。

2 楊心流柔術から天神真楊流柔術への変遷

　楊心流における当身はその後，天神真楊流に伝達される際に変化をする。当身の記述および内容が東洋医学の色を強め，陰陽論や蔵象論と結びつくのである。陰陽論とは陰陽の対立と調和の法則を用いて，宇宙万物の変転・発展のリズムを明らかにするための理論¹⁰⁰である。この理論は東洋医学の中核をなす『黄帝内経』における基本的な観点の一つである。例えば『黄帝内経素問』「陰陽応象大論篇」には「陰陽者。天地之道也，万物之綱紀，変化之父母，生殺之本始，神明之府也，治病，必求於本¹⁰¹」とあり，陰陽は天地の道理であり万物の規則である。治療も必ずこの根本原則に求めなければならないとしている。また『黄帝内経素問』「宝命全形論篇」には「人，生有形，不離陰陽¹⁰²」とあり，陰陽は人身の本であり，分離することはできないと説明している。一方の蔵象論とは人体における五臓六腑（臓府）の生理機能と病理変化，およびそれらの相互関係を明らかにする理論¹⁰³である。これは陰陽論とならんで『黄帝内経』の重要な理論である。例えば『黄帝内経霊枢』「本蔵篇」では「五臓者。所以蔵精神血気魂魄者也。六腑者。所以化水穀而行津液者也。比人之所以具受於天也。無愚智賢不肖。無以相倚也¹⁰⁴」と説明されている。つまり，人間の臓府は天から与えられた人体の機能であり，賢者であろうと愚者であろうと，差別なく生命活動の基本であるのである。

　それでは楊心流柔術『胴譯図』が，世代を下り真之神道流と合流して天神真楊流になる際，当身がどのような経緯で東洋医学の要素を強めたのだろうか。以下では楊心流柔術伝書『極意奥義の巻』，真之神道流柔術伝書『真神道流極意秘決書』（図1-10），天神真楊流柔術伝書『天神真楊流柔術経絡人之巻』および『天神真楊流当身』（図1-11）について伝書の変遷を比較し，東洋医学の要素を強めていく過程を考察した。この四冊についての書誌情報は次の通りである。

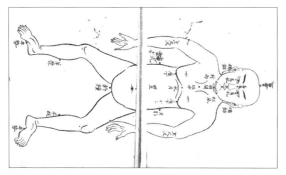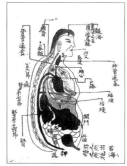

図1-10　『真神道流極意秘決書』

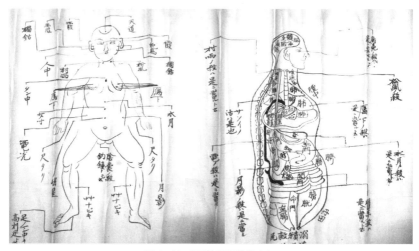

図1-11　『天神真楊流当身』

1）佐藤寿右衛門秀定（1815）極意奥義の巻.[105]

2）三枝龍卜齋（1775）真神道流極意秘決書.

3）作者不明（1841）天神真楊流柔術経絡人之巻.

4）松永唯右衛門（1863）天神真楊流当身.

『天神真楊流柔術経絡人之巻』では，当身として「松風」「村雨」「電」「月影」「雁下」「明星」「水月」「烏兎」の8つの当身が記述されている。もう一

つの伝書,『天神真楊流当身』の「五臓六腑略図並当身急取之図」では，11
の臓腑について当身とともに記述されている。その内容は「心」「肺」「脾」
「腎」「肝」「胆」「小腸」「大腸」「胃」「心包絡」「膀胱」である。本項では，
東洋医学の中でも重要な臓腑のひとつとされる「心」に対応する当身「雁
下」を一例として取り上げ，それぞれの柔術伝書について検討する。

〔史料１〕 『極意奥義の巻』
　　雁下の殺
　　雁下，照息の殺を半時の殺ともいうなり。1)雁下の殺は両乳の辺に当た
る事なり。2)この経は心肝の二つに近き所なり。3)この地少しの当りにし
ても大いに痛む所 4)則天真の気の至る所最大事の殺なり。

　　胴釈門
　　心の臓の腑
　　5)心，肝（肺：筆者）の二つは上位に位して下腹の穢濁の気を受け
ず，6)関するところの経は両方各一寸の間にあり。7)第一心の臓に当たる
と知るべし。8)心の臓は肺中にあって上位なり。9)隔膜というもの覆うて
あり。10)故に心肺の二つは水穀の穢気を受けざるなり。11)五臓の中にお
いて心の臓は至誠君主の位，12)神明の属する所一身の心霊なり。13)他の
臓腑はこの心の臓より達経するものなり。

〔史料２〕 『真神道流極意秘決書』
　　1)雁下之殺ハ両乳ノ邊ヲ指メ當ルコト2)此ノ経ハ即心肺ノ臓ニ徹スル処
也 5)心肺ノ二臓ハ上ニ位メ下焦ノ穢濁ノ気ヲ受ス當ル 6)當ル処ノ経ハ
両方各一寸ニアリ7)是第一心ノ臓ニ当ルト知ヘシ 8)心臓ハ肺中ニ孕ミ膻
中ニ在リテ上ニ位スル也 9)是ニ依リテ隔膜ト云ウモノ蓋フテアリ 10)故
ニ心肺ノ二ツハ下焦水穀ノ穢気ヲ受ケサルニ11)五臓ノ内ニアッテ心ノ臓
ハ至誠君主ノ位ナリ 12)神明遇スル処一躰ノ神霊也 13)其余臓腑ハ皆心
ノ臓ヨリ達経スル者ナリ 3)此処ハ少シ當リテモ甚ダコタエル処也 4)是

即天真ノ気至ル処ナレハナリ最大事ノ殺ナリ　口伝アリ

〔史料3〕『天神真楊流柔術経絡人之巻』
　　1)雁下の殺は両乳の辺をさして当る事也。2)此経は側心肺の二臓に徹る所也。5)心肺二つは上に位して，下焦の穢濁の気を不ㇾ受。6)当る所の経は両方各々一寸有り。7)是第一心の臓に当ると可ㇾ知。8)心の臓は肺中に孕て腰中に有，上位す也。9)依ㇾ之膈膜と云もの盖して有，10)故に心肺の二つは下焦水穀の穢気を不ㇾ受也。11)五蔵の内にをいて心の蔵は至誠君主の王の位也。12)神明の寓する所一躰の神霊なり。13)外の蔵府は此心之蔵により達する也。3)此地少し当りても甚答る所也。4)是側天真の気の至る所也。最大事の殺なり。口伝。

〔史料4〕『天神真楊流当身』
　　2)．5)心は肺管の下隔膜の上にありて脊の第五椎に附くその形光円にして未散蓮花の如し其の中に穴有多少同からず四つ引系有て四蔵に通ず11)君主の官にして神明を出しモロヶに理をそなへ万事をさとす
　　雁下の殺は是に当たると云

　〔史料1〕から〔史料4〕の伝書を比較すると〔史料1〕『極意奥義の巻』では当身と臓府の説明が別の項目で説明されている。また〔史料1〕，〔史料2〕『真神道流極意秘決書』，〔史料3〕『天神真楊流柔術経絡人之巻』で記述されていた下線部1）から13）の要素が，〔史料4〕『天神真楊流当身』においては下線部2），5），11）が記されているのみであり，根本的な構成が異なっていることが分かる。また〔史料1〕を基に考えると〔史料2〕と〔史料3〕では〔史料1〕に見られた「雁下　照息の殺を半時の殺ともいうなり」という一文がなくなり，3）と4）の要素が文末に移動している。このことは当身の武術的な効果よりも，当身の体表面上の位置に関連した内臓（臓府）の解釈を優先しているといえる。
　一方，〔史料1〕から〔史料4〕には人体図全体の構成の点で重要な共通

点が見られた。それは先に述べた『胴譯図』から密教の要素，すなわち人体図の上方にあった円状に書かれた身体名が消えてしまっていることである。楊心流柔術，真之神道流柔術，天神真楊流柔術において密教の要素が教義の主題であったことを考えるなら，これは単なる図の簡略化を意味するものではない。むしろこれは図の性格自体に質的な変化を生じていることを示唆する。楊心流での当身の名称は残っているものの，新たに〔史料 2〕では「百会」，〔史料 4〕では「人中」「尺沢」などの名称が付加された。これは経穴の名称である。また従来，楊心流で説明されていた当身も東洋医学の古典を利用して記述されている。特に〔史料 4〕においては『胴譯図』を成立させていた宗教的希求は退いて，東洋医学を中心とする経穴に対する医学的な興味が高まっているといえる。

3 天神真楊流柔術の当身と東洋医学の古典比較

以下ではさらに〔史料 3〕『天神真楊流柔術経絡人之巻』および〔史料 4〕『天神真楊流当身』における「雁下」について東洋医学の古典と比較する。〔史料 3〕と〔史料 4〕では，同じ当身の説明でも書かれ方が異なるため，以下では史料を個別に挙げ，〔史料 3〕については『黄帝内経素問』[106]『難経』[107]を比較のために使用し，〔史料 4〕では『鍼灸重宝記綱目全』[108]および『類経図翼』[109]を比較に用いた。

〔史料 3〕 『天神真楊流柔術経絡人之巻』

　雁下の殺は両乳の辺をさして当る事也。此経は側心肺の二臓に徹る所也。1)心肺二つは上に位して，2)下焦の穢濁の気を不レ受。当る所の経は両方各々一寸有り。是第一心の臓に当ると可レ知。心の臓は肺中に孕て腰中に有，上位す也。3)依レ之膈膜と云もの蓋して有，故に心肺の二つは下焦水穀の穢気を不レ受也。五蔵の内にをいて4)心の蔵は至誠君主の王の位也。神明の寓する所一躰の神霊なり。外の蔵府は此心之蔵により達する也。此地少し当りても甚答る所也。是側天真の気の至る所也。最大事の殺なり。

口伝。

〔史料３〕では下線部１）から４）の点において，『黄帝内経素問』および『難経』と比較すると類似した文章が見られた。以下にその部分を抜粋した。

　１）「心肺二つは上に位して」については以下の文献に見られる。

　　　『黄帝内経素問　六節臓象論篇第九』

　　　「心者生之本，神也，其華在面，其充血脉，為陽中太陽。肺者気之本，魄之所也，其華在毛，其充在皮，為陽中之太陰[110]」

　　　『難経　第三十二難』

　　　「五臓倶等，而心肺独在鬲上者，何也

　　　然。心者血，肺者気血爲栄，気爲衛，相隨上下，謂之栄衛，通行経絡，営周於外，故令

　　　心肺在鬲上也[111]」

　２）「下焦の穢濁の気を不レ受」については以下の文献に見られる。

　　　『黄帝内経素問　陰陽応象大論篇第五』

　　　「故清陽上天。濁陰帰地[112]」

　３）「依レ之鬲膜と云もの盖して有」については以下の文献に見られる。

　　　『黄帝内経素問　病態論篇四十六』

　　　「肺者蔵之蓋也[113]」

　４）「心の蔵は至誠君主の王の位也。神明の寓する所一躰の神霊なり。外の蔵府は此心之蔵により達する也」については以下の文献に見られる。

　　　『黄帝内経素問　霊蘭秘典論篇第八』

　　　「心者君主之官也。神明出焉…（略）…十二官之中唯心為君主。君主不病則百体自寧猶人-主明則下-民自安也[114]」

　以上から，〔史料３〕の当身の内容は，『黄帝内経素問』および『難経』から重要となる部分を引用したと思われる部分がある。ここから，〔史料３〕は楊心流柔術の精神を引き継ぎ，当身を東洋医学の古典から引用し説明しようとしていたことが分かる。

〔史料４〕 『天神真楊流当身』

　　1)心は肺管の下隔膜の上にありて2)脊の第五椎に附く3)その形光円にして未散蓮花の如し4)其の中に穴有多少同からず5)四つ引系有て四蔵に通ず6)君主の官にして神明を出し7)モロヽに理をそなへ万事をさとす
　　雁下の殺は是に当たると云

〔史料５〕 『鍼灸重宝記綱目全』[115]

　　心の蔵は重さ十二両，2)脊の第五椎に附。3)其かたち尖圓にして，いまだ敷ひらかざる蓮華のごとし。半は肺の八葉の間へいり，1)肺管の下，膈膜の上に居て，蔵中に常に血を生じ，精汁を盛こと三合。神をやどし，中に七の孔竅あつて，天真の気をみちびき，上舌に通じ，5)四の系ありて四臓に通ず。6)君主の官にして神明を出し，7)衆理をそなへ，万事に応ず。諸蔵みな心神の命旨を受くる。

〔史料６〕 『類経図翼』[116]

　　6)心者君主之官神明出焉○1)心居肺管之下隔膜之上2)附着脊之第五椎。是経常少血多気其合脉也。其栄色也。開訊竅於耳又曰舌○難経曰心重十二両。中有七孔三毛盛精汁三合。主蔵神○3)心象尖圓形如蓮華。4)其中有竅。多寡不同。透竅。上通乎舌共有5)四系以通四蔵。

　　以上から，〔史料４〕は〔史料５〕『鍼灸重宝記綱目全』および〔史料６〕『類経図翼』から抜粋されたと思われる部分がある。中でも『天神真楊流当身』は当身の位置と，それに対応する臓器の外観が重視されており，当身の生理的特徴は「モロヽに理をそなへ」とし，省略されている。『天神真楊流当身』では，一つの項目で当身について，まず先に臓器の名称，臓器の位置，外見の特徴の順で説明されている。そして最後に，当身の名称が来る。このような当身の名称を最後に書く記述方法は，他の当身についてもほぼ同じ形式で書かれている。『天神真楊流当身』も東洋医学の要素があるといえる。
　　『天神真楊流柔術経絡人之巻』と『天神真楊流当身』の変化について，江

戸時代の医学的背景をもとに考察すると，天神真楊流伝書が書かれた時代は，医学史的に後世派から古方派へ移行する時期にあった。天神真楊流の伝書は後世派と古方派のどちらの説をとっているのだろうか。『天神真楊流柔術経絡人之巻』は，当身の内容に『黄帝内経』や『難経』が引用されており，中でも陰陽論や蔵象論で説明がなされている。『天神真楊流柔術経絡人之巻』は人体を思弁的に理解しようとした道三流（後世派）から思考的な影響を受けていたと考えられる。その後，『天神真楊流当身』が書かれる頃になると，当身は『鍼灸重宝記綱目全』や『類経図翼』をもって説明されるようになる。なお『鍼灸重宝記綱目全』は後世派の本郷正豊によって書かれていることから，『天神真楊流当身』も文献においては後世派の影響があるといえる。つまり，『天神真楊流柔術経絡人之巻』『天神真楊流当身』ともに後世派の影響を受けていると考えられ，後世派のような身体を思弁的にとらえるという方法は，天神真楊流柔術の基本となる教義が修法によって人体を認識するという密教的な方法をとっていたことにあると考えられる。

　『天神真楊流柔術経絡人之巻』から『天神真楊流当身』へと世代を下る際，後の門人たちによる加筆であったとしても，このような当身の説明文や図が，天神真楊流門人たちの意識の中で人体を示す伝書として受け止められていたことを物語っている。そしてこのような説明や図こそが天神真楊流門人たちに広く伝えられた率直な身体の表現だった。しかしそこには柔術家としての感情があるようにも思われる。〔史料１〕から〔史料６〕および表１-２を見ると，当身は東洋医学の言葉で説明されているし，一応経穴と対応しているように見えるが，経穴に対応する経絡とは統一性を持って関連していないことが分かる。もし，当身が統一性を持って経絡と関連付けられていたならば，例えば当身は任脈（あるいは督脈）といったある特定の経絡と一致しているはずである。当身が経絡，経穴と一致していないということは次のようなことが考えられる。すなわち江戸時代の海外知識は古代以来，ほとんど中国を通じて得られてきた。しかしそれとともに伝えられた東洋医学的な身体観（すなわち陰陽論，蔵象論に基づく身体の観かた）は天神真楊流柔術に強く影響しながらも，まったくの抵抗無しにそのまま受容することは難しいものだっ

たと思われる。なぜなら同流の教義においては密教的な身体観に従うことが第一だったからである。密教的な身体観は，経絡，経穴とは別のものである。このため天神真楊流の柔術家が同流の教義を重要視することより当身が東洋医学の知識で説明されることになろうとも，名称まで完全に経穴と置き換えられることなく残存したものと考えられる。

第3節

江戸時代の接骨家

1 名倉直賢

　名倉直賢（1750-1828）は明和年間から接骨専門家として業を行った。関東地方では昭和時代まで「名倉」は「ほねつぎ」の代名詞のように伝えられてきた。以下では『日整六十年史』[117]および『江戸の骨つぎ』[118]を元に，直賢および名倉家の接骨における影響を見てみる。

　直賢は寛延3年生まれ。幼名は市三郎，弥次兵衛と称した。名倉家は桓武天皇の末裔で，畠山重忠の子孫である。戦国時代に，名倉の23代行家が北条早雲の麾下にあった時，初めて「名倉」と名乗った。その後10代下った名倉弥次兵衛重直の時，武州千寿へ移り，これが千住の名倉初代となった。直賢は重直の曾孫にあたる，名倉家で初めて接骨を業としたのである。名倉宗家の家譜には次のように記されている。

　　父経則母重方之嫡女也以寛延三年庚午之年生性剛直而好武楊心流剣術柔術之活法之伝学於木村楊甫数年勤力以夜継日夜終楊甫之免状矣又新当流剣術武備心流体術附法草麾神伝並骨傷科之伝者所以愛於川寸木翁也術成而授是江府之諸士皆所以尊宗而無並立者実者実一人也中頃川寸木翁所授以骨継之伝為業療病凡数千人是亦骨継別派之元祖而其一人也亦翁好風雅之道而自号陸奥菴街又有隣洞其徳，文政十戊稔七月四日卒年七十有九歳

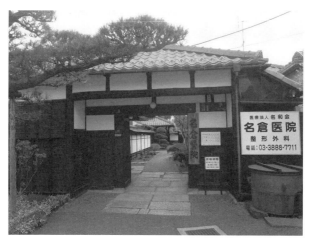

写真1-5　嘉永年間に改装された名倉家

　直賢は幼少の頃武術に興味を持ち，楊心流柔術を神田の木村楊甫に学んだ。その後，武備心流体術を学んだ。武備心流の同門の中に，川寸木翁という人物がいて，彼は直賢に接骨家として大きな影響を与えた。直賢はさらに薬法を学ぶために，神田佐久間町にある幕府の医官である多紀安叔の私塾へ通い治療家としての地固めをした。1772（明和9）年，江戸に大火（いわゆる目黒行人坂の大火）があり，その折，千住で随分人助けをしたとあり，接骨としての創業はそれより前と伝えられる。直賢の家は千住の北のはずれで日光・奥州街道，下妻街道，水戸街道の分岐する地点にあり，稼業の接骨は話題になった（写真1-5）。直賢は「千住の弥次兵衛さま」と親しまれ，中年を過ぎて素朴と号した。また晩年には有隣堂其徳とも号していた。直賢が亡くなったのは，1828（文政11）年7月4日である。辞世は「蓮花　さかりをわれはみな月の　文月のはじめ　ちりやしぬらむ」と伝えられる。

　直賢の子孫で，明治期に活躍したのが陸軍軍医監名倉知文である。知文は『整骨説略』を出版している（写真1-6）。同書は知文が，まだ軍籍に入る前に，ドイツのケルストの軍陣外科書の骨傷編を訳したものであるが，出版に際しては石黒忠悳子爵が，この翻訳を強く勧めたという。同書が口火とな

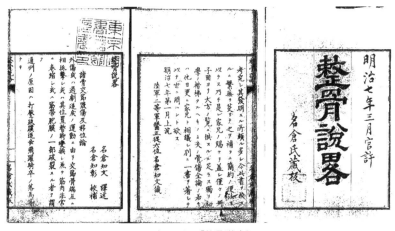

写真1-6　『整骨説略』

り，足立寛（陸軍軍医総監）がドイツのホエリッヒの外傷による骨折と脱臼の成書を翻訳した『整骨図説』を出版した。その中にドイツから輸入したエックス線像および原色付図を日本に初めて紹介した。足立寛の『整骨図説』は『新撰外科総論』『臨牀小外科』とともに，大正期に柔道整復術試験の実施に伴って『柔道整復術』に大きな影響を与えた。

2　各務文献

　各務文献（号を帰一堂）（1755-1819）は江戸後期の整骨医である。『日本医学史決定版』[119]に次のようにある。

　字ハ子徴，通称相二。大阪ノ人。慨然トシテ医ニ志シ，初メ産科ヲ修メ，ノチ整骨科ニ志シ，研鑽数年，大イニ得ルトコロアリ。シカシテソノ整骨術ニオケル，必ズ先ズソノ物ヲ明ラカニシテ，ノチニ治術ヲ尽クサンコトヲ欲シ，刑屍ヲ得テミズカラコレヲ剖視シ，又コノ術ヲ授クルニハ，皆，真骨ニ就キテコレヲ按撫スルニアラザレバスナワチ得テ知ルベカラザルモノアリ。シカモ真骨ハコレヲ求ムルコト難キヲ以テ，工匠ニ命ジテ木ヲ以

テ全骨ヲ造ラシメ，諸生ヲシテ手撫自察，以テソノ機関ヲ暁ラシメタリ。著ストコロ整骨新書三巻アリ。文政十二年［筆者註：文政二年の誤り］十月，六十五ニシテ没ス。

　各務文献は，通称相二，字は子徴，号を帰一堂と称し，代々赤穂の浅野家の家臣であった。松の廊下の刃傷事件で主家改易の後は，大阪西横堀に転居した。

　文献は少年時代から農工商を好まなかったこともあり，当初定職がなく，職業の選択にはたいへん迷っていた。その後，医学に志を立て，古医方，産科，整骨の三つを勉強した。古医方は性格に合わなかったそうだが，産科については奥秘を究めた。難産を救う諸法を創案し，産科の器械も幾種か作って自負していた。

　その後，更に整骨を志し，大阪難波の骨接ぎ「伊吹堂年梅家」に入門した。しかし，整骨術を秘伝として門弟にさえ伝えないことに文献は憤慨し，技術を習得するためには自分で考究するしかないと考えた。そこでまず，骨関節の機能構造を正確に知る必要があるとした。文献は1800年大阪の葭島で38歳の女刑屍を，親友の大矢尚斉と伏屋素狄とともに解剖し，『婦人内景之略図』を著した。さらに草叢中に真骨を求め，西洋医学の解剖書を参考とし，1810年，56歳のときに『整骨新書』三巻に，精巧な図譜「各骨真景図」一巻，「全骨令瓏図」２枚を付けて出版した。同書に掲載されている整復用具の中には輔復牀（整復用ベッド），膝蓋正（膝蓋骨固定機），適椅子（脊椎損傷用ベッド）など，文献の手によって創意工夫されたものがいくつかある。

　それまで整骨を専門とするものは少なかったようであるが，『整骨新書』とほぼ同時期に出版された『正骨範』の影響もあり，整骨の専門家はこれ以降，輩出されるようになり，「整骨科」は外科の一派として発展することとなった。

　その後も文献の研究は続き，1819（文政２）年に細工師の田中何某に命じて原寸大の木製骨骼　模型を作り上げ，模骨と名付け，『木骨呈案』という小冊子を添えて，幕府の医学館に献納した。これは現在も東京大学医学部に

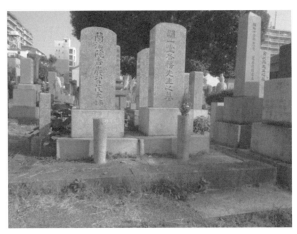

保存されている。

　木骨を献納した年の10月14日，文献は65歳で亡くなった。現在，大阪市天王寺区夕陽が丘の浄春寺（写真1-7）に埋葬されている。1919（大正8）年には従五位を追贈されている。

3 二宮彦可

　二宮彦可（けんか）（1754-1827）については『濱田藩医二宮彦可：正骨範著者』[120]『日整六十年史』によれば次のように伝えられる。

　遠州浜松在叟楽村生まれ。彦可は儒学者小篠御野（おざさみぬ）（号は東海）の長子に生まれたが，幼児期に乳母の梅毒に感染し，甚だ病弱であった。そこで御野は岡崎藩の口中医二宮氏が中絶していたのを知り，彦可にあとを継がせることとした。彦可は1767（明和4）年，14歳のときに二宮と名乗った。1769（明和6）年，藩主康福の浜田移封に伴い，御野と彦可は浜田に移り住むことになった。19歳の時，彦可は広島に赴き，山県良班について口中科を修め，さらに恵美三白について内科を学んだ。その後，浪速に上がって三井玄儒に従い，眼科を学んだ。京師に赴いて賀川玄吾から産科を学び，また山脇東門を

訪れて医学上の古今方を論じて東門を嘆賞させた。ついで彦可は長崎に遊学するが，その途上播州赤穂で，赤松滄洲に，岡山で湯浅常山に，更に九州福岡で亀井南溟にまみえた。その後，長崎で吉雄耕牛について蘭学を学び，その推挙により吉原元棟（杏蔭斎）に整骨法を学んで共に蘊奥を極めた。

　1791（寛政3）年，彦可が38歳の時，浜田に帰って藩侯に謁した。しかし先代康福は2年前に世を去り，康定の代となっていた。康定は彦可の永年の苦学を賞して加禄の上，侍医として優遇した。こうした中で『正骨範』が1807（文化4）年に出版された。『正骨範』は乾坤二巻からなり，江戸，京都，大阪の三か所から刊行したのは1808（文化5）年で，医師として最も円熟した時期であった。同書の編集には，長崎，浜田，江戸の各時代の友人，門弟が参加し，彼らの氏名は『正骨範』に記載されているだけでも11名に及んでいる。彦可の著書はこの他『叟楽老人認真方』がある。彦可が没したのは1827（文政10）年10月11日である。この時，東京都台東区元浅草2丁目2番地の長遠時（通称，土富店祖師；どぶだなのお祖師様）に葬られた。関東大震災の後，墓地の整理があり，彦可の娘の法名を刻んだ墓石を残して一族の墓石は無くなっている。

天神真楊流柔術の西洋医学との接触

『死活自在　接骨療法　柔術生理書』より

　これまで天神真楊流柔術の医学的要素は当身を中心に述べてきた。明治期に入ると，天神真楊流柔術伝書に接骨の要素が加わる。それについては伝書を比較する限り，1896（明治29）年に出版された同流の門人である井ノ口松之助によって書かれた『柔術生理書』が初めてである。この『柔術生理書』がこれまでの天神真楊流伝書と異なる点は，当身が西洋医学の視点のもとで説明されていることと，接骨の要素が加わったという点が挙げられる。この中で，当身はこれまでの伝書に記載されていたため伝統的な技術であるといえるが，接骨は医学的にどの系統からきているのだろうか。以下では『柔術生理書』における接骨術について，江戸時代後期の接骨術書を通じて比較，検討する。

1　江戸後期，日本の医学における西洋医学の流入
——接骨を中心に

　江戸時代，接骨に大きな影響を与えた西洋の医学書に，*Ambroise Paré's Oeuvres*（1575）（以下，『パレ全集』）（図 1 -12）がある。パレは，「Je le pansay et Dieu le guarist.（我包帯し，神これを癒したまう。）」という言葉を残した。同書の著者アンブロアズ・パレ（1510-1590）はフランスの理髪外科医である。『図説医学史』[121]によれば，パレの医学的な功績は次の通りである。彼

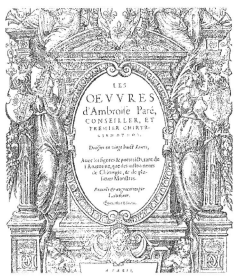

図1-12 『パレ全集』

　は1536-44年の間にフランスとドイツとの間で起こった戦争に初めて軍医として従軍した。1537年のトリノ遠征においてパレは，卵黄とテレピン油とバラ油を混ぜた軟膏を使用して銃創の処置を行い，これが大変評判となった。それまで銃創は火薬中毒によるものと考えられており，銃創の患部には烙鉄を使用した焼灼や，熱油を患部に塗りつけるイタリア式治療法が止血方法として用いられてきたからである。この止血方法は患者に身体的負担を与えていた。パレがこれらの治療法を誤りであったと指摘したことは，自身と外科医の職業的地位を高めた。1550年には解剖学の便覧書に，整骨と産科技術に関する補遺を添えて出版した。1552年には「王の外科医」に任命され，1554年には医学部の反対にもかかわらず，外科医師協会のサン・コーム学院に名誉会員として迎えられた。この他に，パレは血管結紮法や関節が可動する義肢の考案など，患者に負担の少ない治療法や治療機器を考案したことは後世の外科学に大きな影響を与えた。
　『パレ全集』は，こうしたパレの従軍経験を元にして開発された医療技術

をまとめたものである。ラテン語のできなかったパレは，解剖学の恩師シル
ヴィウスに勧められて出版にはフランス語を用いた。パレは後にフランス語
医学の元祖と呼ばれるようになる。パレの本はしばしば戦場に駆り出される
理髪外科医の間で多く読まれた。彼らは古い学問で使用されるラテン語は読
むことができなかったため，身近で分かりやすい言葉で書かれた本の出版を
受け入れ，その伝播も素早かった。[122]『パレ全集』の原本はフランス語で書か
れていたが，その後，ラテン語，ドイツ語，オランダ語に翻訳された。

　同書のオランダ語訳の1627年版と1649年版は，蘭学として江戸時代に日本
に輸入された。[123]同書は戦いの場や医療器材が十分でない環境で負傷をした際
に，手持ちの道具または素手で処置をすることを求められた日本の接骨家に
も受け入れられた。特に1649年版は蘭館医ホフマンによって長崎のオランダ
大通詞，楢林鎮山[124]の手に渡ったとされる。楢林鎮山はこの『パレ全集』「骨
折篇・脱臼篇」を元にして，『紅夷外科宗伝』を1706（宝永3）年に出版し
た。『紅夷外科宗伝』は『パレ全集』の骨折篇と脱臼編に関する図譜の部分
の抄訳に，自身の外科知識と経験を加え編集したものである。図1-13の左
の図は『パレ全集』の内で，有名な肩関節脱臼の整復についての図である。
『パレ全集』における肩関節脱臼の整復法はいくつかの種類が紹介されてい
るが，日本における接骨の書物で脱臼した患肢の腋下に棒を入れて整復する
例は管見の限り，同書が初めてである。図1-13の右側『紅夷外科宗伝』は，
この図をほとんど似せて書いていることが分かる。その後，西玄哲が『金瘡
跌撲療治之書』[125]を1735（享保20）年に出版し，また伊良子光顕は『外科訓蒙
図彙』を1767（明和4）年に刊行している。これらはいずれも『パレ全集』
の内，骨折篇，脱臼編の図譜の部分が使用され，『紅夷外科宗伝』の内容を
大いに含んでいる。1746（延享3）年，高志鳳翼により出版された『骨継療
治重宝記』「肩胛上出臼又一法之図」（図1-14）では肩関節の脱臼の整復に
棒を使用しているが，これも図1-13に見られる棒を使用したパレの整復法
と類似している。

　この他，『パレ全集』は吉雄耕牛[126]や華岡青洲[127]の整骨術の一部にも取り入れ
られた。吉雄耕牛は長崎の大通詞で外科医であった。耕牛は吉原元棟

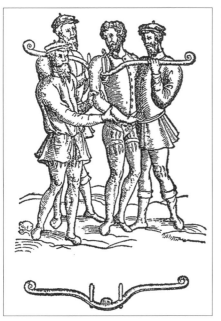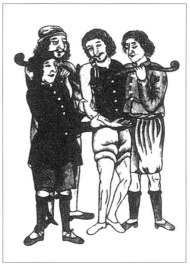

図1-13 『パレ全集』（左）,『紅夷外科宗伝』（右）

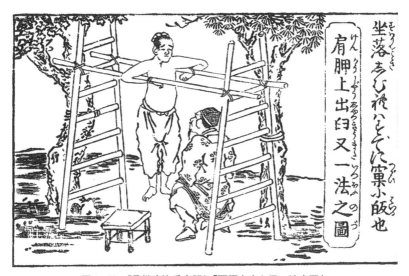

図1-14 『骨継療治重宝記』「肩胛上出臼又一法之図」

（？-1800：『杏蔭斉正骨要訣』の著者）から中国系の整骨術を習い，鎮山とならぶ紅毛外科医となった。また耕牛の弟子である二宮彦可は『正骨範』を1808（文化5）に出版した。同書の序によれば彦可は長崎で医学を学んだ際，耕牛の勧めに従って，吉原元棟から整骨術を学んだとある。『正骨範』には『黄帝内経』『医宗金鑑』といった東洋医学書を元に，『和蘭式包帯法』（桂川流）という蘭学の知識を加えて書かれており，直接的なパレの影響は見られない。例えば同書の序には「及正骨手法耕牛曰西洋雖有正骨法獨巧用械而手法則付之不講[128]」との記述が見られる。彦可は耕牛の言葉を用いて，西洋医学は正骨の処置に機器を用いて治療を行うことが多いので，それを自覚するとともに手技を用いる大切さを説いている。しかし『正骨範』の序文は漢方の多紀元簡と蘭方の桂川国瑞という漢方と蘭方を代表する医師の名が見られることから，日本全体の標準的な医学は東洋医学であったにせよ，整骨には西洋医学の知識が必要とされていたことが窺える。

　華岡青洲は1804（文化元）年に世界で初めて全身麻酔を使用し乳癌の手術を成功させた紀州藩の奥医師格となった外科医である。青洲は「蘭医ハ理ニ密ニシテ法ニ麤ク，漢医ハ法ニ精フシテ跡ニ拘ル，故ニ我ガ術ハ活物ニ治ヲ考エ窮理ニ法ヲ出ス」とし，東洋医学の古方派の理論と西洋医学の外科技術の折衷を説いている。青洲の整骨技術を伝える『華岡先生整骨法図説[129]』での肩関節脱臼の整復法では棒を患者の腋下に入れて整復する図がある。これも『パレ全集』の整復法と類似している。

　この頃になると，日本ではこれまで禁止されていた刑屍体の解剖が徐々に行われるようになる。それは1754（宝暦4）年，京都所司代の若狭藩主酒井讃岐守忠用の許可により，山脇東洋が解剖に立ち会うことができたことを契機とし，1771（明和8）年3月4日，杉田玄白，前野良沢，中川淳庵らが江戸千住骨ケ原（小塚原）で腑分に立ち合うなど，18世紀半ばから西洋医学としての解剖が蘭学者を中心に行われるようになった。各務文献は『整骨新書』を1810（文化7）年に刊行した。そこには「整骨ニ於ル必先其物ヲ明ニシテ後其治術ヲ尽クサンコトヲ欲シ実物ニ就テ習熟スルコト十有数歳…（略）…其尽サザル所ヲ尽サント欲シテ刑屍ヲ得テ之ヲ解剖シ以テ隠（ミエヌ

処）顕（ミュル処）内外ヲ擇バズ[130]」といった言葉が見られる。この言葉からは，常に施術技術を工夫し，これに実証的研究により裏づけを加えようとする西洋医学的な精神と，それを支える学的環境が存在していたことが分かる。

　また同書には「骨骸ヲ損傷スルニ大略二別アリ一ハ折傷ナリ一ハ脱臼ナリ折傷ヲ治スルヲ續骨トシテ脱臼ヲ治スルヲ復骨トスコノ二者ノ外，屈伸意ニ従ハザルアリ弛緩シテ常ヲ失フアリ之等ノ治療ヲ合セテ整骨トイフ[131]」とあり，整骨が医学的に定義されている。さらに，文献は独自に治療器具を考案しているが，こうした機材の使用については「整骨ノ術ニ於ルモ…（略）…技巧ノ及バザル所ヲタスケ，力科ノ如何トモスベカラザルヲ益シ，或ハ形物ノ不足ヲ補イ，又調摂ノ宜ニ適セシムルコト[132]」と説明し，基本的に整骨は徒手による技法を磨くことを勧めている。『整骨新書』はこれまでのパレの知識の流れをくむものとは異なる知識が書かれているが，整骨の分野においても施術の精神的背景に西洋医学が根付き始めていることが同書を通じて理解できる。

　江戸時代末期，ペリーが来航すると，軍陣携帯用救急書として，平野元良が『軍陣備要救急摘方』を1853（嘉永6）年に刊行した。同書に示されている処置法は『正骨範』を和文体にして，挿画も中国風の人物から日本の武士風に改められている。江戸時代末期には，西洋医学由来の骨折，脱臼の処置法が日本の整骨として定着していることが分かる（図1-15）。

　江戸時代における接骨，整骨の大きな流れは西洋医学，それも17世紀の『パレ全集』の輸入により開始された。『パレ全集』は長崎の通詞による翻訳により導入され，その後日本全体の蘭学の導入と合わさって独自の整骨技術となり，独立した医術の分野となっていった。1800年代半ばに，既に医学界では西洋医学の知識を持った書物が整骨の分野でも出版されているということは，整骨が柔術とは別の系統で確立されつつあったことを示している。次の項では，『パレ全集』を中心とした西洋医学が天神真楊流柔術伝書にどのような形で影響していたのかを考察する。

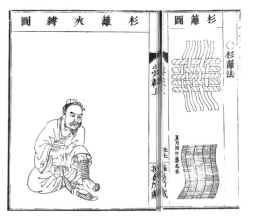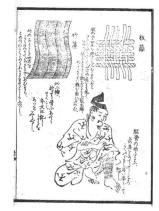

図1-15 『正骨範』(左),『軍陣備要救急摘方』(右)

2 『死活自在 接骨療法 柔術生理書』概要

　『死活自在 接骨療法 柔術生理書』(以下,『柔術生理書』)は井ノ口松之助により1896 (明治29) 年に書かれた。『柔術生理書』は天神真楊流柔術の伝書を元に構成され,主に同流で使用された活法や接骨術,その他民間治療法をまとめたものである。管見の限り,天神真楊流柔術の伝書に接骨がはっきり書かれたのはこの書が初めてである。井ノ口の生没年は不明である。彼の武道歴は,『兵法要務武道図解秘訣』によれば,天神真楊流柔術は高木英雄,吉田千春,田子信重について習っており,剣術は榊原健吉から聞いたとしている。[133] 井ノ口は明治期に多くの武術が廃れていくのを見て,自分が学んだ武術も同じく廃れてしまうかもしれないと憂い,武術の技を書物として残すことを考えた。彼の著書である『兵法要務柔術剣棒図解秘訣』には「今や文弱に流るるの時此道全廃せん事を恐れ干此予か自得するものを図解を以て後世に傳へんとし竟に此一小冊子を成せり」とある。その後,『天神真楊流[134]柔術極意教授図解』[135] および,『柔術生理書』が出版された。『柔術生理書』は,「柔術本義」「護身心得ノ部」「脈管之解説」「当身ノ解」「蘇生術心得之部」

「活法施術者ノ心得」「獣類ニ用ユル活法」「人体骨部」「救急療法」「接骨法」「骨折症之部」「薬用法」「柔術極意口傳」「乱捕リ常之心得」「締込ノ部」「各大家ノ格言弁」で構成されている。しかし，本書の題名に「接骨療法」という文字があるが，接骨に関するものは「接骨法」「骨折症之部」の17頁ほどの説明のみである。その内容は『パレ全集』と類似する部分が多い。一方「当身」やそれに伴う活法の説明は96頁あり，本文の全体の半分を使用して解釈がなされている。井ノ口の執筆した時点では，天神真楊流は接骨よりもこれまで伝承され続けた当身に対する施術技術が重視されていたと考えられる。

3 人体の理解について

『柔術生理書』は天神真楊流の技術について西洋医学的に解釈をしようとしており，井ノ口は生理学の知識を得るために諸医学士の講義を聴いたとしている。「当身図解ノ大意」において「生理学上ノ如キハ無学ニシテ其容量ヲ知ル能ハサレハ諸医学士ニ問ヒ又ハ講義ヲ聴聞シ[136]」とある。諸医学士の内の一人は，おそらく東京帝国大学の大澤謙二と思われる。彼は井ノ口の出版に先駆けて，「柔術死活之弁[137]」を発表し，天神真楊流柔術の当身と活法について西洋医学的に解明を行っている。ここでは松風，村雨，水月など20か所について書かれている。これらの当身は，「胸鎖乳突筋の外側」や「剣状突起の直下」といった西洋医学の表現で書かれており，人体における具体的な位置が分かる。このように天神真楊流柔術において伝統的に使用されてきた言葉を西洋医学で解釈する方法を『柔術生理書』も採用している。しかし，伝書を西洋医学で解釈するにはまず，医学用語を理解しなければならない。このため，「護身心得ノ部」では胸腔，腹腔内の解剖図に続き，循環器，呼吸器，消化器，神経について解剖，生理学上の解説が行われている。骨については，「人体骨部」と項を改めて記載されているが，解剖学上の名称が示されているのみであり，筋については説明が一切なされていない。このことは，天神真楊流柔術が人体の理解において，運動器よりも内臓器に意識が向

いていたことを示している。

4 骨折の処置法

『柔術生理書』における骨折の処置法の記述のうち，『パレ全集』に影響を受けていると思われる箇所がいくつか見られた。『パレ全集』における治療の特徴は手術を行ったり治療に機器を使用したりすることである。一方で『パレ全集』のうち，骨折の処置で手術の方法を取らずに徒手整復で施術を行うとする記述もある。『柔術生理書』ではこの点に注目してその部分を引用している。以下に，鎖骨の骨折，下顎の骨折について〔史料7〕『柔術生理書』と〔史料8〕『パレ全集』とを比較する。

1 鎖骨の骨折
〔史料7〕 『柔術生理書』[138]

　治療法ハミナ同一ナリ繃縛法ハ1)小判形ニ切リタル極厚紙ヲ沸湯ニ浸シテ柔ラカニナシ之ヲ綿花ニテ薄ク包ミ2)骨折部ヘシカト押当テ又其上ニ副木ヲ当テ晒シ木綿一巾ヲ四ツ裂トナシタル布片ヲモツテ肩ヨリ腋ノ下ヘ図ノ如ク繃縛スベシ但シ此処ノ3)繃縛ハ至ツテ緩ミ易キモノ故ニ施術者ハ素ヨリ患者モ全ク整復ナス迄ハ能々注意スベシ…（略）…4)此ノ鎖骨ノ折症ハ皮膚ノ外面ニ形姿ノ露出タル処故ニ施術者ノ巧拙ニ依テ至極見苦シキ凹凸形ヲナスコトアリ

〔史料8〕『パレ全集』[139]

　鎖骨がいくつもの骨片になるような骨折の場合は，それらを正しい位置に整復した後で，その上から次のような粉状の薬を塗り込んでおく必要がある。…（略）…そして薬を塗った上からぼろ布で骨をくるみ，その上に1)ヘラ状の当て物を当てる。圧定布は3つ必要であり，2つは両側に，2)3つ目の一番ぼってりしたものは骨の出っ張った部分に当てがう。3)骨を押しつけても再び持ち上がることのないようにする…（略）

…。4)しかしながら，どれだけ細心に注意をしようとも変形が残る。なぜなら，腕や足と違って，鎖骨ではグルグル巻の結紮ができないからである。

〔史料7〕と〔史料8〕に共通する鎖骨の骨折の処置は次の通りである。1）小判形またはヘラ状の当て物を使用すること。2）その当て物は鎖骨の骨折部（出っ張った部分）に当てること。3）当て物は骨折部が再転位しないようにしっかり当てること。4）鎖骨の骨折は変形が残りやすいので処置には注意が必要，という点である。特に3），4）については徒手整復による処置の限界ともいわれ，今日の柔道整復術でも一般に両骨折端が3分の2接していれば，施術としては許容の範囲であるといわれる。

2　下顎の骨折

〔史料7〕　『柔術生理書[140]』

　　此ノ下顎ノ折骨症ハ打撲転倒ニ依リテ起ル者ニシテ1)下顎ノ形チ変シテ歯並ヲ不整トスル者ナリ…（略）…2)患者治療中其食物ハ牛乳玉子粥ノ類3)総テ歯ニ障ラサル物ノ類ノミヲ食シテ身体ヲ動カサヌ様ニ注意スベシ…（略）…繃帯ハ沸湯ニ浸シタル柔カナル極厚キ紙ヲ細長ク切リ綿花ニ包ミテ図ノ如ク下顎ニ充テ4)細キ繃帯ヲ以テ繊ル者トス

〔史料8〕　『パレ全集[141]』

　　もし歯が割れたり，ぐらついたり，あるいは1)歯槽や小さな穴の外に飛び出したら，元の場所に整復しなければならない。…（略）…3)包帯の幅は指2本分，長さは必要に応じて親指1本分を残して両端を切る。その際，顎をよく押さえて固定するために，ヘラと同様，顎の所で裂け目を入れておくこと。4つの端の内下部の2本は頭の上でナイトキャップに縫い付け，上部の2本は横に回してナイトキャップの後方に縫い付ける。…（略）…患者は，3)骨性仮骨がうまく定着するまでは，噛まなくてもすむ物を食べる。…（略）…2)粥，パン粥，煮こごり，絞り汁，大麦湯，ゼリーポタージュ，半熟卵，果物ジュース，強壮剤などを取るようにしなければならな

い。

　〔史料7〕〔史料8〕について見られる共通点は次の通りである。1）下顎
の形が変わり，歯並びが悪くなる。2），3）卵などの，咀嚼に影響の少な
いものを食べること。4）繃帯を細く切り顎から頭の上にかけて固定をする
こと。

5　脱臼の処置法

　脱臼については『柔術生理書』には下顎の脱臼，肩の脱臼，肘の脱臼，腕
骨脱臼，腕首脱臼，指肢脱臼，股関節脱臼，膝関節の脱臼，踝の脱臼につい
て書かれている。こちらも骨折の処置と同様，『パレ全集』における徒手整
復を重視し採用されている。以下では，肩の脱臼，股関節の脱臼，膝関節の
脱臼について『パレ全集』と比較する。

1　肩脱臼の整復法

〔史料7〕　『柔術生理書』[142]（図1 -16）

　　先ツ甲者ヲ半坐セシメ甲乙二人ニテ施術ヲナスベシ　先ツ甲者ハ患者ノ
　　脊部ニ立チ左右脱臼ノ方ニ向カフナリ術者ハ而シテ右脊部ニ膝ヲ当テ又[1)]
　　右手ヲ脱臼ノ肩ノ関節ヲ摑ミ…（略）…左手ハ首ヲ抱ヒ乍ラ右腕ヲ握リテ
　　右手ノ補ヒ施術ス乙者ハ仰向ニ寝テ（即チ[2)]患者ノ患部前ニ寝ルナリ）[3)]
　　両足ヲ右脇下へ当テ[4)]両手ハ右手ヲ摑ミ充分ニ引延スベシ（即チ下ノ方へ
　　引クナリ）

〔史料8〕　『パレ全集』[143]（図1 -17）

　　患者を何か覆いをした台に寝かせる。[1)]次いで腋の下に…（略）…布や
　　皮で作った詰め物を当てる。…（略）…次いで[2)]外科医は，脱臼した腕の
　　前に，患者と向かい合ってすわる。そして，もし右肩ならば，[3)]右足の踵
　　を詰め物の上に合わせる。左肩ならば左脚を当てる。次いで[4)]患者の腕を

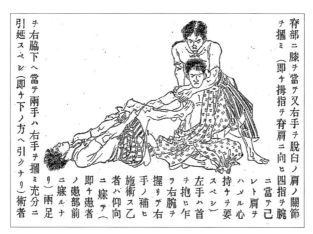

図1-16 『柔術生理書』肩関節の整復

脊部ニ膝ヲ當テ又右手ヲ脱臼ノ肩ノ關節ヲ摑ミ（即チ拇指ヲ脊肩ニ向ヒ四指ヲ腕ニ當テ己レト肩ヲ持ケ要心ハメル要ナリ）左手ハ乍チ抱ヒ右腕ヲ握リテ右手ノ補ヒ乙向ニスル施術ス（向チ患者即チ患者ノ患部前ニ嫌ルナリ）両足ヲ右脇下ヘ當テ両手ハ右手ヲ摑ミ充分ニ引延スヘシ（即チ下ノ方ヘ引クナリ）術者

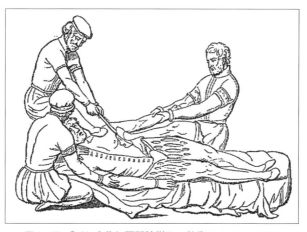

図1-17 『パレ全集』肩関節脱臼の整復（マルゲーヌ版）

つかみ，足の方へ引っ張る。その時，踵で強く腋の下を押す。

　この整復法は，どちらも助手を必要とするものである。患者の肢位については〔史料7〕では半座位，〔史料8〕では仰臥位を取っており，両者は異なっている。しかし患者と術者との相対的位置関係は〔史料7〕と〔史料

〔8〕は同じであり，患者が座るか術者が座るかの違いである。その他の点については，共通点が見られた。それは次のものである。1）患肢を固定するために患肢の腋下に詰め物を入れる。または助手が患肢を両手で固定する。2）術者は患者と向い合せ，または前方に位置する。3）術者は整復操作する足を腋下に入れる。その際，〔史料7〕では足を腋下に直接当てることを避けており，〔史料8〕では踵を詰め物の上に置いている。これは腋窩にある神経を損傷させないための配慮である。4）患肢を足の方（脱臼方向）へ牽引する，などである。

2　股関節脱臼の整復法

〔史料7〕『柔術生理書』[144]（図1-18）

　1)患者ヲ仰向ケニ寝カシテ…（略）…布団ヲ患者ノ脊ニ押当テ，2)肩ヲ柱結ヒセシメ木綿ノ様ナ者ニテ（但3)可也強ク体ノ動カザル様ニナス）甲乙二人ノ内用者ハ4)其患足へ木綿ヲ掛ケ其木綿ヲ我ガ首肩ニ掛ケ4)両手ハ脱臼ノ関節部へ添へ極メテ脱所へ向カハシメ又乙者ハ患足先キヲ前右脇へ抱へ両手ハ足ノ上部ヲ摑ミ5)双方気力ヲ合セテ引延ハシ乂ハ押シ掛ルコト幾回モナス内ニ納メル様ニスルベシ

〔史料8〕『パレ全集』[145]（図1-19）

　1)患者をテーブルか長椅子の上に寝かせること。…（略）…2)肩の上から引きつける紐や何か丈夫な縁布を用いなければならない。3)一本は股関節上部に巻く。杭がない時には股関節のまわりに紐を回し，屈強な男に固定させる。4)別の紐を膝の上部にかけ，5)同様に他の男が下方に必要な限り強く引っ張る。…（略）…ここで紐を足にゆわえるべきではなく，膝関節の上方にゆわえるべきである。

この整復で共通する点は次の通りである。1）患者を仰臥位にさせる，2）紐のようなものを患肢（大腿部）に通し，患者の肩付近でとめる，3）この紐は患部を固定するためのもので柱（杭）または屈強な男にしっかり固

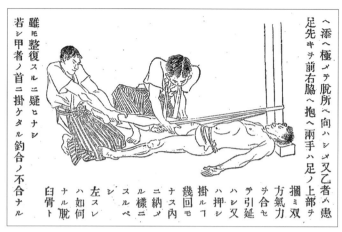

図1-18　『柔術生理書』股関節脱臼の整復（原文ママ）

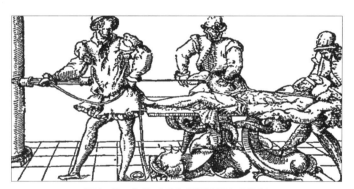

図1-19　『パレ全集』股関節脱臼の整復

定させる，4）もう一方の固定は膝付近で行う，5）患肢を牽引する，など
である。この牽引については〔史料7〕では術者と助手が「双方気力ヲ合セ
テ引延ハシ又ハ押シ掛ル」とあり，必ずしも整復を力ずくで行っていない。
これに対し〔史料8〕では「必要な限り強く引っ張る」とあり，牽引に対す
る考え方に相違が見られる。

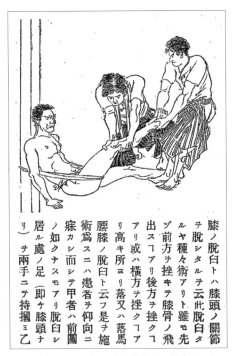

図 1-20 『柔術生理書』膝関節脱臼の整復（原文ママ）

膝ノ脱臼ト八膝頭ノ關節ヲ脱シタルヲ云此脱臼タルヤ種々術アリト雖モ先ヅ前方ヲ挫キテ膝骨ノ飛出スコトアリ或ハ横方ヲ挫ク或又ハ落馬ノ高キ所ヨリ落又ハ落馬ノ為ニハ患者ヲ仰向ニ寝カシ而シテ甲者ハ前圖ノ如クナスモアリ脱臼シ居ルノ足（即チ膝頭ナリ）ヲ両手ニテ持摑ミ乙

3　膝関節の脱臼

〔史料7〕　『柔術生理書[146]』（図1-20）

此脱臼タルヤ種々術アリト雖モ[1)]先ヅ前方ヲ挫キテ膝骨ノ飛出スコトアリ後方ヲ挫クコトアリ或ハ横方ヲ挫クコトアリ…（略）…[2)]患者ヲ仰向ケニ寝カシ而シテ甲者ハ前図ノ如クナスモアリ[3)]脱臼シ居ル処ノ足（即チ膝頭ナリ）ヲ両手ニテ持摑ミ[4)]乙者ハ其足先ヲ両手ニテ握リ[5)]極メテ力強ク引伸スベシ此時[6)]甲者ハ両手ニテ脱臼シタル関節部ヲ押合セ或ハ当込ミ然スル時ハ固ヨリ脱シタル処ナルガ故ニ整復スルコト疑ヒナシ

〔史料8〕　『パレ全集[147]』（図1-21）

膝は三通り脱臼が起こる。即ち，[1)]内側，外側，後部の三通りである。

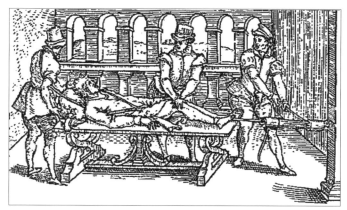

図1-21 『パレ全集』膝関節脱臼の整復

　脱臼が前部に起こった場合は，[2]患者をテーブルに乗せ，[3]膝関節の上部と[4]足の上部に正しく結紮を行う。次いで[6]外科医が両手で骨を押す。骨が整復されるまで押し続ける。[5]押したり引っ張ったりするのに徒手で不十分な時は図のように我々の機械を使う。

　この脱臼の処置で共通する点は，次の通りである。1）膝関節の脱臼方向には，前方，後方，側方（横方）の3通りある。2）患者を仰臥位にする。3）患肢の膝頭または膝上部を固定する。4）足部を固定する。5）牽引を加える。6）術者は関節部を上から押す，などである。牽引の際〔史料7〕では2人目の助手が加わり行っているが，〔史料8〕では機材を使用している。この点は，柔術家と外科医での術者の腕力の違いが考えられる。また〔史料7〕では柔術の場などで起こった外傷の場合で，近くに治療機材がない時に行うことを想定して工夫された施術方法と考えられる。

6　当身の解釈

『柔術生理書』は「当身」について，人体図（図1-22）を用いて説明がなされている。「当身正面ノ図」「当身後面ノ図」では当身に対応するための体

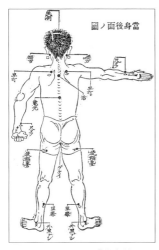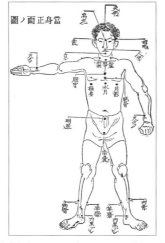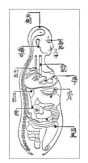

図1-22 「当身後面ノ図」「当身正面ノ図」(左，中)，「古図式」(右)

表解剖学的位置を示し，正確に説明しようとしている。これと併記する形で「古図式」が描かれている。「古図式」はこれまでの天神真楊流柔術伝書に描かれてきた図とほぼ同様に，人体の側面からの断面で描かれている。つまり『柔術生理書』では「当身正面ノ図」「当身後面ノ図」という新しい人体図と「古図式」というこれまでの人体図が併記されていることが特徴である。

　続いて同書は「当身ノ解」として「烏兎ノ殺」「人中ノ殺」「両毛並に霞ノ当」など異名も含め26箇所の当身について説明している。以下では当身の内，第2節第2，3項で用いた古典と比較するために，再び「雁下[148]」を用いて考察する。

　○雁下ノ殺
　　コノ殺ハ両乳ノ下辺一寸余方巡リ所ヲ当ルヲ云フ
　　元来是ハ肺臓ニ属シ是ヲ当殺衝的ハ心肺ノ両臓ナルモ肺ヲ以テ衝点トス而シテ左肺縁ハヨリモ多ク心袋ノ側部ヲ擁護シ又左肺ハ肺臓動脈ヲ上トシテ気管支ヲ中部トシ肺静脈最下ニアリ故ニ当拳ニハ左肺ヲ好便トス肺ハ主ト〆（生理説ニ曰ク）肺胃神経，交感神経，神経校神経ヲ充タス，殊ニ気

管支及ビ血管ヲ占有スル者ナレバ此ノ衝的ヲツカバ刺経阻気ニ基キ卒死ス
ルハ人ノ知ル処ナリトス生理上是ヲ膻中眼主ト云フ是ヲ活法ノ術ヲ施スニ
ハ人工呼吸術及，襟活惣活肺入，亦一伝流活等ナリ
亦天神真楊流ノ口傳ニ曰ク

　雁下ノ殺法ハ両乳ノ邊ヲサシテ云フ此経ハ即チ心，肺ニ臓ニ徹通スル処
ナリ，心肺ノニハ上方ニ位シテ下焦ノ穢濁ノ気ヲ受ケスシテ当タル所ノ経
ハ両方各一寸ナルカ故ニ第一心臓ニ当ル者ト知ルベシ，心臓ハ肺中ニ孕テ
膻中ニ有スル上位ナリ，依リテコレヲ隔膜ト云ウ者ヲ蓋フテ有ル故ニ心臓
ノ二ツハ下焦水穀ノ穢気ヲ受ケザルナリ，五臓ニ至リテハ誠ニ君主ノ住ム
位ナリ，神明ノ寓スル処一体ノ神霊ナリ，外臓腑ハ此心臓ヨリ達スルナリ
此地少シク常ニテモ甚タ強ク感激スル時ハ是実ニ天真ノ気至ル処最モ柔術
法ニ於テモ大事ノ殺法ナリトス

「雁下ノ殺」の書かれ方から分かることは，『柔術生理書』は伝書を元にし
て，そこに西洋医学の用語を加えていることである。それは井ノ口が柔術家
であったため，思考の起点も伝書にあったためと考えられる。このことは，
井ノ口が，当身を西洋医学の説明や図を使用しての医学的な典拠とすること
を目的とせず，西洋医学の用語を教義としての伝書に挙示することで，伝書
そのものの外観的な信憑性を高めようとしていることを示している。つまり，
『柔術生理書』は当身が西洋医学の用語で置き換えが可能であることを証明
しようとしたものではなく，当身が西洋医学の表現によって飾られた結果の
伝書なのである。しかしこのことは天神真楊流伝書に共通している動かしが
たい属性と考えられる。なぜなら天神真楊流の伝書は常に時代を超えて密教
に結び付けられてしまうからである。天神真楊流の密教に影響を受けた医学
的要素は，伝書の西洋医学としての進歩を拒否し続けた。そして明治期に井
ノ口の伝書を西洋医学的に解釈するという試みは，あらかじめ備わっている
同流の教義を，西洋医学に対し信頼付けるために，科学的な知識を伝書に付
加し累積するものとなった。しかしこの伝書が密教的な世界を柔術として体
現することを意図する限り，そこでは依然として教義が優先する。つまりこ

こでは，すでに伝書にある当身や活法などの手法に対し，西洋医学の知識を
いかに矛盾なく天神真楊流伝書に取り入れるかが問題なのである。だから明
治期に日本の医学のスタンダードとなった西洋医学の知識に従って，同流の
教義がもともと持つ密教的な身体観を，西洋医学として変革させることは構
造的にもあり得ないのである。天神真楊流の持つ教義やこれに伴う人体図の
持つ意義は，西洋医学的な人体図の要求する科学性と相容れないことが，こ
こに伝書における当身の医学的な解釈の限界を見て取ることができる。

第5節

本章の考察

　医学の歴史を考える場合，その歴史は医学的理論や人体図をより科学的，客観的な正確さを持つものへと進歩させていくための過程であるととらえようとするのは，今日の医学ではごく常識的な意識であると思われる。この意識は，江戸時代に書かれた理論や人体図の医学的価値はどれだけ科学的に正確であるか，すなわち理論や人体図の持つ科学性の度合いによって秤量されることになる。しかし，このような進歩の系列の中に入り込まなかった理論および人体図がある。これが天神真楊流柔術の伝書である。ということは，天神真楊流柔術の伝書は，楊心流柔術から伝えられてきた従来の医学知識に対し，新たに天神真楊流の門人たちのもたらした医学的知見をもって補訂し，より医学的に正確な人体を表現しようという考えとは異なった意識の上に作られたということを物語っている。このことは天神真楊流柔術伝書の最終形態ともいえる『柔術生理書』が，当身について西洋医学の説明を取り入れた態度にも表れている。『柔術生理書』が西洋医学の用語と人体図を用いたことは注目すべき事実であった。一方で，もともとの当身の説明も併記されていた。これは明治時代，次第に認知されてゆく西洋医学の知識によって，天神真楊流柔術伝書に見られたこれまでの密教的，東洋医学的な身体観に変わる，西洋医学的な新しい身体観が形成されるものではなかった。むしろ伝書に書かれた医学用語は，固定した天神真楊流の密教的な教義に応じて，その時々に得られた医学知識を充当することを意味した。これは江戸時代におけ

る『天神真楊流柔術経絡人之巻』や『天神真楊流当身』が東洋医学と完全に一致した説明ができなかったのと同様である。そのため『柔術生理書』における当身や人体に関する説明が完全に西洋医学の用語でなし得なかったことはむしろ自然な帰結である。しかし、『柔術生理書』のような人体を西洋医学的に解釈することは、天神真楊流の持つ密教的な身体観という教義の性質に対立する視点を持たせた。当身は西洋医学の思想を取り入れることによって、門人たちが意識すると否にかかわらず、近代的な精神と対立することとなった。ここに伝書を通じて当身および人体の密教的思想と東洋医学および西洋医学的精神との葛藤を見て取ることができる。つまり当身は天神真楊流の門人たちの宗教的な主観や関心が心理の前景に出て、それが理論や人体図に強調された具象的な表現であったと考えられる。

注───────

1　鞍馬寺については、宝亀年間に鑑真の高弟鑑禎により創立されたとする説もあるとしている。（橋川正（1926）鞍馬寺史．鞍馬山開扉事務局出版部．p.1.）

2　永積安明、島田勇雄校注（1961）保元物語　平治物語．岩波書店．p.462.

3　中野孫三郎（1668）新刊吾妻鏡十五．出版社不明．p.15. 阿部隆一解題（1976）振り假名つき吾妻鏡　寛永版影印．汲古書院．

4　作者不明（年代不明）当流大意録．今村嘉雄編者代表（1966）日本武道全集5　柔術・空手・拳法・合気術．人物往来社．

5　この他に秋山四郎兵衛の名は県立熊本図書館の写本『熊本藩武芸諸流』と題する文書のうち「揚心流居合」に「松平安芸守様御家来秋山四郎兵衛」、また「揚心流柔術」に「秋山四郎兵衛義直」として見ることができる。（熊本県体育協会（1940）肥後武道師．稲本報徳会．p.45.）

6　藤原稜三（1990）格闘技の歴史．ベースボールマガジン社．p.544.

7　筆者の調べによれば、昌重と同じ読み方の人物は、昌秀の次男に正重という名で見ることができる。（中塚栄次郎（1917）寛政重修諸家譜第二輯．栄進舎出版部．p.31.）

8　藤原稜三（1990）格闘技の歴史．ベースボールマガジン社．p.547.

9　同上書．p.547.

10　中塚栄次郎（1917）寛政重修諸家譜第二輯．栄進舎出版部．p.31.

11　同上書．p.31.

12 河村昭一（2010）安芸武田氏. 戎光祥出版.

13 武田太郎信義の子，信光の時に「依承久一戦之功。賜芸州守護。」とあり，安芸武田氏が始まる。（塙保己一原編纂，太田藤四郎補編纂（1927）続群書類従第五輯下. 続群書類従完成会. p.3.）

14 ただし，秋山氏は広島市安佐北区白木町に秋山の地名があり，戦国期にはここを本拠としたと思われる毛利家臣の秋山氏存在が知られている。つまり広島には武田家臣の秋山と毛利家臣の秋山の2氏が存在していたため，安芸の秋山が即武田家臣であるとするのは危険であるとしている。（川村昭一（2010）安芸武田氏. 戎光祥出版. p.54.）

15 東京帝国大学（1926）吉川家文書之2，大日本古文書.家わけ第9ノ2. 東京帝国大学文学部史料編纂掛. pp.217-218.

16 有田合戦は，1517（永正14）年，尼子氏の支援を受けて安芸国の勢力回復を目指した武田元繁と大内義興の国人である毛利元就との間で行われた合戦。武田元繁はこの戦いで毛利軍の井上左衛門尉に討ち取られ，安芸武田氏は急激に戦力が減退する。（河村昭一（2010）安芸武田氏. 戎光祥出版. pp.106-110.）

17 早稲田大学編輯部（1913）陰徳太平記上巻第三，通俗日本全史. 早稲田大学出版部. pp.52-54.

18 武田信実が安芸武田に入った経緯が記されている羽賀寺の記録「羽賀寺年中行事」には次のようにある。「栖雲寺之御侍者（武田信実），（武田）元光之御息，信豊之御舎弟也，于豈芸州ノ武田殿遠行之間，自出雲使僧参来リ，芸州へ御入国アレト申シ聞カセ，御同心アル由風聞也」（小浜市史編纂委員会編，須磨千頴監修（1976）羽賀寺文書二四，小浜市史社寺文書編. 小浜市. p.421.）

19 松本寿三郎（1977）妙解院殿忠利公御代於豊前小倉御侍帳並軽輩末々共ニ，肥後細川家侍帳（一）. 細川藩政史研究会. p.8.

20 武藤厳男編（1911）続偉蹟，肥後先哲偉蹟：正続合巻. 隆文館. pp.422-423.

21 松本寿三郎（1979）肥陽諸士鑑，肥後細川家侍帳（三）. 細川藩政史研究会. p.247.

22 松本寿三郎（1979）御侍帳，肥後細川家侍帳（四）. 細川藩政史研究会. p.324.

23 松本寿三郎（1979）士席以上名録，肥後細川家侍帳（四）. 細川藩政史研究会. p.352.

24 作者不明（年代不明）当流大意録. 今村嘉雄編者代表（1966）日本武道全集5 柔術・空手・拳法・合気術. 人物往来社.

25　早川純三郎（1915）新撰武術流祖録，武術叢書．国書刊行会．p.153.

26　作者不明（年代不明）柔術秘学抄．今村嘉雄編者代表（1966）日本武道全集5　柔術・空手・拳法・合気術．人物往来社．

27　作者不明（年代不明）当流大意録．今村嘉雄編者代表（1966）日本武道全集5　柔術・空手・拳法・合気術．人物往来社．

28　「当流元祖磯又右衛門代，野原柳之輔」として田中嘉右衛門にあててある．（当流元祖磯又右衛門代，野原柳之輔（1849）目録．老松信一（1965）楊心流，直之神通流，天神真楊流柔術について，順天堂大学体育学部紀要第8号．順天堂大学体育学部紀要編集委員会．pp.22-29.）

29　東条愿九郎（1829）見観門．今村嘉雄編者代表（1966）日本武道全集5柔術・空手・拳法・合気術．人物往来社．

30　これらの4つは「常楽我浄」といい『大般涅槃経』において「如来常住」「一切衆生悉有仏性」「一闡提成仏」と合わせて基本的な教理として説かれている．（高楠順次郎編（1924）大正新脩大藏經．大正一切経刊行会．）

31　阿字観の成立は密教の主要教典である『大日経』『金剛頂経』などにその典拠があるものの，正式に阿字観について述べられているのは，空海が口述したものを，空海十大弟子である実慧（786?-847）が記録したとされる『阿字観用心口決』が始めである．

32　山本民左衛門（1779）真之神道流上檀巻．今村嘉雄編者代表（1966）日本武道全集5　柔術・空手・拳法・合気術．人物往来社．

33　同上書．

34　作者不明（年代不明）当流大意録．今村嘉雄編者代表（1966）日本武道全集5　柔術・空手・拳法・合気術．人物往来社．

35　磯正足（1841）天神真楊流地之巻．今村嘉雄編者代表（1966）日本武道全集5　柔術・空手・拳法・合気術．人物往来社．

36　磯又右衛門（1841）柔術誓紙．今村嘉雄編者代表（1966）日本武道全集5　柔術・空手・拳法・合気術．人物往来社．

37　丸山三蔵 編（1967）世界柔道史．恒友社．p.1032.

38　講道館柔道の技術については「また，天神真楊流と起倒流との二流を併せ学んだところから，柔術は一流のみでは全きものではない，二流のみならずなおその他の流儀にも及し，各その長を採り，武術の目的を達するのみならず…（略）…この考えをもって，明治十五年五月に，講道館を下谷の北稲荷町永昌寺において創始したのである．」とあり，天神真楊流柔術の技術を継承していることが分かる．（嘉納治五郎（1927）作興 第6巻第3号．講道館（1988）嘉納治五郎体系第10巻　自伝・回顧．本の友社．pp.22-24.）

39 竹内流柔術は1532（天文元）年に竹内中務大輔久盛により創始された柔術の流派である。日本最古の柔術といわれる。（竹内流編纂委員会編（1979）日本柔術の源流竹内流．日貿出版社．p.276.）

40 関口流柔術は関口柔心により創始された。『本朝武藝小傳』には次のようにある。「関口八郎右衛門　源氏柔心者其祖駿河今川家族也，自少年好刀槍及柔術各得其神妙，始居武州江戸，大発名於柔術，寔為精妙，凡学刀槍及柔術，者若干，其末流遍于諸州，始居本多家，後應紀州大納言頼宜卿之召赴和歌山，大猷大君欲見其芸被召江戸，于時大猷大君不例日厚，不能備其技術於台覧，嗚呼惜哉，後改柔心…（略）」とある。（早川純三郎　編（1915）本朝武藝小傳巻十，武術叢書全．国書刊行会．pp.84-85.）

41 小栗流柔術の創始について『日本武芸小伝』によれば次のようにある。「小栗流（刀柔組打）小栗仁右衛門正信．寛文元年八十歳で死す。柳生宗厳の門人。長崎出張のみぎり柳生門の駿河鷺之助と協力して一つの拳法を創案し，これを小栗流和術と称し，刀術を表，和術を裏として元和三年以降門人に教えた。」（綿谷雪（1961）日本武芸小伝．人物往来社．p.435.）

42 竹内流柔術の穴所については「夫拳法之法者希代之神術也，一拳能人ヲ殺而能人ヲ活ス雖レ然其穴所闇キ時ハ鮮成功故　古ヨリ穴所ノ図解等之書乍有之霜星移リ変リ伝之誤リ多シ　愚親探リ此古尋闕タルヲ捕且臓腑之居処ヲ知ラザレバ其拳ノ功踈ナリ…（略）」とあり，人体の急所として攻撃と治療の両面において重要視されていたことが分かる。（竹内流編纂委員会編（1979）日本柔術の源流竹内流．日貿出版社．pp.131-134.）

43 作者不明（年代不明）関口流柔目録．今村嘉雄編者代表（1966）日本武道全集5　柔術・空手・拳法・合気術．人物往来社．

44 作者不明（年代不明）小栗流和三拾三箇条切紙之目録．今村嘉雄編者代表（1966）日本武道全集5　柔術・空手・拳法・合気術．人物往来社．

45 作者不明（年代不明）当流大意録．今村嘉雄編者代表（1966）日本武道全集5　柔術・空手・拳法・合気術．人物往来社．

46 吉田千春，磯又右衛門（1893）天神真楊流柔術極意図解．大川錠吉．pp.19-20.

47 嘉納治五郎ほか著，大熊広明編（1931）柔道教本上巻．三省堂．講道館（1988）柔道実技，嘉納治五郎体系第3巻．本の友社．

48 中山清（1984）柔道整復師の柔道と臨床，武医同術．いなほ書房．pp.161-170.

49 WHO西太平洋地域事務局著，第二次日本経穴委員会監訳（2009）WHO/WPRO標準経穴部位——日本語公式版．医道の日本社．p.8.

50 『大智度論』はインドの龍樹の作，後に秦の鳩摩羅什の訳とされる書で，

『摩訶般若波羅蜜経』（大品般若経）の注釈書である。論の末記には402（弘始4）年夏より始め405（弘始7）年12月訳了せるとある。（龍谷大学編，前田慧雲代表（1922）佛教大辞彙第三巻. 冨山房. p.3192. より抜粋，改変。）

51 　成賢 著，葦原寂照 校（年代不明）薄双紙 丙. 太融寺. pp.30-31.（成賢（1162-1231）藤原成範の子。真言宗。醍醐寺の勝賢に師事し，灌頂をうける。醍醐寺座主，東寺三長者をつとめる。祈雨などの修法に長じた。通称は宰相僧正，遍智院僧正。著作に「遍口鈔」「薄双紙」「結縁灌頂私記」など。）

52 　『天台小止観』とは，中国天台宗の三祖である智顗（538-597）が説き，弟子の慧辨が記録した，止観（坐禅の一種）についての説明書である。

53 　大野栄人，伊藤光壽，武藤明範（2004）天台小止観の譯註研究. 山喜房佛書林. p.372.

54 　『摩訶止観』とは，智顗の著した禅の指南書である。594（開皇14）年，中国荊州（現在の湖北省）玉泉寺で智顗によって講義され，弟子の章安灌頂によってまとめられた。『法華玄義』『法華文句』では天台家の教相（理論）を明らかにするのに対して，同書は観心門（実践）を開設するとある。（龍谷大学編，前田慧雲代表（1922）佛教大辞彙第三巻. 冨山房. pp.4246-4247. より抜粋，改変。）

55 　国訳大蔵経編輯部編（1928）摩訶止観 巻第八之上，国訳大蔵経 ： 昭和新纂. 宗典部第13巻. 東方書院. pp.463-464.

56 　実恵（1673）阿字観用心口決. 国文学研究資料館所蔵。

57 　浄土宗ホームページ. 宗紋・宗歌. http://jodo.or.jp/naruhodo/index11.html より.（参照日2013年10月21日）

58 　空海（出版年不明）三教指帰. 永田調兵衞. p.1.（本史料は1688（貞享5）年刊の後刷である。）

59 　慧立・彦綜，長沢和俊訳（1988）玄奘三蔵大唐大慈恩寺三蔵法師伝. 光風社出版. pp.106-107.

60 　作者不明（1305？）日本図. 神奈川県立金沢文庫保管.

61 　青山宏夫（1992）雁道考──その日本図における意義を中心にして，人文地理第44巻第5号. p.574.

62 　山口佳紀・神野志隆光校訂・訳者（2007）日本の古典を読む① 古事記. 小学館. p.97.

63 　小島憲之・直木孝次郎・西宮一民・蔵中進・毛利正守校訂・訳者（2007）日本の古典を読む② 日本書紀 上. 小学館. p.42.

64 　『星供図』とは，北斗七星に関する事項を星別に整理した関係図である。

天文書は中国の国家占星術天文と予言説として発展した讖緯説が結びついた占星術書が編纂され，秘伝として継承された。それと共に，天変の解決法として，道教の祈禱や呪術が発展していた。日本には，中国から専門技術として陰陽寮の天文博士が管理する国家占星術天文と，仏教と共に伝来した密教占星術宿曜道の２種類の占星術が伝来した。本図は，北斗七星の星座を示す円形に梵字を入れ，道教や密教で呼ぶときの星名を示している。また，対応する仏，陰陽五行，道教の鬼字や呪符など，仏教に限定されない相関関係を示していることが特徴である。（神奈川県立金沢文庫（2012）企画展鎌倉密教．神奈川県立金沢文庫．p.78．より抜粋改変。）

65　東条愿九郎（1829）見観門．今村嘉雄編者代表（1966）日本武道全集5　柔術・空手・拳法・合気術．人物往来社．

66　作者不明（年代不明）当流大意録．今村嘉雄編者代表（1966）日本武道全集5　柔術・空手・拳法・合気術．人物往来社．

67　柔術の起源については，1）明の陳元贇により伝えられたという説，2）足利の中期頃の発生で，戦乱により組討が多くなり技が発達したという説，3）鎌倉時代よりの遺風もあるが時代の空気であったという説がある。（櫻庭武（1984）柔道史孜．第一書房．pp.1-34．）

68　中野孫三郎（1668）新刊吾妻鏡一．出版社不明．p.32．阿部隆一解題（1976）振り假名つき吾妻鏡　寛永版影印．汲古書院．

69　鶴岡八幡宮宮司白井永二（1996）鶴岡八幡宮年表．鶴岡八幡宮社務所．

70　戸田雄介（2007）鎌倉幕府の宿曜師――特に珍誉について，佛教大学大学院紀要第35号．pp.45-59．

71　神奈川県立金沢文庫（2001）密華薗を破るもの，特別展蒙古襲来と鎌倉仏教．神奈川県立金沢文庫．p.45．

72　布字とは図像に描かれた字輪のことである。

73　高楠順次郎　初版発行社代表（1961）金剛薩埵菩提心内作業灌頂悉地品第十一，大正新脩大蔵経第十八巻．大正新脩大蔵経刊行会．pp.266-267．

74　高楠順次郎　初版発行社代表（1961）大毘盧遮那成佛神變加持經卷第五字輪品第十，大正新脩大蔵経第十八巻．大正新脩大蔵経刊行会．pp.30-36．

75　神奈川県立金沢文庫（2012）企画展鎌倉密教．神奈川県立金沢文庫．p.89．

76　元杲（914（延喜14）年-995（長徳元）年），平安時代中期の真言宗の僧。藤原京家の出身で，父は雅楽助藤原農省。房号は真言房。延命院僧都とも称される。（塙保己一（1930）第四輯補任部，群書類従．続群書類従完成会．pp.636-637．および塙保己一（1930）群書類従．続群書類従完成会．pp746-748．）

77 東条愿九郎（1829）見観門．今村嘉雄編者代表（1966）日本武道全集 5 柔術・空手・拳法・合気術．人物往来社．

78 河野清実（1928）国東半島史（上）．東国東郡教育会．pp.107-108.

79 仁聞菩薩と六郷満山との関係については「焼身峯の事．中津尾の巽，馬城峯の下に，一の高き巖の勝地あり．是れ八幡の行く跡なり．法蓮，華金等の四人，御同行と為して，来世の覚者を所望の者の為に，御許山の口基に在る所の油七石五斗七升を執り集め，甕頭に入れ，人聞菩薩の御身に油を塗り，火を付け，三年を度り焼き坐し畢んぬ．今油執峯と号くるは是なり．過去の薬王菩薩は自身の為に身を焼く行を立て，今の人聞菩薩は衆生の為に焼く行を立つるなり」という記述がある．（重松明久（1986）八幡宇佐宮御託宣集．現代思潮社．p.126.）

80 確実な史料としては，平安末期の頃，六條天皇の1168（仁安 3 ）年に成立した『六郷二十八山本寺目録』が初めてである．（河野清実（1928）国東半島史（上）．東国東郡教育会，pp.108-109.）

81 鎌倉時代の「異国調伏」祈禱は，文永・弘安の役では幕府の依頼を受けて関東の祈禱を行っていたとの記録がある．（中野幡能（1966）六郷満山の史的研究――くにさきの仏教文化．藤井書房．pp.143-159.）

82 伊藤常足編（1908-1910）豊後国六郷山諸勤行並諸堂役諸祭等目録，太宰管内志．中巻．日本歴史地理学会．p.216.

83 「三道」については，修行の三段階のことで，見道（初めて真理を悟る），修道（一たび悟った心理に対し，さらに数々修行をする），無学道（見修二道を究め尽くし，学ぶことが何もないこと）という意味もあるので，これを指しているとも考えられる．（大分県総務部総務課（1982）大分県史中世篇 I ．大分県．p.475.）

84 鎌倉末期における，外交問題が解決すると，国内では徳政，惣領制の問題を中心に社会不安が高まってくる．そうした末世的社会不安をいかにして打開しようとした武士の苦悶の結果が，法華経の理念に帰そうとする精神的な復興運動を起こした．（中野幡能（1966）六郷満山の史的研究――くにさきの仏教文化．藤井書房．p.225.）

85 大分県史料刊行会編（1952）六郷山本中末寺次第幷四至等注文案，大分県史料第一部 3 ．大分県教育研究所．pp.204-205.

86 高浦照明（1978）大分の医療史．大分合同新聞社．pp.42-81.

87 富士川游（1941）日本医学史決定版．日新書院．pp.192-193.

88 李東垣の病理の説は次のように説明される．「脾ハ陰土ナリ，至陰ノ気ハ精ヲ主トシテ動ゼズ，胃ハ陽土ナリ，動ヲ主トシテ息マズ，陽気地下ニアリテ乃チ能ク万物ヲ生化ス．故ニ五運上ニアリ，六気下ニアリ，脾ハ胃ノ

稟ヲ受ケテ乃チ能ク五穀ヲ薫蒸シ腐熟スルモノナリ。胃ハ十二経ノ源ニシテ水穀ノ海ナリ平ナルトキハ則チ万化安ク，病ムルトキハ則チ万化危シ，五臓ノ気ハ上，九竅ニ通ジ，五臓ノ稟ハ気ヲ六腑ニ受ケ，六腑ハ気ヲ胃ニ受ク，故ニ胃既ニ病ヲ受クレバ六腑ノ気絶チ，六腑ノ気絶ユレバ皮膚・血脈筋骨ヲ滋養スルコト能ハズ。故ニ胃虚スレバ則チ全身倶ニ病ムナリ」つまり，脾と胃を滋補し，元気を昇上させることをもって治病の要訣としている。(富士川游(1941)日本医学史決定版．日新書院. pp.186-187.)

89 朱丹渓の病理の説は，「『陽常有ㇾ余，陰常不ㇾ足，気常有ㇾ余，気常有ㇾ余，血常不ㇾ足』『陽易ㇾ動ク，陰易ㇾ虧，獨重二滋陰降火一』ト説キ，和平ノ剤ヲ用ヒテ補益スルヲ主トナシ，燥熱ノ剤ヲ用フルヲ非トシ『集二前人既効之方一，応二今人無限之病一，何異二刻ㇾ求ㇾ剣，按ㇾ図索ㇾ驥』ト言ヒ，張仲景ガ説ノ外傷ニ詳ナルト，李東垣ガ説ノ内傷ニ詳ナルトヲ併セテ治方ノ要訣ヲ示シ，局方発揮ヲ著シテ痛ク局方ノ学ヲ排斥セシヨリ，医学ハ遂ニ一変スルニイタレリ」とある。(富士川游(1941)日本医学史決定版．日新書院. p.187.)

90 田代三喜(1465-1537)については次のように伝えられる。「名ハ導道，字ハ祖範，範翁・廻翁・支山人・意足軒・江春庵，日玄・善道等ノ号アリ。初メ寿永・文治ノ頃，伊豆ノ人ニ田代信綱ナルモノアリ，八島ノ役ニ源氏ノ軍ニ従ヒテ功アリ，ソノ後子孫相襲ギテ医ヲ業トシ，関東ノ武士病ニアルモノヲ治ス，ソノ八世ノ孫ヲ兼綱ト曰フ，武蔵ノ川越(又ハ越生トモ言フ)ニ移リ居ル。三喜ハソノ子ナリ，後土御門天皇，寛正六年四月八日ヲ以テソノ地ニ生マル，年十五ニシテ方伎ニ志アリ，当時ノ医タリシモノ皆緇徒タリシヲ以テ妙心寺派ニ入リ，浮屠トナル，長享元年商舶ニ乗テ明ニ入リ，留マルコト十二年，李東垣・朱丹渓ノ術ヲ学ビ，又會テ月湖ノ門ニ遊ブ。明応七年三喜年三十四歳，医家ノ方書ヲ携ヘテ本朝ニ帰リ，初メ鎌倉ノ江春庵ニ居リ，後下野ノ足利ニ移ル。是時ニ方リ，足利成氏，関東ノ管領ヲ以テ下総ノ古河ニ在リ，古河公方ト称ス。三喜ノ名高キヲ聞キ，是ヲ招請ス，因リテ遂ニ古河ニ移ル，時ニ永正六年ナリ。コレヨリシテ三喜ノ名聞ハ益々四方ニ宣揚シ，時ノ人古河ノ三喜ト呼ブニ至ル，ソノ業ノ盛ンニ，ソノ術ノ精シカリシコト想フベシ。三喜，古河ニ移リテ幾モアラズ，髪ヲ蓄ヘ，某氏ノ女ヲ娶レリ。居ルコト数年ニシテ武蔵ニ帰リ，後，総・毛・武ノ間ニ往来シテ医治ヲ施シ，済生ノ功極メテ多シ，天文六年二月十九日，病ヲ以テ没ス」(富士川游(1941)日本医学史決定版．日新書院. pp.147-148.)

91 曲直瀬道三(1507-1594)は次のように伝えられる。「…二十二歳ニシテ遠遊学ヲ修ムルノ志アリ。肥後人西友鷗ト共ニ東行シ，下野ノ足利ニ至リ，

ソノ学校ニ入リ，正文伯ニ師事シテ経史諸子ノ書ヲ渉獵ス。時ニ田代三喜
導道錬士ト称シ，初メテ李・朱ノ医法ヲ関東ニ唱ヘ，武・毛ノ間ニ往来シ
テ治ヲ施シ時ニ名アリ。来テコノ地ニ在リ，享禄四年十一月道三初メテ之
ニ柳津ニ會シ，ソノ説ヲ与聞キシ講究十余年，ソノ秘訣ヲ窺ヒ，ソノ蘊奥
ヲ明ラカニシ，遂ニ辞シテ西ノ方京都ニ帰レリ。…（略）…道三又学舎
（啓廸院）ヲ洛下ニ立テ徒ヲ集メテ経ヲ講シ，後進ヲ誘掖スルヲ以テ己ガ任
トナス。ソノ名益ハ顕ハレ一時知ラザルモノナシ。道三，洛下ニ在リテ医
治ヲ以テ門ヲ張ルコト二十余年，嘗テ吾朝従来察証辞治ノ全書少キヲ憂ヒ，
ソノ親験実施スル所ニ基キ，古来ノ医書ヲ渉獵シテ，ソノ精粋ヲ抜キ，収
集シテ編ヲナシ，天正二年ニ至リ初メテ脱稿シ，凡テ八巻ヲナシ啓廸集ト
云フ」とある。（富士川游（1941）日本医学史決定版．日新書院. pp.
188-189.）

92　道三流の主義主張として「広く内経を閲し，普く本草を窺ふ。診切は王
氏『脈経』を主とし，処方は張仲景を宗とす。用薬は東垣を専らとし，な
お潔古に従ふ。諸症を治弁するには丹渓を師とするも尚ほ天民に従ふ。外
感は仲景に則り，内傷は東垣に法とり，熱病は河間に則り，雑病は丹法に
法とる」とある。（曲直瀬玄朔（1649）医学指南篇一．出版社不明. pp.1-2.
（大塚敬節ほか編（1980）近世漢方医学書集成6．名著出版.）

93　例えば後世派別派の饗庭東庵，岡本一抱などである。（富士川游著，小川
鼎三校注（1974）日本医学史要綱1．平凡社. p.135.）

94　岡本一抱の主張は「医たらんとするものは上，天文を知り，下，地理を
知り，中，人事を知るべし。この三つのものとも明らかにして，しかして
後，以て人の疾病を語るべし」とある。（富士川游著，小川鼎三校注
（1974）日本医学史要綱1．平凡社. p.136.）

95　富士川游（1941）日本医学史決定版．日新書院. pp.292-293.

96　小川によれば，古方派は「儒学における復古派と並行していた」とある。
（小川鼎三（1964）医学の歴史．中公新書. p.103.）

97　花輪によれば，「仁斎学が「生命論」である以上，刀圭と深くかかわるの
は必然の経緯であろう。」とある。（花輪壽彦（1984）名古屋玄医について，
近世漢方医学書集成102　名古屋玄医（一）．名著出版. pp.46-57.）

98　伊藤仁斎（1705）語孟字義上．出版社不明. p.3.

99　伊藤仁斎（1904）童子問　巻之中．伊藤重光. p.38.

100　傅維康著，川井正久編訳（1997）中国医学の歴史，東洋学術出版社. p.
90.

101　啓玄子王氷撰（762）陰陽応象大論篇，重廣補注黄帝内経素問　巻二．出
版社不明. p.1. 出版科学総合研究所（1978）鍼灸医学典籍大系 第二巻.

出版科学総合研究所.

102 啓玄子王氷撰（762）宝命全形論篇，重廣補注黄帝内経素問 巻八. 出版社不明. p.3. 出版科学総合研究所（1978）鍼灸医学典籍大系 第二巻. 出版科学総合研究所.

103 博維康著，川井正久編訳（1997）中国医学の歴史. 東洋学術出版社. p.96.

104 史崧音釈（1155）本蔵篇，黄帝内経霊枢 巻十四. 出版社不明. p.4. 出版科学総合研究所（1978）鍼灸医学典籍大系 第五巻. 出版科学総合研究所.

105 長谷川哲郎（1970）楊心流家系と「当て身，生かし」の理論及び医術について──楊心流研究（其の四），大分縣地方史（57）. 大分県地方史研究会. pp.20-36.

106 啓玄子王氷撰（762）重廣補注黄帝内経素問 巻三. 出版社不明. 出版科学総合研究所（1978）鍼灸医学典籍大系 第二巻. 出版科学総合研究所.

107 滑寿（1361）難経本義. 出版社不明. 出版科学総合研究所（1978）鍼灸医学典籍大系 第十巻. 出版科学総合研究所.

108 本郷正豊（1749）鍼灸重宝記綱目全.

109 張介賓（年代不明）類経図翼. 出版社不明. 岡了允旧蔵.

110 啓玄子王氷撰（762）重廣補注黄帝内経素問 巻三. 出版社不明. pp.9-10. 出版科学総合研究所（1978）鍼灸医学典籍大系 第二巻. 出版科学総合研究所.

111 滑寿（1361）難経本義 巻之下. 出版社不明. p.2. 出版科学総合研究所（1978）鍼灸医学典籍大系 第十巻. 出版科学総合研究所.

112 啓玄子王氷撰（762）重廣補注黄帝内経素問 巻二. 出版社不明. p.10. 出版科学総合研究所（1978）鍼灸医学典籍大系 第二巻. 出版科学総合研究所.

113 啓玄子王氷撰（762）重廣補注黄帝内経素問 巻十三. 出版社不明. p.1. 出版科学総合研究所（1978）鍼灸医学典籍大系 第三巻. 出版科学総合研究所.

114 啓玄子王氷撰（762）重廣補注黄帝内経素問 巻三. 出版社不明. pp.117-119. 出版科学総合研究所（1978）鍼灸医学典籍大系 第二巻. 出版科学総合研究所.

115 本郷正豊（1749）鍼灸重宝記綱目全. 出版社不明. pp.8-9. 長友千代治編（2007）重宝記資料集成 第二十五巻 医方・薬方3. 臨川書店.

116 張介賓（年代不明）類経図翼. 出版社不明. p.35.

117 日本柔道整復師会（1978）日整六十年史. 日本柔道整復師会. pp.40-49.

118 名倉弓雄（1974）江戸の骨つぎ. 毎日新聞社. pp.164-165.

119 富士川游（1941）日本医学史決定版．日新書院．pp.568-569.

120 濱田市文化財保存会，島根縣濱田市殿町濱田市立圖書館編（1956）濱田藩医二宮彦可：正骨範著者．濱田市立圖書館．

121 マイヤー・シュタイネック，ズートホフ共著，小川鼎三監訳（1982）図説医学史．朝倉書店．pp.213-214.

122 森岡恭彦編著（1989）近代外科の父・パレ──日本の外科のルーツを探る．NHKブックス．p.154.

123 アンブロアズ・パレ（1510-1590）。Ambroise Paré。当時ノ外科ハ，前世紀ノ大外科医アンブロアズ・パレーヲ宗師トシ，和蘭人ガ我ガ邦ニ伝エタルモノモマタパレーノ外科ナリシガ如シ。現ニ栖林流外科ノ祖タル栖林鎮山ガ元禄年間ニ和蘭人ヨリ得タルモノハ西暦千六百四十九年（慶安二年）和蘭訳ノパレー外科書ニシテ，又西流外科ノ方術ヲ伝フル金瘡跌撲療治ノ挿図ヲ見ルニ，パレー外科書ノ和蘭訳ニ於ケルモノニ異ナラズ。ソノ他，和蘭流外科ヲ伝ウルノ書，少ナカラズソ雖モ大都ソノ軌ヲ同フスルヲ見レバ，我ガ和蘭流外科ハ主ニアンブロアズ・パレーノ所説ヲ範トセルモノナリト言フモ，大誤謬ニハアラザルベシ。（富士川游（1941）日本医学史決定版．日新書院．pp.310-311.）

124 栖林鎮山（1648-1711）。名は時敏，通称新吾兵衛，鎮山と号した。富士川によれば，「長崎江戸町ニ生マル。幼ニシテ頴敏，和蘭人ニ就キテソノ文字ヲ学ビ，善ク蕃語ニ通ズ。寛文五年，年甫メテ十八，挙ゲラレテ小通詞トナル。…（略）…貞享二年六月大通詞ニ挙ゲラル。鎮山，人トナリ温順多能，常ニ医ニ志アリ。カツテ一書ヲ蘭人ニ得，題シテ『外科技術書』トイウ。仏国ノ外科アムプロア・パレーガ著述セルモノヲドルデレフトノ医カロレムバッテムガ和蘭語ニ翻訳セルモノニシテ，彼ノ邦一千六百四十九年ノ刊行ニ係ル。鎮山大イニコレヲ珍重シ，講読数年，スデニ得ルトコロアリ，コレヲ抜萃シテ『外科宗伝』ヲ著ス。元禄元年，蘭医ホッフマン（リートベロフトモ云ウ）ノ来朝スルニ遇イ，就キテ疑義ヲ質シ，ソノ術大イニ熟ス。同五年八月，年五十一ニシテ通詞ノ業ヲ嫡子栄理ニ譲リ，剃髪シテ名ヲ栄休ト改メ，外科ヲ以テ業トナス。諸国ノ士，千里笈ヲ負イテ来タリ学ブモノ数百人，鎮山ノ業日ニ月ニ盛ンナリ。栖林流ノ外科ココニ興ル」とある。（富士川游（1941）日本医学史決定版．日新書院．pp.304-305.）

125 西玄哲，名ハ規弘，延享四年，召サレテ幕府医官トナリ，俸二百苞ヲ賜フ，後奥外科ニ転ジ，宝暦十年二月，八十ニシテ没ス。玄哲著ハ金瘡跌撲療治之書アリ，大都アンブロア・パーレノ外科書ニ據リ，身體各部ノ創傷・骨折・脱臼，等ノ手術方法ヲ挙ゲ，幾多ノ図ヲ挿ミ，穿顱術，缺唇手

術等ヲモ示シ，和蘭流外科ノ戴籍トシテハ最モ精詳ナルモノナリ。（富士川游（1941）日本医学史決定版．日新書院．p.413.）

126　吉雄耕牛（1724-1800）については次のように伝えられる。「名ハ永章，俗称幸左衛門，後名ヲ幸作ト改ム。長崎ノ譯司タリ。プレンキノ外科書ヲ読ミテ，外科ノ技ニ詳シク，又西医就テ疑ヲ質シ，大イニ得ルトコロアリ，ソノ名当時ニ高シ。門下ノ籍ニアルモノ六百余人ニ及ブ。前野蘭化ノ長崎ニ赴キテ蘭語ヲ学バントスルヤ，先ヅ耕牛ノ門ニ入レリ。明和ノ初年阿蘭陀貢使ニ陪シテ江戸ニ至ルヤ，杉田玄白亦之ニ従テ外科ノ術ヲ学ブ。蓋シ従来和蘭流外科ヲ以テ家ヲ成スモノ，長崎通詞中ニ多シト雖モ，彼ノ邦ノ書ヲ読ミ，ソノ方法ヲ直チニ蘭医ニ質シ，ソノ術ヲ研究セシモノハ耕牛ニ始マルト言フ。前野・杉田諸氏ノ解体新書翻訳ノ偉業ニモ耕牛ノ力，與カリテ功アリシナリ。晩年通ジノ職ヲ辞シ，薙髪シテ耕牛ト号ス，寛政十二年病ニテ没ス，年七十七」（富士川游（1941）日本医学史決定版．日新書院．pp.412-413.）

127　華岡青洲（1760-1835）は次のように伝えられる。「名は震，字は伯行，通称随賢，青洲はその号なり。本と和田氏，高祖某河内国華岡に居る，由て以て氏とす。六世の祖伝之亟，畠山高政に事へ，高政亡びしとき紀州に移り，那賀郡に居り，祖父雲仙に至りて始めて医を業とす。…（略）…幼にして穎敏，父祖の業を嗣ぎて医術を研精せんとし，京都に出でて桃谷華洲・山田静斉等と交はり，吉益南涯に従ひて気血水医学を講じ，大和見水に従て外科を修め，その他諸家の説を参酌し，刻苦多年，既に得るところありて，去て紀州に帰り，内外合一・活物究理の説を唱へ，古今漢・蘭に折衷して…（略）…新を求むるも，縄尺の守るべきを失はず。…（略）…世人推して元和後の一人となし，病客踵を接してその門に集まり，四方の医生亦多く来りて教えを乞い，着籍のもの千有余人に至る。文化十年紀州侯に辟されてその医員となり，後侍医準じ後並びに特旨その邑に居ることを許さる。天保六年十月病を得て没す，年七十六」（富士川游（1941）日本医学史決定版．日新書院．p.442.）

128　正骨の手法に及んで耕牛いわく，西洋は正骨の法有といえども，独り巧みに機を用いふるのみにて，手法は則ち之を不講に付す（二宮彦可（1808）正骨範．千釣鐘房．p.9.）

129　作者不明（年代不明）華岡先生整骨法図説．蒲原宏監修，上西雅男編集（1983）華岡先生整骨法図説，整骨・整形外科典籍体系５．オリエント出版社．

130　各務文献（1807）凡例，整骨新書．三鼎堂．p.1.

131　同上書．pp.1-2.

132 各務文献（1807）機械篇第十五，整骨新書．三鼎堂．p.1.

133 「此は以前，高木英雄君に教授を受け，吉田千春先生に学び入り，田子信重先生にも学び，榊原大先生の聞き書き等を，今，我，是れを折衷して其の方を考え」とある．（井ノ口松之助（1890）兵法要務武道図解秘訣．青木恒三郎．p.152.）

134 井ノ口松之助（1887）兵法要務柔術剣棒図解秘訣．青木恒三郎．後書き．

135 吉田千春，磯又右衛門（1893）天神真楊流柔術極意教授図解．聚栄堂．

136 井ノ口松之助（1896）死活自在接骨療法柔術生理書．日本佛教新聞社．p.12.

137 大澤謙二（1884）柔術死活之弁，東京大学編纂　学芸志林第十五巻　第八十七冊．pp.370-385.

138 井ノ口松之助（1896）死活自在接骨療法柔術生理書．日本佛教新聞社．pp.137-139.

139 東京都柔道接骨師会訳，大村敏郎監訳（1984）アンブロアズ・パレ　骨折篇・脱臼篇．東京都柔道接骨師会．pp.23-25.

140 井ノ口松之助（1896）死活自在接骨療法柔術生理書．日本佛教新聞社．pp139-141.

141 東京都柔道接骨師会訳，大村敏郎監訳（1984）アンブロアズ・パレ　骨折篇・脱臼篇．東京都柔道接骨師会．pp.21-22.

142 井ノ口松之助（1896）死活自在接骨療法柔術生理書．日本佛教新聞社．pp124-127.

143 東京都柔道接骨師会訳，大村敏郎監訳（1984）アンブロアズ・パレ　骨折篇・脱臼篇．東京都柔道接骨師会．pp.113-115.

144 井ノ口松之助（1896）死活自在接骨療法柔術生理書．日本佛教新聞社．pp.132-134.

145 東京都柔道接骨師会訳，大村敏郎監訳（1984）アンブロアズ・パレ　骨折篇・脱臼篇．東京都柔道接骨師会．pp.147-148.

146 井ノ口松之助（1896）死活自在接骨療法柔術生理書．日本佛教新聞社．pp.134-136.

147 東京都柔道接骨師会訳，大村敏郎監訳（1984）アンブロアズ・パレ　骨折篇・脱臼篇．東京都柔道接骨師会．pp.153-154.

148 井ノ口松之助（1896）死活自在接骨療法柔術生理書．日本佛教新聞社．pp.45-47

第2章

接骨から柔道整復へ

柔道整復師の法制化

明治期の国家医療体制の構築と
伝統的医療行為の規制

1 医制と衛生行政

　明治新政府の医療政策は，戊辰戦争での鳥羽・伏見の軍事衝突において銃
創による負傷兵が多数出たことから開始される。医官として来日していたイ
ギリス人医師ウィリアム・ウィリスは，この幕末および維新期の戦闘で傷病
者の治療にあたり，過酸化マンガンによる傷口の消毒，クロロホルムによる
全身麻酔下での切開縫合や四肢切断により負傷兵の治療実績をあげた。この
治療とその効果を目の当たりにした蘭方医らの働きかけにより，1868（明治
元）年3月，政府は西洋医術を採用することを決定した。[1]

　1872（明治5）年2月には文部省に医務課が設置され，翌年3月には同課
は医務局に昇格した。二代目医務局長の長与専斎は，日本の衛生制度の確立
のためには伝染病予防行政と医事制度の整備が最重要課題であると考え，医
制制定の準備を進めた。そして1874（明治7）年8月，太政官指令に基づき
文部省より東京，京都，大阪の三府に医制七十六カ条が布達された。[2]

2 接骨の規制

　この頃の接骨家（無免許にて接骨院を開業していた者）と接骨業の実態はど
のようなものであったのだろうか。明治初期，接骨業を営んでいた者の多く

は柔術家であった。道場経営のみでは生活ができない柔術家の中には接骨を副業とする者が少なくなかった[3]。接骨業は法的には認知されていなかったものの，名倉家（江戸時代から続く接骨の名門家[4]）が両国薬研堀で開業していた接骨院は「門前は市を成すという繁昌[5]」ぶりであり，1897（明治30）年頃，名倉謙蔵（名倉一門）による千住の接骨院での1日の来院数は300〜400名[6]にのぼったという。また日本橋牡蠣町に揚武館道場（天神真楊流）を開設していた竹岡宇三郎は，「千住の名倉接骨院と肩を並べて隆盛[7]」と評されている。明治期の接骨家は既得権により開業していた者が各県で1〜2名程度のみとほとんど独占的立場にあったため，どの接骨院も繁昌していたことが推定される。明治中頃では東京府下には天神真楊流の道場が22箇所存在した[8]。同流は接骨術によって道場の経営が可能であり，それは道場経営の重要な生活基盤となっていた。明治初期から中期にかけて接骨院の開業には法的規制が完全には浸透していなかった。このため東京府下では実際に許可を得て開業していた者より多くの者が開業していた。つまり無資格での開業者の存在である。

　これに対して国家は，明治時代を通じて徐々に接骨という伝統的医療行為を規制し，一方で接骨の医制への組み込みを行った。まず医制によって鍼灸の施術は医師の監督下で行うことと規定された[9]。また，1883（明治16）年には，医制制定の一環として「医師免許規則」および「医術開業試験規則」が公布され，長い伝統を持った漢方でさえも法制度上の正統な医学としての立場を失った。これによって医師の資格を得た者が漢方の診療をなすことはできたが，漢方のみを学んでも医師となることはできなくなった[10]。接骨もこれに準じ，接骨家でも医術開業試験規則に従って試験に合格し，「整骨科医術開業免状」が下附された者に限り営業が許されるようになった。1885（明治18）年に内務省は「入歯歯抜口中療治接骨営業者取締方」（明治十八年三月二十三日内達甲七[11]），すなわち歯科と接骨の取締り規則を各府県に通達する。そこには医術開業試験に合格した者でなければ接骨業の新規開業を認めないこと，また，接骨術の既開業者については各地方庁において取締規則を定めて許可証である鑑札を附与して相当の取締りをすべきことなど接骨業への規制

に関することも記されていた。この時，附与された鑑札を「従来接骨術」といった。これは一代限りの接骨の開業を認める免許証である。

　このような国家の伝統的医療行為に対する規制・管理はその後さらに強化される。1906（明治39）年には医師法，歯科医師法が施行されたものの，取締体制が整っておらず，偽医師や偽歯科医師などが横行していたことが大きな要因であった。こうした状況を受けて1911（明治44）年には「按摩術営業取締規則」（内務省令第十号）が発令された。これによって按摩術における身分と業務が法的に認知された。この頃から接骨業に対する取締りが厳しくなり，各地で医師法違反による接骨の検挙が実施された。

　1912（大正元）年の従来接骨免許保持者は，東京府統計によると東京府全体で21名（内，東京市では15名）のみであった。[12]有資格者が廃業または死亡すればその開業施設はそれで終わりとなる。このような状況で，僅かに生存する有資格者から出張所の名義を借りて開業する無資格接骨家が多数出現した。一人の有資格者が10箇所からの出張届けを提出していた例も見られた。この状態を粛正するべく1912（大正元）年７月に東京市内全域で一斉検挙が実施され，多くの無資格の接骨家が逮捕されるに至った。[13]こうした国家医療体制側の規制行動は，接骨業を営む天神真楊流柔術家たちに危機感を持たせた。彼らは自らの生活手段を確保するために，接骨業を法的に公認させて接骨家としての身分を確立するための政治活動を展開するのである。柔術家は柔術指導だけによって生計を営むことは難しく，接骨業によって自分たちの道場経営を維持することを期待したのであった。

第2節

接骨復活への過程

1 萩原七郎について

　この政治活動に尽力した人物は，天神真楊流と講道館柔道を修行した萩原七郎であった（写真2‐1）。以下では，『埼玉県接骨師会会史』[14]および萩原七郎のご子息である萩原利光氏への聞き取りを元に，萩原の経歴をまとめた。

　1880（明治13）年12月2日，栃木県芳賀郡七井村大字七井農（現，芳賀郡益子町），文吾の六男として生まれた（図2‐1）。1896（明治29）年3月中学程度補習科全科を卒業。その後上京し，浅草向柳原の戸沢徳三郎につき，1902（明治35）年5月まで天神真楊流柔術を修行し，免許を伝授された。萩原の兄，廣治，安治，末松はすでに柔術と接骨を習得し[15]，1892（明治25）年には三男の廣治が下谷区西町3番地（台東区東上野）の旧福岡柳川藩伯爵立花邸内に真道館道場を開設していた。その後，兄たちが亡くなったため，1902（明治35）年に，萩原は兄を継いで3代目の真道館の道場長となった。同年8月，講道館に入門。1904（明治37）年4月埼玉県粕壁中学校（現，埼玉県立春日部高等学校）嘱託教師，府立第一中学校（現，東京都立日比谷高等学校），府立第三中学校（現，東京都立両国高等学校）嘱託教師，府立園芸学校（現，東京都立園芸高等学校）嘱託教師となる。1906（明治39）年10月，阿部伯爵邸内誠文舎の大学生を指導した（1918（大正7）年7月まで）。茨城県満蒙開拓義勇軍の内原訓練所柔道教官（年代不明）を行う。1913（大正2）

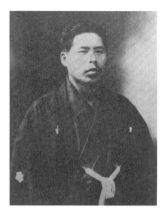

写真2-1　萩原七郎

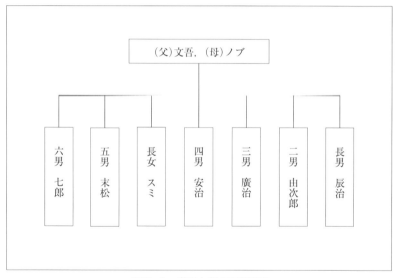

図2-1　萩原七郎の兄弟関係

年，柔道接骨術公認期成会運動を開始する。1918（大正7）年，講道館四段となる（写真2-2）。同年7月，北海道札幌市講道館分場長，指南役心得となる（写真2-3）。北海道は1922（大正11）年11月まで在住した。1920（大正9）年4月，北海道庁警察部柔道嘱託教師，同年10月北海道岩見沢農林学校

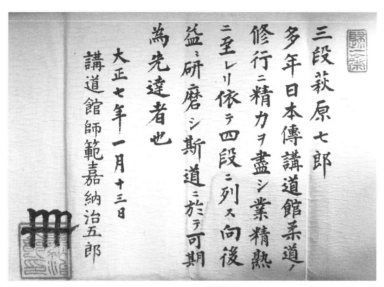

写真 2-2 萩原七郎四段証

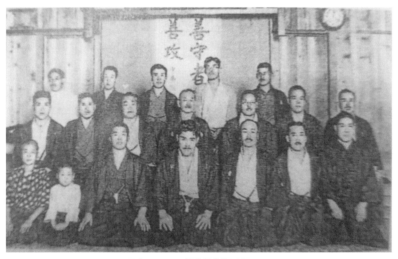

写真 2-3 講道館札幌分場にて
（中段左から 2 人目萩原七郎，中段左から 4 人目嘉納治五郎）

教師となる。1922（大正11）年6月，東京都柔道整復師会の会長に就任する。1923（大正12）年7月，嘉納治五郎に随行して北海道から樺太に行っていたが，関東大震災により急遽東京に戻り，柔道整復師会の再建にあたる。1967（昭和42）年2月26日死去。菩提寺は祖母井町（現，栃木県芳賀郡芳賀町）の高宗寺である。

2 柔道接骨術公認期成会の活動

　1885（明治18）年以降，接骨師（従来接骨術免許を附与されて開業していた者）と同時に禁止となっていた入歯師，口中治療師，鍼灸・按摩師はすでに法的公認を得るなど医療制度の中に位置づけを得ていた[16]。しかし，接骨は医療制度に乗り遅れるかたちとなっており，萩原は接骨の公認に向けて動き始めた。萩原自身，接骨院を無許可で開業しており「明治43年の5月頃に40円の罰金を取られた[17]」ことがあったという。他に接骨院を開業していた八木寅治郎，井上縫太郎も罰金を取られたという記録がある[18]。

　萩原はまず講道館関係者との面識を持つ衆議院議員・日向輝武[19]に面会し，接骨の営業権復活のための方策を相談した。日向は接骨の営業権復活について帝国議会へ請願することを萩原に勧めた。日向の紹介で，萩原は衆議院議員・横堀三子[20]に面会し趣旨を説明した。横堀はこれに賛意を示し，1883（明治16）年に太政官布告により交付された医師免許規則による接骨の新規開業の禁止令の顛末[21]についての調査を提案した。その調査の結果分かったことは，鍼灸術，按摩術，口中入歯術，接骨術等はいずれも人体を取り扱い，生命に関わるものであることから，医学の素養がない者に任せることは危険であることを理由として医師免許規則が成立したことを受け，1885（明治18）年「入歯歯抜口中療治接骨等営業者取締方」が布告され，口中入歯術，接骨術等が規制された[22]，ということであった。その後，口中療治に関わる者達は歯科医師血脇守之助（後の日本歯科医師会会長）を中心に全国組織「日本歯科医会」を結成，1906年（明治39年）3月に歯科医師法が貴族院で可決成立し，歯科医師の身分が確立された。接骨はこの時に何の反応も示さなかったため，

規制され続けたのである。萩原は接骨も歯科と同様に全国的な組織を結成することで，政治的運動母体として初めて発言権が出てくる可能性があることが分かった。

　これによって課題を明確にした萩原は，まず，接骨を担っていた柔術家に対して政治活動への参加を呼びかけるとともに，活動組織として「柔道接骨術公認期成会[23]」の設立を計画した。ところが，接骨を担っていた明治期の柔術家はむしろ政治的活動を嫌っており，萩原の政治的活動に対する評価も良好ではなかった。接骨界には医師に転向した者も少なからずいたため，医師転向の道を選ばなかった者たちだけで政治活動をするような状況にあった。この時，政治活動を担う者の多くが天神真楊流柔術の門弟であった。彼らは接骨業を生活基盤としていた一方で医制に対しても西洋医学を嫌い，冷ややかな反応を示していた。柔術家としての精神性（柔術家が所属する流派の技術は門外不出とする精神）を持つ彼らは各自が道場を持つ一国一城の主であるという意識を持って互いに牽制し合っており，直接の師弟関係がない者，同門ではない者と連携して活動することなどは考えられないという背景があった。そのような状況の中に，当時33歳という比較的若い年齢の萩原が接骨界を代表して政治活動を主導することは，萩原に対して反発の要因となった。本来ならもっと高齢の従来接骨業を営む者が主導して政治活動を行うことが，接骨家達にとって望ましい形であった。しかし，生き残りのためには帝国議会請願以外に方法がないことを理解した宮本半蔵，井上縫太郎などの柔術家の一部の賛同者は，萩原と共に活動を続けた。

　こうして1913（大正2）年1月，帝国議会請願の草案が完成する。萩原と行動を共にした長谷五郎[24]，および萩原らの活動を知る小西康裕[25]の記録によると，草案完成の後，運動開始の段階になり，講道館を中心に接骨業を営む者全体を結集させようとした萩原の意見と，天神真楊流柔術の師範または「天神真楊流目録に該当」する者に限定して接骨を認めるべきであるとする柔術家[26]，医師・高木三五郎[27]の意見とが対立した。このため運動の勢力は二分された。高木は，第三十五回帝国議会衆議院請願委員第二分科会では萩原とは別件として議会に請願しており，その対立は1925（大正14）年まで続くことに

なる。[28]

3 接骨に対する講道館の影響

　萩原は接骨術の法制化のためには柔道の町道場の強い結束と団結が必要と考え，自分の師匠である嘉納治五郎に協力を求めたものと考えられる。萩原は当時講道館三段であり講道館の門弟とも面識があった。しかし嘉納との交渉の決め手は，井上敬太郎の娘婿・井上縫太郎の助力であったと考えられる。というのも嘉納は1879（明治12）年から磯正智について天神真楊流柔術を学んでいた。この時井上縫太郎の義父・敬太郎は，磯正智の道場で代稽古を務めていたことがあり，嘉納とは一種の師弟関係があった可能性が高いからである。[29]

　嘉納の協力によって，東京の町道場を統括する団体，大日本士道会が1913（大正２）年４月に設立された。大日本士道会の初代会長には嘉納の推挙で嘉納の高弟・山下義韶[30]が就き，井上縫太郎が副会長となった。[31]一方，萩原は単独で柔道接骨術公認期成会に関するパンフレットを同志同業者に配り，同時に自宅や井上宅で会議を重ねた。その結果，天神真楊流柔術の八谷護，五代目磯又右衛門を含む二十名[32]の同意を得て，柔道接骨術公認期成会が設立された。会長には従来接骨術の竹岡宇三郎，副会長には従来接骨術の市川歓が就任し，萩原は常任委員として実働することとなった。[33]竹岡も市川も従来接骨術の施術家として接骨業を行っていた。彼らの経歴は萩原が接骨を組織化するための年齢的な不利を補った。同期成会は同年７月15日の創立総会を機にさらなる運動を開始することになる。

　前述の通り，運動の中心は講道館を足場にした萩原と，天神真楊流を足場にした高木とに二分された。この経緯と意味について整理しておこう。「柔道接骨術公認期成運動回顧録」には「第一回目の会議を開き，更に三月五日午後六時から第二回目の会議を宮本半蔵氏宅で開催し，かくの如く会議を重ねること数回に及ぶも，同志の内に反対するものがあり，遂に意見の一致を見ずして決起するの運びに到らず，万策きわまって，ここに不肖七郎単独に

て，公認に関するパンフレットを全国の同志に配布し，不肖宅に於いて数回の会議を重ねた結果，漸く二十数名の賛成者を得…（以下略[34]）」という萩原の回顧談がある。

　ここから萩原は天神真楊流においてさほど強力な指導力がなかったことが分かる。そのため萩原は嘉納に協力を要請し，活動の賛同者を集めようとした。その代り萩原は接骨を許可する前提条件として「柔道ノ教授ヲ為ス者」としたのである。つまり萩原は当初は天神真楊流を中心として接骨の公認運動を行おうとしたが，思ったより賛同者が集まらなかったため嘉納に協力を要請した。その代り，町道場の取り纏め（大日本士道会の結成），接骨資格の前提条件の設定，議会請願の代表を山下にするなど，主導権は講道館が握ることになったのである。萩原は天神真楊流の門人であったと同時に講道館の柔道家でもあったので接骨を合法的に営むことができればよしとして，講道館が指導的立場で関わることに同意したと考えられる。

　このような萩原の動きに対して，高木は天神真楊流および医師の立場から，萩原を通じて公認期成会が講道館に主導権を握られるのを避けるために自ら請願運動を始めたと考えられる。1914（大正３）年に高木は「柔術接骨術認許に関する請願書[35]」を作成した。この請願書によれば「天神真楊流柔術師範若しくは同流目録に相当」する者に限り接骨術の営業を許可してもらいたいとある。その理由として高木は「天神真楊流は苦心研究するもの多年，遂に接骨術を大成するに至り」とし，接骨は天神真楊流が古来より行ってきた治療法であると述べている。同年12月，第三十五回帝国議会衆議院請願委員第二分科会「柔術接骨術認許ノ件（文書表第一三八号）」によれば「柔道を医者のような者にみられては困る…（略）…講道館三段としても果たしてこの接骨ができるかどうか」と講道館の柔道家には接骨を行う技術が備わっていないことを示唆し，萩原らの請願に対し牽制の態度を示している。高木としては接骨の資格保持者を天神真楊流柔術に限定すれば，同流門人に面目が立つのである。これと同時に高木は「どれだけのものを許すと云うことは困難な問題であり」と述べ，免許を与える範囲をできるだけ限定しようと努めている。これにより医師にも業務に差支えない程度の職業団体として接骨を掌握

することができるのである。もし萩原の請願内容が通過すれば，いかに天神真楊流柔術の目録相当者でも「柔道ノ教授」の実力をつけるために，改めて講道館に入門しなければならなくなる。このため，天神真楊流関係者にとっては修業年限の点で不利になるのである。

　一方で嘉納は講道館の柔道家の生活を保障しようという立場であったから，嘉納と講道館に所属しない天神真楊流の門人達との間には最初から立場に差異があったのである。つまり公認期成会運動に講道館が関わることで，当初，天神真楊流の技術伝承および道場経営のために接骨を保持するという目的が，柔道家全体の生活保障として接骨を保持するという目的に変化したのである。

　萩原の作成した「柔道接骨術公認期成会設立趣意書」では，まず鍼灸術・按摩マッサージ術を引き合いに出し，それらと接骨術を明確に区別しようとしている。明治末期は按摩資格に便乗して接骨術を包含して営業していた者も少なからず存在し，世間的には接骨業と按摩業の区分は明確には認識されていなかった。趣意書に示された接骨術の差別化は，このような状況に鑑みて，天神真楊流柔術の奥義として接骨業を営む人々のプライドを保ち，あるいは喚起する意図を持っていた。

　同趣意書では次に，柔道接骨術公認期成会の設立理由を「医ノミ必ラズシモ万能ニ非ズ…（略）…，接骨尚ホ可アルナリ，元ヨリソノ病状如何ニヨリテ選択スル何ノ不可アラン[36]」と説明している。つまり，西洋医学による治療と伝統医療である接骨による施術という「施術の選択[37]」という論理で共存を主張したのである。ここで述べられている「施術の選択」とは，現代で言われる代替医療のことではなく，通常医療の一つとして認めよという意味が込められていた。それは明治中期までの医療は鍼灸が主流であり，明治後期に西洋医師数が鍼灸師を超えるまでは鍼灸術は一般に代替医療というよりむしろ通常医療と認識されていた実態があったからである。接骨の場合も，鍼灸術で使用される経穴に基づく当身穴を応用していたため，広い意味では鍼灸同様に，西洋医学と対等に認識されうる東洋医学の範疇に入ると考えられた[38]わけであった。萩原の認識では，加えて接骨術は天神真楊流柔術から派生した武術の一部でもあることから，萩原らは，接骨家は鍼灸・按摩マッサージ

とは異なる立場での医療従事者として法的に認知される必要があると考え,
また，東洋医学の一部として接骨術を医療の選択肢に入れようとしたのである。

第3節

柔道整復法制化の過程

「按摩術営業取締規則」の改正

1 帝国議会への請願

1883（明治16）年の医師免許規則成立による接骨業の禁止，1906（明治39）年の医師法発布のため，萩原らはこれらの法律に抵触しない形で接骨術を残す方法を考案する必要があった。本節では帝国議会への接骨術公認の請願を検討し，柔道整復公認へと至る過程を解明する。

1914（大正3）年2月，萩原らは第三十一回帝国議会衆議院に議案「柔道接骨術公認ノ件」を提出した。しかし帝国議会は，当時すでに整形外科という医学部門が既に存在していること，また接骨が従来から開業していたからといって単純に公認はできないこと，という理由で受け入れず，帝国議会では特別委員会を設けてこれを検討することとした。萩原らは翌1915（大正4）年1月に再度議案を提出した。この議案は同年6月の第三十六回帝国議会衆議院で審議されることになった。しかし今度も委員会付託となり結論は出なかった。

このような事態を受けて，同年，萩原らは井上縫太郎の紹介により，天神真楊流井上敬太郎の門下生であった三浦謹之助（東京帝国大学医学部教授）及び同流門人・井上通泰（宮中顧問官，医学博士）らに面会し，帝国議会の場で医師出身議員や医師会側からの圧力を緩和してもらえるよう懇請した。当時柔術・柔道関係者の生活基盤は道場経営ではなく接骨であったことから，

柔術・柔道関係者の「柔道家の老後」の生活を心配した三浦と井上は、「体力が衰えて，実際の柔道指導が困難となった場合を考えると生計も成り立ち難くなると思われる」（三浦）[41]という柔道家保護の見地から協力することを受諾した。

1916（大正 5）年 1 月，第三十七回帝国議会衆議院請願委員第二分科会において紹介議員である衆議院議員・高木正年により，山下義韶を筆頭とする請願書が提出され審議された。そこには柔道接骨術を法的に認めた際の国家的な利点が次のように示されていた[42]。

　　国民兵等ノ上ニ於キマシテモ，一般ノ国民ニ兵式ノ訓練ヲ与ヘルト云フコトハ出来マセヌデモ，切メテ此柔道ナリアルイハ剣道ナリノ孰レカノ方法ニ於イテ之ヲ習得セラルヽニ於キマシテハ，一朝国民兵募集ノ際ニ当ッテ，他ノ練習セザル者ニ対シテハ頗ル効果アルトコロノ成績ヲ兵事上ニ見得ルモノト私ハ確信シテ居リマス。

山下の主張は単に接骨家が生活できればよいというものではなく，徴兵する際には一般国民よりも柔道家の方が訓練の効果が上がるという趣旨のものであった。そして山下は「柔道は国民教育上多大な効果があると信ずる」としたうえで，柔道家は柔道だけでは生存できず，接骨業を営むことで生計を立てているのだと主張した。つまり町道場や師範となる柔道家を存続させるには接骨業の保護が必要だというのである。このような発言の背景には1911（明治44）年〜1914（大正 3）年の師団増置問題，すなわち軍部が二個師団（1 師団あたり約 1 万人）の増設を内閣に要求したことが挙げられる。これは軍部による非常特別税の徴収が継続されることを意味していた。国民の間では戦後の不景気にもかかわらず軍備拡張を強行しようとした軍部を横暴と見るようになり，中小企業家の間で反対運動が起こった。山下の主張は師団増置問題に反対する大衆側の批判を反映するものとなった。つまり民間レベルで柔道を練習させておけば常に戦争を意識した日常生活を送らせることになり，徴兵の際にはゼロから軍事訓練をさせなくて済むという主張であった。

同時に山下は軍事費の観点で政府の財政問題にも有利であることを請願委員に訴えている。

　何が柔道家山下をしてこのような主張をさせたのであろうか。この点を史料によって掘り下げると高木正年という人物の存在に逢着する。高木は1902（明治35）年1月，第十六回帝国議会衆議院本会議において，「平時から商船または捕鯨船に休職海軍の士官・下士官を乗せて航海させれば，海軍における水雷艇隊の練習にもなる」（「財政及行政整理ノ程度ニ関スル質問主意書」）と発言している。高木は，財政整理の視点から軍備増強のために国家の予算を組まなくても軍人を鍛える方法があると考えていたのである。高木はまた，1903（明治36）年に盲人医学協会（現，東京都盲人福祉協会の前身）が創設された際，三宅秀（三浦勤之助の義父）らとともに盲人医学協会を後援し，この協会をベースに盲人の鍼按の専業を旗印として政治活動を行った。1905（明治38）年2月には第二十一回帝国議会衆議院において「盲人保護に関する建議案」を提出し，その結果，政府に，① 鍼灸，按摩に政策上試験制度を設けること，② 一部盲人の保護制度の必要を認めさせている。その後，1911年（明治44）年8月に「按摩術営業取締規則」（内務省令第10号），「鍼術，灸術営業取締規則」（同令第11号）が公布され，高木は鍼灸の法制化に貢献している。

　萩原は，こうした高木の発言から接骨の法制化案が帝国議会を通過するポイントとして，① 政府の財政を圧迫せず，軍事に何らかの利益があること，② 接骨家自身にも学術や技術の向上をはかり試験制度を設けること，[43] ③ 柔道家の経済的保護の観点から接骨の営業を認めてもらうことを挙げることを考えた。③ については，医師法違反により接骨という生活基盤を失えば柔道家は生活が立ち行かなくなることから「保護」されるべき職業と位置づけたのであった。明治末期，接骨は按摩術の看板の下で隠れて営業をしていた。この事実を知る萩原には，接骨という身分を法制化させるためには，一部盲人の「保護」のために成立した按摩術営業取締規則に附帯させることよりほかに手段がなかった。[44] 以上を考えると，萩原の活動は高木が鍼灸や按摩を法制化させた手法と類似していることが分かる。1916（大正5）年1月の第三

十七回帝国議会衆議院，請願委員第二分科会議録（速記）第一回「柔道接骨術公認の件（文書表第五四號）」によれば，請願者山下義韶（紹介議員高木正年）は，柔道の修練には元来多くの危険が伴っていること，逆に柔道に伴う怪我を恐れては熟達できないこと，そうした怪我への対応のために柔道接骨術を施術するのは許されるべき範囲であると主張している[45]。同時に山下は「柔道ト云フモノハ武士道的ノモノデアッテ，月謝ヲイクラト極メテ居ルノデハナイ」[46]ため，特に都会での柔道家は経済的に厳しいという実情も訴えている。この請願内容と上述の高木の建議案とを比較してみると，この論理は高木のものと同様の構造であり，高木が萩原や山下らに政治活動のレクチャーをしていたことが推認されるのである。

2 公認のための接骨術の改変

1916（大正5）年3月，山下の主張により議会請願は第一院である帝国議会衆議院を通過するが，第二院である同貴族院では保留となった。その理由として貴族院には柔道接骨術を理解する議員がいなかったことが挙げられる。貴族院では，柔道や柔術を行う者が医師の真似事をするのは好ましくないこととして，「時期尚早」との結論になった。これによって請願者側には，柔術の伝統や東洋医学をもって柔道接骨術の理論根拠とすることは許されないことが認識され，柔道接骨術には監督庁から社会的信頼を得るために西洋医学の考え方，すなわち科学的根拠を備えることが必要であるとの結論に達した。

このような認識の下，萩原は貴族院通過のための予備的な行動として，西洋医学の学術理論や技術の研究を目的とした講習会を開催した。1916（大正5）年3月から12月にわたり開催された講習会では，顧問として三浦謹之助，井上通泰，講師に天谷千松（京都帝国大学医学部生理学講座教授），原正（日本医学専門学校：現日本医科大学解剖学教授）他2名，1919（大正8）年に開催された講習会では，講師に天谷千松，佐藤清一郎，井上通夫（東京帝国大学医学部解剖学講座教授），実地講師に竹岡宇三郎，市川歟らが就任した[47]。萩原

は明治以前の東洋医学の要素を含んだ接骨術を保持することに固執しなかった。これは明治初期に鍼灸師たちがとった政治運動[48]とは異なる対応である。彼らは西洋医学が日本で認知される以前の中国医学の伝承を引用し，東洋医学にも西洋医学に相当する医学的根拠は存在するという自説を唱えて東京帝国大学医学部と対立の姿勢をとったが，萩原はむしろ東京帝国大学医学部関係者に援助を求めたのである。

　この講習会には柔道接骨術が社会的信頼を得ることのほか，国家試験準備という意味があった。柔道接骨術に科学的根拠を備えるということは，柔術の経験に東洋医学の技術を加えたものを施術の主体にしてきた彼らにとって治療の根本精神に関わる事柄でもあった。しかし，法制化されるためには，患者を治してきた過去の歴史的事実よりも，西洋医学の理論に耐えうる接骨術ならではの科学的根拠が必要とされた。柔道接骨術にはそれがなかったため，医師，政府関係者による批判と接骨家たち自らの反省のもとに西洋医学の裏づけを持った医療技術としての再出発が要請されたのであった。

　講習内容には西洋医学の解剖学・生理学・消毒法の知識が加えられるため，医師から西洋医学教育を受ける形態をとった。史料を見る限りでは，柔道接骨術に西洋医学を取り入れることやそのために講習会を通じて医師から講義を受けることについて接骨家から大きな反対はなかったようである。それは西洋医学の知識が加えられても柔道家としての精神や技術まで消滅するものではないと認識されたことや，彼らにとってその知識習得はあくまで中央衛生会[49]を意識した社会的信頼を得るための手段と考えられていたためである[50]。

3 中央衛生会の通過と按摩術営業取締規則の改正

　この接骨をめぐる議論が展開された時期の医事衛生に関する制度は，内務省中央衛生会の諮問を経なければ発令することができなかった。1918（大正7）年，内務省で柔道接骨術の公認案が作成され，1919（大正8）年には帝国議会衆議院を通過したのであるが，中央衛生会では反対する者が多かった。その理由は，1906（明治39）年，田代義徳の尽力により発足した整形外科に

対して柔道接骨術の存在が後の妨げになると考えられたからであった。当時，整形外科は東京帝国大学医学部のみに設置されていたために整形外科医は少なく，まだ一般には普及していなかった。ここで柔道接骨術を認めてしまえば整形外科と接骨の業務範囲が重なり，将来整形外科医の入る余地が減って既得権益が危うくなることが懸念されたのである[51]。加えて整形外科医には西洋医学を学んでいるという自負があった。こうした医師側の反対感情に対し，萩原らは中央衛生会の権威達に対して柔道接骨術でも十分な施術効果を上げられると説得するしか方法がなかった。萩原らは事前に田代と数回会談を重ねて了解を得た上で，種々の指導を受けた[52]。学者間では接骨の技術を惜しむ声もあったようであるが，臨床医師を説得することは特に大変な困難を伴うことであった。

　このような経緯を経て，1920（大正9）年3月，接骨の措置は中央衛生会で審議されることとなった。しかし内務省医務局の大島辰次郎局長は「接骨についての措置は内務省で既に禁止されており，接骨術という字句の使用は認め難い」という意向を示した。これをうけて公認期成会の実行委員は接骨術の名称について三浦謹之助，井上通泰と協議の末，大島医務局長，警視庁医務部長などとも相談し，その結果，柔道による整復だから「柔道整復」という名称として復活するという井上の意見が採用されることになったのである[53]。

　この際，柔道整復の「柔道」は講道館柔道からとられた。柔道接骨術公認期成会の面々はこれを当局者が「柔道家を優待[54]」した結果と理解した。一方「整復」とは天神真楊流柔術において歴史的に副業として行われていた整復に由来するものであった。柔道整復という名称の使用には，同時期に高木三五郎らによって帝国議会に請願されていた「柔術接骨術」と区別する政治的必要性もあった。公認のための運動を通じて接骨を営む者が分裂してしまうことを恐れたからである[55]。

　名称の問題は上述のような方法で解決へと向かったが，依然として中央衛生会の了解を得ることは困難であった。中央衛生会における，審議員の理解を求めるという問題を解決したのは，議場で発せられた三浦謹之助による次

のような趣旨の発言であった。⁵⁶① 柔道家に接骨術を許しても，決して世を毒するが如き憂いはない。② 接骨は元道場などで門人の負傷に際し，適当な施術を施し，完全に治癒せしめてきた体験が，逐次発達して今日の方法に至っている。③ その行うところは主としてマッサージであるから，骨折，脱臼に関しては医師が監督し，打撲，捻挫の治療に必要な試験法を設けて，これを公認せしめられたい。この発言を受けて「甲第二號議案　明治四十四年八月内務省令第十號按摩術営業取締規則中改正ノ件」は高木兼寛委員長以下10名（医学博士8名，有識者2名）の委員会付託となり，6対4で同委員会を通過した。通過の要因は骨折，脱臼等については手術をせず，「医師の監督」の下で施術行為を施すことや，生理学・解剖学・消毒法といった一定の西洋医学の知識を習熟させて国家試験を課すことなど，西洋医学の医学的根拠を付帯させた上で整形外科医との差別化を図ることが明確にされたことであったといえよう。そしてこれらの施術は「柔道ノ教授ヲ為ス者」において行われることも規定された。按摩術営業取締規則（明治四十四年八月十四日内務省令第十号）は以下の点で改正された。⁵⁸

［改正］大正九・四・二一内令九

大正九年改正

第五條ノ次ニ左ノ二條ヲ加フ

第五條ノ二　営業者ハ脱臼又ハ骨折ノ患者ニ施術ヲ為スコトヲ得ス但シ医師ノ同意ヲ得タル病者ニ就テハ此ノ限ニ在ラス

第五條ノ三　地方長官ノ指定シタル学校若ハ講習所ニ於テ「マッサージ」術ヲ修行シ又ハ「マッサージ」術ノ試験ニ合格シ免許鑑札ヲ受ケタル者ニ非サレハ「マッサージ」術ヲ標榜スルコトヲ得ス

第十條中「第五條」ノ下ニ「第五條ノ二，第五條ノ三」ヲ加フ

附則ニ左ノ一項ヲ加フ

本令ノ規定ハ柔道ノ教授ヲ為ス者ニ於テ打撲，捻挫，脱臼及骨折ニ対シテ行フ柔道整復術ニ之ヲ準用ス

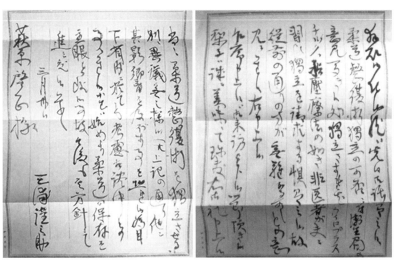

写真2-4　三浦謹之助から萩原への書簡

【読み下し文】

拝啓仕候、然らば先日御話これ有り候
柔道整復術独立の可否に付き、衛生局の
意見聞き候ところ、独立さすればカイロプラス
チクス指圧療法の如き非医者がそれぞれ
習ひ独立を請求する惧れこれ有候ゆえ
従前の通りの方が無難なるべしとの意
見に御座候、右申上候、
ついでながら申上候は御来訪下され候節、頂き候
梨子は誠に美味にて珍しく、右御礼申上げ候、

尚々柔道整復術を独立させるは
別に異議これ無きよう候へども、上記の通り他に
その影響を及ぼす事を恐れ候ため、目
下省内ニ於ても考慮相談中との
事に御座候、小生は始めより柔道の保存を
主眼とも致し候事ゆえ、今後も其方針ニて
進みたく候、早々、

　　三月三十日　　　　三浦謹之助

萩原啓正様

写真2-4はその旨を記載した三浦から萩原への書簡である。

　このようにして，接骨は西洋医学を施術の核としたことにより，規制の危機を乗り越え，按摩術営業取締規則の改正をもって柔道整復として法制化に至った。ただし布告には「按摩術営業取締規則」の改正という形をとったため，この時点で柔道整復は単独での法制化は実現しなかった。しかし，「按摩術営業取締規則」を改正するという形であれ接骨が法制化されたことは，同時に柔道家の身分も法的に保障されたことを意味し，柔道家の保護は柔道そのものの保護を意味した。新たに法制化された柔道整復は，天神真楊流柔術家を講道館柔道へ包摂し「柔道ノ教授ヲ為ス者」を基礎的な資格要件とした上で，「按摩術営業取締規則」を準用した受験者の西洋医学教育，試験法の実施という構成要素を持った。これらの構成要素はその後も定着し，今日までその命脈を保っている。天神真楊流柔術家を包摂した柔道と医療の並立は，接骨から柔道整復への転換を通じて萩原らがたどり着いた一つの帰結であった。以上から1920（大正9）年4月，新たに生まれ変わった柔道整復は，萩原の接骨の法制化という構想のもとに，医師三浦，講道館の山下の協力を得ながら中央衛生会の審議員の合意によって成立した。同年10月には，医師主導のもと第一回柔道整復術試験が東京警視庁で実施されている。

第4節

法制化後の柔道整復術

接骨の西洋医学化

1 第一回柔道整復術試験

　第一回柔道整復術試験は，1920（大正9）年10月の2日間において行われた。1日目が筆記試験で，2日目が実技及び口頭試験であった。試験内容については『日整六十年史』から抜粋，改変した（表2-1）。

　第一回柔道整復術試験では全国で163名が合格した（写真2-5）。しかし，試験合格者の氏名の発表は，1921（大正10）年1月15日であり試験実施からやや遅くのものであった。これは，柔道整復の請願活動を行っていた人の中で，請願の打ち合わせに忙しく自分の勉強が十分にできなかった人がいたこと，当時の地方の接骨を営んでいた人の中には文盲の人も少なくなかったので，実技及び口頭試験には問題がなくても，学科で落第する人が多数生じたためであった。そこで，柔道接骨術公認期成会の実行委員が，内務省当局に救済措置を要請し，その結果発表を遅らせたとのことである。[59] 第一回柔道整復術試験の内容は，いわゆる医学七科（理学，化学，解剖学，生理学，病理学，薬物学，専門各科）に近接されており，西洋医学を踏襲していた。第一回柔道整復術試験の結果に見るように，接骨に携わる者が独学で西洋医学を理解することは困難であったようである。

　東京以外の試験は，神奈川県で1920（大正9）年9月に第一回柔道整復術試験が施行，[60] 京都府で同年に第一回柔道整復術試験が施行，[61] 大阪府で1921年

表 2-1　第一回柔道整復術試験内容

筆記	第一科1)	第一問	骨の構造
		第二問	皮膚の生理的作用を示せ
	第二科2)	第一問	肋骨骨折の診断方法及其続発症に就ての注意
		第二問	打撲症と捻挫傷との鑑別及症候を説明せよ
	第三科3)	第一問	消毒の目的を記せ
		第二問	石炭酸水調製上注意すべき点を記せ
	整復術篇	一	肘関節脱臼の種類症候整復予後、後療法並に繃帯法
		二	鎖骨骨折原因、症候、整復術及繃帯法
		三	橈骨下端骨折の症候、療法
		四	下顎骨折の原因、処置
		五	鎖骨脱臼の症状
		六	肩甲関節脱臼の種類、症候、各自の整復法及繃帯法
		七	腕関節脱臼の整復法及其後療法
		八	両前腕骨単純骨折の診断、予後及療法
		九	股関節脱臼の整復法
		一〇	骨折の原因、種類、症候、整復術の方式
		一一	脱臼の種類、一般症候、及骨折との区別並に整復術の方式
		一二	膝関節捻挫の症候整復術
		一三	腕関節の捻挫
		一四	脳貧血及脳震盪の応急処置
		一五	鼻出血の処置
		一六	大腿骨骨折の徴候及柔道整復術如何
		一七	打撲、捻挫と脱臼、骨折の意義及其主徴候如何
		一八	打撲症と捻挫傷との鑑別及其手当法
		一九	副木使用につき注意事項
		二〇	腓腹部及下腿挫傷の症候
		二一	睾丸打撲症の症状及応急処置
		一	消毒の目的及其種類

実技及び 口頭試問4)	消毒法篇	二	理学的消毒法とは如何、其適用範囲
		三	蒸気消毒の方法
		四	消毒薬の名称、希釈度、及其溶解法並に使用上の注意
		五	手指の消毒
		六	無水酒精との消毒力優劣
		七	石鹸は消毒の効果ありや
	解剖生理篇	一	関節の構造及其種類
		二	肩関節の構成及其運動を司る筋肉の名称、之に分布する神経
		三	肘関節の構成及其運動
		四	股関節の構成及其運動
		五	膝関節の構成及其運動
		六	鎖骨の位置形状
		七	胸郭を構成する骨の名称
		八	胸郭内にある主要器官の名称
		九	骨の構造
		一〇	顔面骨の名称及其箇数
		一一	篩骨の位置及其連接
		一二	上腕骨の筋肉の名称及血管、神経の名称
		一三	下肢骨の連接及下肢骨の筋肉血管、神経について
		一四	肺の生理的作用
		一五	胃の生理的作用
		一六	腸の生理的作用
		一七	腎臓の生理的作用
		一八	膝蓋腱反射を起す理由
		一九	浅静脈に就て
		二〇	皮膚の構造及種類
		二一	心臓の作用
		二二	小循環、大循環の区別
		二三	健康大人に於ける脈拍、呼吸数及体温
		二四	骨及筋肉の目的

（注）
1）　第一科：人体の構造及主要器官の機能
2）　第二科：柔道整復術の方式及身体各部の柔道整復術
3）　第三科：消毒法の大意
4）　第四科：柔道整復術の実地

に第一回柔道整復術試験が施行[62]（写真2-6），兵庫県では大正10年4月に第一回柔道整復術試験が施行[63]されている。

2　理論について──安井寅吉『柔道整復術』からの考察

　こうした事情から，1921（大正10）年，柔道整復術協盛会本部は『柔道整復術』を柔道整復術試験に準じたテキストとして出版した（写真2-7）。同書は序において「今回内務省令を以て柔道整復術の取締規則発布と共に当局に於て之が開業試験施行せらるるやこれを研鑽し倍々其蘊奥を探らんとする者頓にその数を加えて従えて之が研鑽に資すべき書を求むる者少しとせず…（略）…柔道最終の目的とすべき「世を補益する云々」の実現として吾人の必修すべきたるを感じ意を斯学の普及発達に注ぎ之が参考書の編纂に留意せし[64]」としている。ここでは発行の目的について，内務省令が発令され，開業試験が施行されたが研鑽に資すべき書がないことが問題となり執筆に至ったこと，整復術は柔道家にとって直接必要であり，整復術を研鑽することが柔道の進歩発展の一助となる，といった主旨が書かれている。こうした文章からも，柔道整復は柔道家が医学を行うという考えであることが分かる。
　本書の内容は「現行規定の開業試験科目に準じ務めて簡易を旨とし」とあるように，柔道整復師に必要な外傷の基本的な事項について，ほぼ箇条書きで書かれている。本書は編纂の際に，茂木藏之助著『新撰外科總論』[65]，松本喜代美著『臨牀小外科』[66]，足立寛譯術『整骨圖説』[67]を主な参考書としたとある[68]。これら三冊はそれぞれ部分的に抜粋され，それが本書で再構成されているが，それらは柔道整復術試験に直接関わる内容を示している。この他，柔道整復の前提となる知識を得るための科目として，解剖学と生理学につい

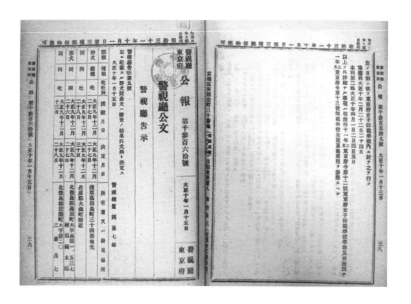

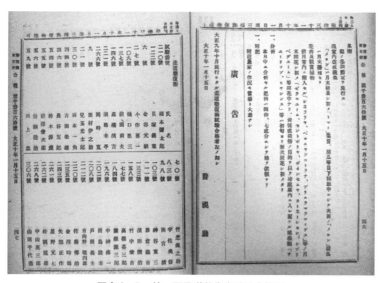

写真2-5　第一回柔道整復術試験合格者

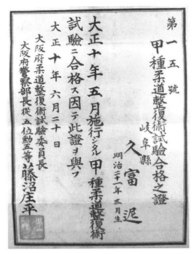

写真2−6　柔道整復術試験合格之証（大阪府）

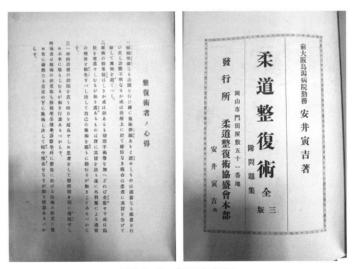

写真2−7　『柔道整復術』

ては個別に重点的に学ぶように書かれている。同書は全146頁からなり，第一篇整復学，第二篇後療法，第三篇消毒学，第四篇問題集からなる。整復学と後療法は『柔道整復学——理論編』にも使用されている言葉であり，今日の柔道整復の施術の基本となっている。第一篇はさらに総論（骨折や脱臼など，柔道整復師が扱う損傷についての定義や分類について），および各論（個別の症例についての処置法）に分かれている。

『柔道整復術』「第一篇整復学　第1章総論」では骨折の種類に関する分類について『新撰外科總論』を参考にしたと見られる箇所があった。また『柔道整復術』「第一篇整復学　第2章整復学各論」では鎖骨骨折，肩関節脱臼について『整骨圖説』『臨牀小外科』を参考にしたと見られる箇所があった。以下ではこれらの点について，それぞれ『柔道整復術』と『新撰外科總論』『整骨圖説』および『臨牀小外科』と比較する。

1　骨折の種類

〔史料9〕『柔道整復術』[69]

骨折

1)外傷性骨折及び特発性（病的骨折）の二種あれ共本書に骨折と称するは外傷性骨折を意味するものにして特発性骨折の如きは吾人整復家の治療すべきものに非ず。

イ，骨折の種類

A，副損傷の有無によりて左に区別す。

1，2)単純骨折　単に骨のみ折れたるものを称す。

2，3)複雑骨折　単に骨折のみならず4)該部の皮膚，血管，神経，筋肉，肺，心臓等，種々の臓器の損傷を伴ふものを称す。5)骨折にして脱臼を兼ぬる場合はこれを脱臼骨折と云ふ。

〔史料10〕『新撰外科總論』[70]

骨折 Fraktur

1)骨折ニハ外傷性骨折及ビ特発性骨折ノ二種アルモ，単ニ骨折ト言ヘバ

前者即チ外傷性骨折ヲ意味スルモノナリ。

（甲）外傷性骨折 Traumatische Fraktur

種類　（一）単ニ骨折ノミアルヤ否ヤニヨリテ，(a) 2)単純性骨折 ein-
fache Fraktur（b）3)複雑性骨折 complicierte Fraktur ノ二種ニ別ツ。複
雑骨折ニアリテハ，4)骨折部ノ皮膚ヲ始メ，時トシテハ其部位ニ従ヒ大血
管・神経・脳・肺及ビ心臓等種々ノ臓器モ損傷セラル。若シ5)骨折ニシテ
脱臼ヲ兼ヌルコトアレバ，之ヲ脱臼骨折 Luxationsfrakture ト称ス。

〔史料9〕と〔史料10〕の共通点は以下の通りであった。1）外傷性骨折
に関して副損傷の有無に応じて分類される。2）単純（性）骨折と3）複雑
（性）骨折に分類される。4）複雑骨折に関しては該当部位の皮膚，神経，
血管，および肺，心臓などの臓器の損傷を伴うものと定義される。5）骨折
に脱臼を伴うものを脱臼骨折という。このうち4）の複雑（性）骨折は今日
の柔道整復師の教科書である『柔道整復学——理論編』では「開放性骨折
（複雑骨折）」と記述されており，「創部と骨折部との交通があるもの。軟部
組織に損傷を受けて，それが骨折部と交通しているもの⁷¹」と定義されている。
これは〔史料10〕のように単に臓器や周辺組織の損傷を伴う骨折ではなく，
骨折端が組織を貫通してしまっていることを表している。しかし外傷性骨折
の定義のうち1）から5）といった文章の多くに共通点が見られるため，
〔史料9〕は〔史料10〕に依拠しているといえる。

　この他，『柔道整復術』では，骨折の種類の分類について，次のように分
類されている。皮膚に開哆する損傷による分類は，1．開放骨折，2．皮下
骨折。骨折の程度による分類は，1．完全骨折，2．不全骨折，3．骨端線
分離。骨折を発する作用の方法による分類は，1．直達外力，2．介達外力。
骨発生の原因作用の分類は，1．屈曲骨折，2．捻挫骨折，3．圧迫骨折，
4．粉砕骨折，5．銃創骨折，6．弾片骨折。骨折端の形状の分類では，1．
横骨折，2．斜骨折，3．縦骨折，4．胡蝶骨折，5．螺旋状骨折，6．粉
砕骨折，7．陥没骨折，8．Y字状骨折，9．T字状骨折，とされている。
これらの分類は全て『新撰外科總論』と同じ方法で分類されていた。第1章

表 2-2 グルト骨癒合日数の比較

『新撰外科總論』		『柔道整復術』	
指趾骨	約 2 週間	指，趾骨	約20日間
——	——		
掌骨	約 3 週間	掌骨	約40日間
蹠骨	約 3 週間	蹠骨	約 1 か月間
肋骨	約 3 週間	肋骨	約25日間
鎖骨	4 週間	鎖骨	約 1 か月間
前腕骨	5 週間	前腕骨	約40日間
上腕骨	6 週間	上腕骨	約45日間
腓骨	6 週間	——	——
上腕骨頸部	7 週間	上腕骨頸部	約50日間
脛骨	7 週間	下腿中一骨	約 2 か月間
両下腿骨	8 週間	下肢二骨	約 3 か月間
大腿骨	10週間	大腿骨	約 3 か月間
大腿骨頸部	12週間	大腿骨頸部	約100日間

の後半部分には骨折の治癒日数が書かれているが（表 2-2），これも『新撰外科總論』とほぼ表現が同じであった。[72]

2 鎖骨骨折

〔史料11〕『柔道整復術』[73]（図 2-2）

　症状　[1]縷々見らる、骨折にして骨折端は筋の牽引と上肢の重力とにより移動す[2]即ち内方骨片は胸鎖乳嘴筋の牽引によりて稍々上方に向つて転位し外方骨片は胸部諸筋の牽引に因り胸骨に向いて下方に転位し以て両骨折端は乗駕を来すべし。

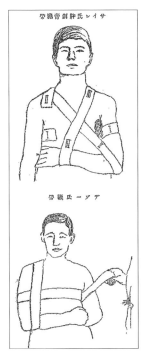

図2-2　『柔道整復術』サイレ氏絆創膏固定法

　　診断　上記症状に照して明確なる診断を得ること多けれども骨折端の移動
　少なき時は骨折痛或は機能障害，腫脹等によりて診断を得るものとす。…
　（略）…3) サイレ氏絆創膏固定繃帯法

〔史料12〕『整骨図説』74 （図2-3）
　　1) 鎖骨折傷ハ頗ル屢々見ル所ニシテ全身骨傷ノ大約十五％ヲナス此折傷
　ハ本骨ノ諸部ニ於テ発セサルハナシト雖モ大約其中部稍々胸骨端ニ遍スル
　処ニ於テスルヲ最モ多シトス而シテ鎖骨折症ハ介達外力ニ因テ本骨ノ長軸
　ニ沿フテ劇圧ヲ受ケ空ニ其湾曲ノ度ヲ増シ遂ニ折傷スルナリ又肩頭低下ス
　ルトキハ鎖骨ハ第一肋骨ニ抵触シテ支点トナリ例ノ重物ヲ提起スルニ方テ
　手臂甚ダシク下方ニ牽引セラル丶トキハコノ部ニ於テ鎖骨屈折シテ断折ス

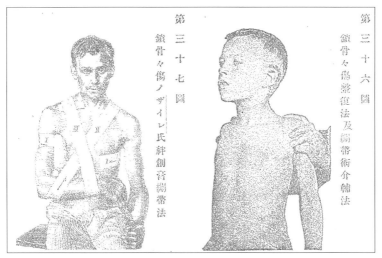

図2-3　『整骨図説』ザイレ氏絆創膏固定繃帯法

ルコトアリ又此部ニ於ル不全骨傷ハ殊ニ小児ニ多シ…（略）…繃帯法ハ3)サイレ氏絆創膏繃帯ヲ最モ適当トス

〔史料13〕『臨牀小外科』[75]（図2-4）

症候　1)最モ縷々見ラルヽ骨折ニシテ鎖骨中央三分ノ一部ニ来ルコト通常ニシテ内方三分ノ一部ヲ見ルハ稀ナリ。

折片ハ転位ノ中央三分ノ一ニ於ケル骨折ニ於テ定型的ナリ，2)即チ内方折片ハ下降シ折片ノ乗駕ヲ来ス。

外方三分ノ一部ノ骨折ニアリテハ転位顕著ナラズ，但シ外端ニ於テハ外端折片ノ挙上サルヽガ為下方ニ開ケル角度ヲ作ルコトアリ。一般ニ鎖骨両端部ニ於テハ明カナル折片ノ転位ヲ認メ得ザルコトアルモ局所ノ腫脹，皮下溢血圧痛及ビ軋轢音ノ存在ニヨリ診断困難ナラズ。其他鎖骨ノ短縮，機能障碍（上肢水平以上ニ挙上スルコト能ハズ），肩甲ノ下垂等ノ症候アリ。…（略）…固定スルニハ三角巾又ハデゾー氏繃帯ハ十分ナラズ…（略）…3)最モヨキモノハサイレ氏絆創膏固定法ナリ

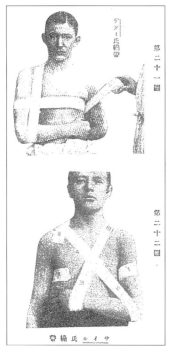

図2-4 『臨牀小外科』ザイレ氏
絆創膏繃帯固定法

〔史料11〕〔史料12〕〔史料13〕の共通点は次の通りであった。1）鎖骨骨折は発生頻度の高い症例であること。2）内側の骨片は胸鎖乳突筋の作用で上方へ転位し，外側の骨片は胸部の筋の作用で内側，下方へ転位し，外側の骨片は内側の骨片に対して乗り上げてしまうこと。3）固定法にはザイレ氏絆創膏固定を推奨していること。このうち，絆創膏固定については，現在は「セイヤー絆創膏固定」といい，柔道整復師の応急処置として紹介されている。

3　肩関節脱臼

〔史料14〕『柔道整復術』[76]（図2-5）

[1)]本脱臼は脱臼中の最多症（約五〇％）なり

（一）上腕骨前方脱臼

本症は[2)]上腕骨頭の転位位置により烏喙下脱臼及び鎖骨下脱臼に区別す。肩甲関節脱臼中最も多きものなり。

症状　上腕骨頭異常位に移転するを以て一見以て確信を得ることあるべし。患者を正坐せしめ患肢を可及的健側肢と同様の位置に保たしめ叮嚀に比較対照しつつ，視診するときは[3)]病臂に於ては肩部の豊厚保なるもの消失し[4)]肩頭突起屹立し患者は頭部を損傷側に傾けんとする傾向あるを認めらるべし…（略）…[5)]烏喙突起の部殊に其の下方に甚しき隆起を認めらるべし。之を上腕骨頭の転位によりて生ぜるものにして[6)]患肢を前後に軽く動揺せしめ傍ら手を以て隆起せる部を模試するにこの突隆の上腕骨と共に動揺せるをみとめらる。之により上腕骨頭たることを確めらるべし。[7)]患肢は外転位に於て弾発的固止をなす。

8) 上腕延長したるが如く見受けらるべし。…（略）…

療法　本症の整復方式に就いては種々ありと雖も現今賞用せらる、者は次の如し…（略）…9) コッヘル氏回旋法

〔史料15〕『整骨図説』⁷⁷（図 2 - 6 ）

上腕骨前脱臼ハ軽重ニ随イテ2) 骨頭烏嘴突起下或ハ鎖骨下ニ転位スルヲ以テ烏嘴下脱臼及ヒ鎖骨下脱臼ノ二種ヲ別ツ 1) 肩関節ニ於ケル最モ多キ脱臼ナリ…（略）…

症候　定規性烏嘴下脱臼ノ症状ハ頗ル確著ナリ是上腕骨頭平位ヲ脱シテ以上ノ処ニ転スルニ因ルナリ而シテ先ツ視診法ヲ以テスルニ往々之ニ依テ既ニ診断ヲ下スコトヲ得ルモノニ

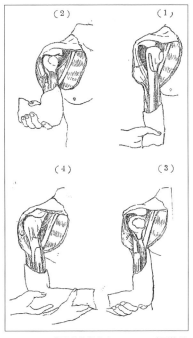

図 2 - 5 　　『柔道整復術』コッヘル氏回旋法

シテ触診法ノ如キハ唯々之ヲ確定スルノ一助トナスニ過キサルコトアリ則チ患者ノ上身ヲ裸露シテ椅上ニ正坐セシメ医士ハ正シク之ニ対座シテ叮嚀ニ左右同一ノ部形状ヲ視察シテ彼是比較スヘシ殊ニ健側ノ肘ヲ可及的病臂ト同様ノ位置ニ保持セシムルヲ要ス

3) 肩頭ノ豊厚円満ナル者消失シテ 4) 肩頭突起ハ屹立突隆ス…（略）…

5) 烏嘴突起ノ部位殊ニ其下際ニ於テ異常ノ隆起ヲ生シテ之ヲ明視スヘク殊ニ6) 病臂ヲ前後ニ向テ軽ク回転シ旁ラ之ヲ模試スルトキハ上腕骨ト共ニ回転シ且ツ円形ヲ有スルヲ以テ其上腕骨頭タルコトヲ察スヘシ

7) 病臂ハ外転ノ位置ニ於テ弾発性固止ヲナス…（略）…

8) 上腕延長スルカ如キ観ヲナス…（略）…

療法　速ヤカニ整復スルヲ以テ最第一ノ要旨トス…（略）…9) コッヘル氏

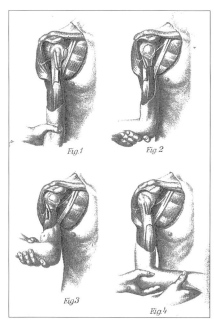

Fig.1　Fig 2　Fig.3　Fig.4

図2-6　『整骨図説』コッヘル氏回転法

回転法

〔史料16〕『臨牀小外科』[78]（図2-7）

1) 本脱臼は脱臼中の最多症（五十一％）なり。分ちて前方，下方，後方及び上方脱臼とすと雖も後二者は稀有なるを以て説明を省かんとす。

　A，前方脱臼

診断　症候特有なるによりて多くは一見にして診断し得るものなり，即ち3) 肩甲の尋常穹窿湮滅し肩峰突起突隆す，4) 患者は頭部を損傷側に傾け健側の上肢を以て患側上肢を支持す，関節窩は空虚にして5) 鎖骨下窩又は烏喙突起の直下に於て骨頭を触る，かくて上腕縦軸は関節内に向はずして常に関節の内側に向ひ鎖骨を中断せんとするの方向にあり。

其外7) 上腕は外転肘部は躯幹より少しく離る，又8) 上腕の長径延長し 7) 上腕骨は撥條様に固定せらる…（略）…

療法　可及的速やかに整復せざれば此のこと困難となり高度の運動障碍を残す…（略）…9) 廻旋法

〔史料14〕〔史料15〕〔史料16〕の共通点は次の通りである。1）肩関節脱臼の発生頻度は脱臼中，最も多いこと。2）上腕骨の位置により烏口下脱臼と鎖骨下脱臼に分類されること。3）本来の骨頭の部分の肩部に膨隆が見られなくなること。4）肩峰は隆起して，患者は（疼痛緩和のため）患側に頭部を傾けること。5）（骨頭の転位のため）烏口突起部に異常な隆起を認める

こと。6）この隆起は上腕骨を動
かすと，隆起もそれに伴って動く
こと。7）病肘に弾発性固定を認
めること。8）外観上，上肢が延
長して見えること。9）整復には
コッヘル法を用いること。

　以上，本項では骨折の分類，鎖
骨骨折，上腕骨脱臼を取り上げ
『柔道整復術』と『新撰外科總論』，
『整骨図説』および『臨牀小外科』
と比較したところ，『柔道整復術』
とこれらの3書には多くの共通点
が見られた。このことから『柔道
整復術』は西洋医学書を元に作成
され，その理論も西洋医学に基づ
いて行われるようになったといえ
る。

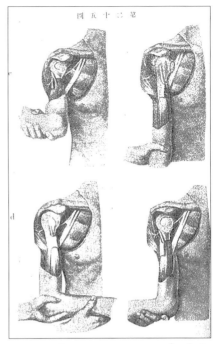

図2-7　『臨牀小外科』コッヘル氏廻旋法

3　実技について——竹岡宇三郎『竹岡式接骨術』からの考察

　『竹岡式接骨術』は1921（大正10）年に前田勘太夫により書かれたもので
ある。内容は，前田の接骨の師匠である竹岡宇三郎の実地口授をまとめたも
のとなっている。同書の序には「今ヤ其技術モ柔道整復術トシテ公認セラレ，
盛ニ世ニ行ワレントスルニ拘ラズ，之ニ関スル図書ニ乏シク，僅ニ従来ノ解
剖，生理，外科書ニ依リテ之ヲ研究スルニ過ギズ。実際ノ柔道独特ノ技術ニ
成ル方式及施療方法ヲ修メントスルモノニ取リテハ，実ニ望洋ノ感ナキ能ハ
ザルベキ也」とあり，柔道整復が法的に認知されたにも拘らず，実技に関す
る図書が少ないため刊行されたことが分かる。
　竹岡宇三郎は柔道接骨術公認期成会の会長であり，第一回柔道整復術試験

委員であった。『竹岡式接骨術』にある竹岡の略歴には「埼玉県飯盛和助氏ノ二男ニシテ慶応元年一月二十七日ヲ以テ同県北葛飾郡杉戸町ニ生ル後出デテ竹岡姓ヲ襲グ[80]」とある。その後，13歳で東京に出て，磯又右衛門に習った。竹岡は磯の死後3年間はそこで門下生を教授していた。1891（明治24）年に独立して，日本橋牡蠣町で道場を開き，門下生に柔道を教えながら，接骨術を行っていたという。この記述からは，竹岡の柔術と接骨の技術はおよそ13から26歳の間に習得し，それは全て磯又右衛門から伝授されたことになる。前田によれば，古来接骨の技術は流派がいくつかあったが，それらは皆秘密にされており，「河伯より骨接の薬を習へりとか，或は狼より其法を伝へられたりとか，其他或は仙人より，或は山僧より，将又異人より授けられたりとか[81]」という理由で公開されてこなかった。しかし，今日の医学からするとそれらの技術は怪しいものが多いので，竹岡はこれをよしとせず，独学で生理学を学んで技術を習得したとある。つまり，当初の接骨技術は磯又右衛門から習ったが，その後独学で西洋医学を勉強したのである。このようにして完成した『竹岡式接骨術』の序は天谷千松，佐藤清一郎，井上通夫の3名によって書かれている。この3名は，柔道接骨術公認期成会が請願運動を行った際，1916（大正5）年と1919（大正8）年に技術的な面で内部講習会が行われたのであるが，その時の指導者である。この3名が同書の出版に関わったということは，『竹岡式接骨術』の基礎は西洋医学にあるといえる。

　『竹岡式接骨術』の内容は次の通りである。第1章では「手術に用いる手の名称」とある。ここで書かれている手術とは施術を徒手的に行う際の方法などである。揉捏法，圧迫法，摩擦法，按擦法，振動法など12種類の方法が書かれている。第2章では「損傷の手術に要する諸物品製作」である。ここでは竹岡が考案した木製または金属製の副木の作成方法が書かれている。第3章では骨折が4か所，脱臼が12か所，捻挫が10か所，挫傷（打撲傷）に分けられて説明がされており，それぞれ整復法，固定法，後療法などが書かれている。この他，写真で参考図が47枚入っており，視覚的に施術が理解できるように工夫されている。

　以下では，『竹岡式接骨術』における竹岡の独自性を示す「竹岡式副木製

作法」および「上腕骨脱臼」（肩関節脱臼）の整復法について検討する。

1　竹岡式副木製作法

　竹岡が臨床に当たっていた1919（大正8）年ごろは接骨用の衛生資材は自給自足で行われていた。竹岡の副木の利点は，材料にヒバ柾または檜柾（青森県産）を使用していることである。ヒバや檜は弾力性があり，抗菌や消臭効果があるとされ，特に青森県産のヒバ柾は抗菌効果があるとされる。[82]副木が必要な外傷は長期間の固定が必要であるため，ヒバ柾は患部をなるべく清潔に保つためによい。またこれらを細く切り，間隔をあけて和紙に張り付けることは，間隔をあけた部分の血流は確保されるため，広範囲を固定しても適度な血流は確保されるため，治癒日数の短縮につながるのである。そしてこの衛生材料は，今日の柔道整復術にもスダレ副子，金属シーネという名称で使用されている。以下に竹岡による副木の作成方法および完成品（図2-8）を紹介する。[83]

　　弾力性ニ富ミタルヒバ柾，又ハ檜柾，即チ屋根葺柾ノ厚サ一分位ノモノヲ，巾二分乃至三分位ニ截チ分ケ，之ヲ生半紙ニ糊ヲ掃キ，間一部位隔テテ其半紙ノ巾丈ケニ置キ並ベ，又裏ニモ半紙ヲ張リテ，宛モ団扇ヲ張ル如ク張リ，之ヲ数十枚拵エ置キ，所用ノ局部ニ応ジテ剪ミ切リ，油紙ヲ以テ包ミテ用フルナリ。

2　上腕骨脱臼

診断法[84]

　此ノ脱臼ノ症候ハ一目瞭然ニシテ，肩二段ニ落下シ，前腕ダラリトナルヲ以テ，患者ハ一方ノ手ニテ之ヲ抱ヘ，頭首ヲ患側ニ傾クルモノナリ，又腋窩ニ骨頭ノ脱転シタル脱臼ニハ，手ヲ下グルコトヲ得ズシテ，前腕ヲ頭上ニ載セ，首ヲ患側ニ傾クルモノナリ。

　手術法一　助手ヲ用フル整復法

　患者ヲ胡坐セシメ，術者ハ右側方ニ中腰ニナリ，左手ヲ腋下ニ，右手ニ

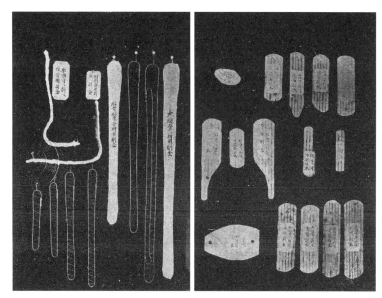

図2-8　竹岡考案の副木

患肢ヲ把持シ，甲助手ハ背後ニ立チ，左股ヲ以テ患者ノ体ヲ支エ，患者ノ腋下ニ手拭ヲ掛ケ，両端ヲ纏メテ両手ニ握リ，之ヲ後方ニ牽ク。乙助手ハ前方ヨリ右手ヲ以テ，腕骨ヲ左手ニ，上腕ノ下端ヲ側方ヨリ握リ，左足ヲ一歩前ニ踏ミ出シテ，1)患肢ヲ自然ノ方向ニ徐々ニ牽引シツツ 2)少シク挙上ス。術者ハ之ト同時ニ両手ヲ関節部ニ置キ，骨頭ヲ介酌シテ，成ルベク関節窩ニ導クト同時ニ，乙助手ヲシテ3)上腕骨ヲ，一旦肩ト水平ニマデ下降セシメ，4)次デ上肢ヲ自然線ノ程度ノ位置ニ直シ，充分ニ牽引セシム。而シテ肩甲各筋ノ伸展シテ，骨頭関節面ニ向ヒタルトキ，術者前方又ハ右側方ニ於テ，右手ヲ肩，左手ヲ骨頭ニ当テ，乙助手ヲシテ，5)上腕骨ヲ槓杆扱ヒニ真直ニ下降セシムルト同時ニ，6)術者少シク上腕骨ヲ内（外）方ニ捻捩シ，骨頭ガ関節唇ニ向ヒタルトキ，左ノ食，中，無名ノ三指ヲ以テ，一呼吸ニ挙上シテ押込ムナリ。

竹岡による上腕骨脱臼の整復法は第一に助手を利用することを勧めている。

この整復操作における患肢の誘導方向は次の通りである。1）上腕を末梢方向へ牽引する。2）上腕を脱臼肢位（外転位）のまま挙上する。3）挙上した上腕を水平方向まで下降する。4）その角度を保持しながら（上肢を自然位に直し）牽引をする。5）術者の手を骨頭に当て，それを槓杆にして上腕を下降する。6）上腕を内旋する。これは前項の『柔道整復術』における上腕骨前方脱臼で使用されるコッヘル法と多少異なる。コッヘル法は基本的に術者が一人で行う整復法である。そのコッヘル法の整復手順は，1）脱臼肢位（外転位）の上腕を内転する。2）上腕を外旋する。3）上肢を水平位まで前方挙上する。4）上腕を内転内旋する，である。また竹岡の整復操作は手で行うものとされている。これは天神真楊流柔術家が明治期まで行っていたとされる踵による整復とも異なる。

第5節

明治，大正時代の接骨関係者

1 竹岡宇三郎

　竹岡宇三郎については，前田勘太夫による『竹岡式接骨術全』[85]および宇佐美信の「先覚者の横顔（一）恩師竹岡先生を偲ぶ」[86]を参考に見てみる。

　竹岡宇三郎（1865年1月27日-1926年5月21日）は飯盛和助氏の次男として，埼玉県北葛飾郡杉戸町に生まれた。その後，飯盛家を出て竹岡姓を継いだ。竹岡は13歳の時「男子事を成す豊一小天地に齷齪して何をかせん」と言い郷里を出た。当時，東京において柔術の大家であった磯又右衛門の道場に入門し，天神真楊流柔術の研鑽を積んだ。竹岡の技は益々進み斯道の蘊奥を極めていったという。磯の没後は，その偉業を享けて門下を3年間にわたり教授した。1891（明治24）年に独立し道場を日本橋牡蠣町に開き，門下生を指導した。

　一方で竹岡は従来接骨業の免許者でもあり，接骨術を多くの患者に施し，接骨家としても名声をあげた。竹岡に施術を請う患者が多数訪れ，最盛期には一日三百数十名の患者が来院したといわれる。いわゆる竹岡式の接骨術の名は医療界で評判となった。それだけでなく都下の一般の患者からも慕われ尊敬もされていた。例えば東京市長の阪谷男爵一家，渋沢子爵の一門を始めとして，政財界の知名人が来院した。さらに相撲界では常陸山（当時の出羽ノ海）と親交があり，相撲で負傷した場合，まず竹岡のもとを訪れたものだ

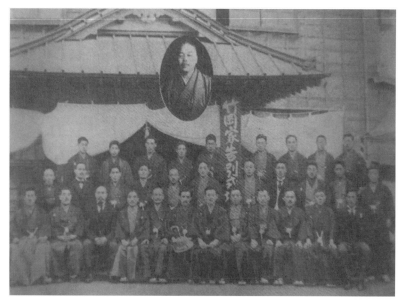

写真2-8　竹岡宇三郎の告別式

った。宇佐美の記述によれば，横綱の常ノ花（二代目，出羽海），福柳伊三郎関，対馬洋弥吉関などが竹岡の接骨院によく来院していた。

　また竹岡は消防議会設置の際に推挙されて治療部委員となった。1913（大正2）年，柔道接骨術公認期成会が組織された時には，竹岡は推挙されて会長となり，同会の為に自身の労苦を顧みることなく，全力を尽くした。柔道接骨術公認期成会の活動により接骨は柔道整復として1920（大正9）年に内務省令により公認の許可を得ることとなった。竹岡は同年10月に東京府の柔道整復術試験委員となり第1回の試験を実施した。また同月栃木県に於ける柔道整復術試験委員を嘱託され，ここでも第1回の試験を行った。

　竹岡は1926（大正15）年，糖尿病により逝去した。1927（昭和2）年7月10日に大日本柔道整復師会および東京柔道整復師会により芝増上寺において追悼会法要が勤修された（写真2-8）。[87]

2 山下義韶

山下義韶については，『世界柔道史』[88] を元に，接骨との関連について見てみる。

山下は講道館の初期の入門者のうち，嘉納治五郎と最も関係の深かった門弟の一人である。1865（慶応元）年 2 月，神奈川県小田原に生まれた。

1884（明治17）年 8 月14日，講道館に入門。1885（明治18）年 9 月，三段となる。この年，講道館幹事となって，門人取立ての任にあたった。1888（明治21）年に東京帝国大学の嘱託として柔道を教授した。1889（明治22）年，警視庁に奉職，柔道世話係となる。1898（明治31）年 1 月，六段となる。1903（明治36）年にアメリカのシアトルに渡り，ルーズベルト大統領以下二千人以上に柔道を指導した。1904（明治37）年10月，7 段となる。1907（明治40）年，東京高等師範学校，警視庁，その他で柔道の指導を行った。1913（大正 2 ）年，大日本武徳会の範士となる。この年，東京市内町道場を統一して，大日本士道会を創設，この時に会長となり多数の子弟を教育した。大日本士道会は単に東京市内の町道場の統一をしただけではなかった。同時期に開始された萩原七郎を中心とした柔道接骨術公認期成会と連動して，大日本士道会を通じて，接骨家および柔道家の求心力となり公認期成会の組織力を強化した。また柔道接骨術公認期成会の活動では帝国議会への請願を行うなど柔道整復術の法制化に尽力した。

1935（昭和10）年 2 月26日，71歳で病没した。同年10月24日，講道館葬となった。多年にわたり，講道館柔道の普及につくした功労に報いて，十段を追贈された。

3 三浦謹之助

三浦謹之助については『三浦謹之助先生』[89] を中心に天神真楊流柔術および柔道整復師との関係を見てみる（写真 2 - 9 ）。

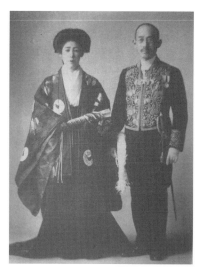

写真2-9　三浦謹之助

　三浦謹之助は1864（元治元）年３月21日，福島県伊達郡高田村に生まれた。1877（明治10）年，14歳の時に上京し，訓蒙学舎に入る。1883（明治16）年，東京帝国大学医科大学本科に入学，1888（明治21）年，同大学卒業，ベルツの助手となる。

　三浦はドイツ東亜学術協会 Deutsche Gesellschaft für Natur- und Völker-kunde Ostasiens（現，OAG）と親密な関係があったようで，この協会の報告集 Mitteilungen に時おり日本紹介文を載せている。その一つが「柔術について」Über Jujutsu oder Yawara という題で報告集の第７巻（“Mitteilungen der OAG” Bd.7. 1899年，東京にて発行）に掲載されている（写真2-10）。1898（明治31）年10月29日にこの協会の創立25周年記念の席上で先生が柔術について講演し，その時，天神真楊流柔術家の Inoue Keitaro（井上敬太郎）が実技を外国人たちに示した。三浦自身も若いときから柔道をやっていた。三浦と緒方富雄との対談『懐古』には「私は柔道を天神真楊流の井上先生に習って居りました」とある。「柔術について」では日本における柔術の歴史が説かれ，1659年ごろ明から日本に渡ってきた陳元贇が芝西久保の

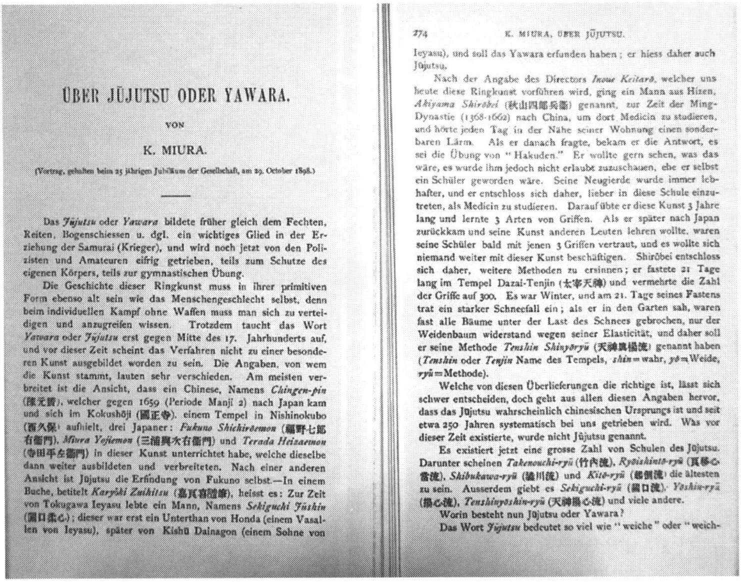

ÜBER JŪJUTSU ODER YAWARA.

VON

K. MIURA.

(Vortrag, gehalten beim 25 jährigen Jubiläum der Gesellschaft, am 29. October 1898.)

Das *Jūjutsu* oder *Yawara* bildete früher gleich dem Fechten, Reiten, Bogenschiessen u. dgl. ein wichtiges Glied in der Erziehung der Samurai (Krieger), und wird noch jetzt von den Polizisten und Amateuren eifrig getrieben, teils zum Schutze des eigenen Körpers, teils zur gymnastischen Übung.

Die Geschichte dieser Ringkunst muss in ihrer primitiven Form ebenso alt sein wie das Menschengeschlecht selbst, denn beim individuellen Kampf ohne Waffen muss man sich zu verteidigen und anzugreifen wissen. Trotzdem taucht das Wort *Yawara* oder *Jūjutsu* erst gegen Mitte des 17. Jahrhunderts auf, und vor dieser Zeit scheint das Verfahren nicht zu einer besonderen Kunst ausgebildet worden zu sein. Die Angaben, von wem die Kunst stammt, lauten sehr verschieden. Am meisten verbreitet ist die Ansicht, dass ein Chinese, Namens *Chingen-pin* (陳元贇), welcher gegen 1659 (Periode Manji 2) nach Japan kam und sich im Kokushōji (國正寺), einem Tempel in Nishinokubo (西久保) aufhielt, drei Japaner: *Fukuno Shichirōemon* (福野七郎右衛門), *Miura Yojiemon* (三浦與次右衛門) und *Terada Heizaemon* (寺田平左衛門) in dieser Kunst unterrichtet habe, welche dieselbe dann weiter ausbildeten und verbreiteten. Nach einer anderen Ansicht ist Jūjutsu die Erfindung von Fukuno selbst.—In einem Buche, betitelt *Karyōki Zuihitsu* (嘉良喜随筆), heisst es: Zur Zeit von Tokugawa Ieyasu lebte ein Mann, Namens *Sekiguchi Jūshin* (關口柔心); dieser war erst ein Unterthan von Honda (einem Vasallen von Ieyasu), später von Kishū Dainagon (einem Sohne von

274 K. MIURA, ÜBER JŪJUTSU.

Ieyasu), und soll das Yawara erfunden haben; er hiess daher auch Jūjutsu.

Nach der Angabe des Directors *Inoue Keitarō*, welcher uns heute diese Ringkunst vorführen wird, ging ein Mann aus Hizen, *Akiyama Shirōbei* (秋山四郎兵衛) genannt, zur Zeit der Ming-Dynastie (1368-1662) nach China, um dort Medicin zu studieren, und hörte jeden Tag in der Nähe seiner Wohnung einen sonderbaren Lärm. Als er danach fragte, bekam er die Antwort, es sei die Übung von "Hakuden." Er wollte gern sehen, was das wäre, es wurde ihm jedoch nicht erlaubt zuzuschauen, ehe er selbst ein Schüler geworden wäre. Seine Neugierde wurde immer lebhafter, und er entschloss sich daher, lieber in diese Schule einzutreten, als Medicin zu studieren. Darauf übte er diese Kunst 3 Jahre lang und lernte 3 Arten von Griffen. Als er später nach Japan zurückkam und seine Kunst anderen Leuten lehren wollte, waren seine Schüler bald mit jenen 3 Griffen vertraut, und es wollte sich niemand weiter mit dieser Kunst beschäftigen. Shirōbei entschloss sich daher, weitere Methoden zu ersinnen; er fastete 21 Tage lang im Tempel Dazai-Tenjin (太宰天神) und vermehrte die Zahl der Griffe auf 300. Es war Winter, und am 21. Tage seines Fastens trat ein starker Schneefall ein; als er in den Garten sah, waren fast alle Bäume unter der Last des Schnees gebrochen, nur der Weidenbaum widerstand wegen seiner Elasticität, und daher soll er seine Methode *Tenshin Shinyōryū* (天神眞楊流) genannt haben (*Tenshin* oder *Tenjin* Name des Tempels, *shin*=wahr, *yō*=Weide, *ryū*=Methode).

Welche von diesen Überlieferungen die richtige ist, lässt sich schwer entscheiden, doch geht aus allen diesen Angaben hervor, dass das Jūjutsu wahrscheinlich chinesischen Ursprungs ist und seit etwa 250 Jahren systematisch bei uns getrieben wird. Was vor dieser Zeit existierte, wurde nicht Jūjutsu genannt.

Es existiert jetzt eine grosse Zahl von Schulen des Jūjutsu. Darunter scheinen *Takenouchi-ryū* (竹内流), *Ryōishintō-ryū* (良移心當流), *Shibukawa-ryū* (澁川流) und *Kitō-ryū* (起倒流) die ältesten zu sein. Ausserdem giebt es *Sekiguchi-ryū* (關口流), *Yōshin-ryū* (楊心流), *Tenshinyōshin-ryū* (天神楊心流) und viele andere.

Worin besteht nun Jūjutsu oder Yawara?

Das Wort *Jūjutsu* bedeutet so viel wie "weiche" oder "weich-

写真２-10　論文「柔術について」

国昌寺に滞在していて福野七郎右衛門，三浦与次右衛門，寺田平左衛門の三人に教えたのが広まっていったなどが書かれている。

三浦は天神真楊流柔術家との関係から，1913（大正２）年から開始された柔道接骨術公認期成会の活動において，医師側の説得という重要な役割にあたり，柔道整復術の法制化に尽力した。

三浦は1950（昭和25）年10月11日，東京駿河台にて死去，谷中墓地に埋葬された。特旨を以て従二位に叙せられている。

第6節

大日本柔道整復師会の活動

1 大日本柔道整復師会の発足

　萩原七郎が1911（明治44）年に柔道整復術の公認に向けて活動を開始してから9年，柔道接骨術公認期成会が結成されてから7年が経過した。柔道接骨術公認期成会は所期の目的を達成したため，発展的に解消した。そして新たに大日本柔道整復術同志会（以下，同志会）として1920（大正9）年5月に発足した。この会は第一回柔道整復術試験の合格者によって結成された。この会は後の日本柔道整復師会となる。同志会には，同志会規則ならびに規定，及び細則などが規定され，その他に議事運営の事項や役員選挙の方法などが定められた。この時の様子は「公認期成会の発展的解消の報告書[91]」として以下のように記述されている。

　　萩原氏ハ再ビ起テ期成会ハ諸君ノ御援助ニヨリ漸ク其目的ヲ達シタルヲ以テート先ヅ之ヲ解散シ更ニ此会員ヲシテ新団体ヲ組織シ之ヲ大日本柔道整復術同志会ヲ名ケテ斯道ノ向上発達ヲ期セント述ブルヤ満場拍手ヲ以テ之ヲ迎ヘタリ。

　その後，同志会は1922（大正11）年4月に改称され，大日本柔道整復師会という名で発足した。この会は柔道整復術の進歩発展を図り，会員相互の団

結と親交を深めることを目的とし，全国の柔道整復師によって組織された。初代会長には同志会に引き続いて市川歓が就任した。

　大日本柔道整復師会の活動内容と問題点は，定期総会においてその経過が報告され，出席者によって討議された。しかし全国に点在する柔道整復師の，柔道整復師会に対する意識や，会費の納入に関して問題が多く，毎年1回行われる定期総会も東京を中心に行わざるを得なかった。以下では大日本柔道整復師会の第二回から七回定期総会記録を元に，大日本柔道整復師会の草創期の状況を辿ることとする。

1　第二回定期総会

　1923（大正12）年4月21日，赤坂区一条公邸内尚武館新築大道場で開催された。本総会では津田繁三郎会計主任による大正11年度の収支決算書の報告と，役員の選出がなされた。

　この役員選挙を実施するにあたり，総会の出席者数が問題となった。会員総数218名のうち，地方からの出席8名，委任状18通，東京13名が出席した。規定の5分の1に足りないという理由で，あわや流会になろうかという事態になった。しかし，遠方から出席した会員を配慮し，地方からの出席8名が何名の代表者であるかを加算して出席数を再計算することとなった。その結果，出席数は十分であるということで役員選挙は実施された。今回は大日本柔道整復師会がまだ十分に組織立っていないうえでの規則であるという理由で，柔軟な対応がなされた。

　役員選挙は会長1名，副会長2名を選出することとなった。まず，東京側大日本柔道整復師会役員選挙代議員10名を選び，次いで代議員の手によって大日本柔道整復師会役員選挙を行った酒本，山田，品田の3名が立会人となり，萩原副会長が開票した。開票の結果，会長当選に市川歓（6票），次点竹岡宇三郎（4票），副会長当選に松井百太郎（7票），同じく当選宮本半蔵（5票）となった。

2 第三回定期総会および東京柔道整復師会第五回臨時総会

1924（大正13）年6月22日，上野池之端東仙閣で開催された。出席者は市川歆，宮本半蔵，長谷五郎，上野正幸，八木寅次郎，前沢兼次郎，津田繁三郎，萩原七郎，市川新一郎，堀越元義，高木三五郎，井上縫太郎，酒本房太郎，品田憲二，小林勝蔵，山田辰之助，山田千代壽，寺門德三，浜田清治，蓮見武夫，宇佐美信，藤崎六太郎，原田佐五郎，河合留七，太田寛，川崎治太郎，萩原廣治，鈴江吉重，桑山保一，吉田甚四郎であった。

　総会では萩原七郎から前年の総会後の経過と庶務について報告がなされた。次いで，埼玉県，大阪府，岐阜県，高知県，広島県，佐賀県の代表がそれぞれ柔道整復術試験の実施状況や県の会長選挙の状況について報告し，意見が述べられた。総会では，以下の件が議決された。

一，按摩術取締規則より分離して別に柔道整復術取締規則を制定せんことを帝国議会に請願すること

二，会報を発行すること，これに対する費用は各府県会員に於て各自負担すること

三，会員は一年に会費一円を本部に納付すること

四，その他一切の件はこれを大日本柔道整復師会本部の幹部に一任すること

　なお，今回は役員選挙はなされず，幹部は重任することとなった。

　しかし，柔道整復術取締規則の制定に関する動きに対し，後日，埼玉県医師会から反対する動きが見られた。そして同県医師会から次のような印刷物が配布された。

　　日本医師会決議

　拝啓者脱臼又ハ骨折患者ニ対シ，柔道整復者等ガ取締規則ヲ無視シ医師ノ同意ヲ得ズシテ乱リニ施術ヲ行イ為ニ患者ニ不良ノ結果ヲ與フル者少ナカラズ候ニ付日本医師会ニ於テ取締規則ノ励行ヲ当局ニ迫ルコトニ致シ可成多数ノ実例ヲ集メ当局ニ提出スルコトニ致シ候間右不良ノ結果ヲ来シタル実例ヲ有セラレ、諸君ニ於テハ精細ノ記事十一月三十日迄ニ小生宛ニ御

報告相成度此段及御通知候也

　この印刷物に対応するために東京柔道整復師会は1924（大正13）年11月27日午後３時より，神田錦町松本亭において東京柔道整復師会第五回臨時総会を開催した。当時，東京柔道整復師会の会長であった萩原七郎がこの印刷物を読み上げた。続いて，『医界時報』に投稿された柔道整復師のエックス線使用は医師法に抵触するという論文が紹介された。臨時総会では，これらの問題について討議がなされた。その結果，方面委員を設置し，１）有資格者，無資格者及び出張所責任者を調査する，２）広告の制限，治療上医師類似の行為またはＸ線設置の有無を調査する。３）治療料金の制限及び道場の有無を調査する，などの方針を決定した。

3　第四回定期総会

　1925（大正14）年５月13日，下谷区池之端東仙閣で開催された。出席者は，松井百太郎，八木寅次郎，井上縫太郎，宮本半蔵，津田繁三郎，長谷五郎，上野止幸，酒本房太郎，関貞次郎，鈴木清信，高木二五郎，前沢兼次郎，市川新一郎，堀越元義，浜田清治，鈴木吉太郎，見富亀次郎，渡辺峰松，宮本仁之助，山田辰之助，山田千代壽，宮本正三，高橋喜三郎，原田佐五郎，松岡龍雄，岩崎敏夫，萩原廣治，萩原七郎。来賓に黒沢長八郎，桑原冊次郎，合計で30名の参加であった。

　総会ではまず，萩原七郎より庶務と大正13年度の会計決算について報告がなされた。この他には，埼玉県において，柔道整復師が１月30日に公認となり５月30日より公布されることが報告された。福島県で発生した薬品使用禁止および没収問題について報告された。次いで，萩原七郎より会則の改正について問題が提起された。その結果，第三條の條文を「大日本柔道整復師会事務所は東京市に置く」とすることが可決された。また，会長の市川歓が逝去され，会長が欠員になったことと，役員の改選期になったことで選挙が行われた。選挙にあたっては，事前に選ばれた10名の詮衡委員，津田繁三郎，宮本半蔵，井上縫太郎，萩原七郎，萩原廣治，松井百太郎，八木寅次郎，前

沢兼次郎，上野正幸，鈴木清信らによって会長，副会長の選挙が行われた。
その結果，会長に井上縫太郎，副会長に八木寅次郎，金谷元朗が選出された。

4 第五回定期総会

1926（大正15）年6月21日，下谷区池之端東仙閣で開催された。出席者は
金谷元朗，鈴木清信，津田繁三郎，八木寅次郎，松岡龍雄，浜田清治，井上
縫太郎，川崎治太郎，酒本房太郎，原田佐五郎，福田聰太，萩原七郎，上野
正幸，大河内友蔵，宮本半蔵，堀越元義，長谷五郎，萩原廣治であった。

　会議ではまず，萩原七郎から前年度から続いている福島県の薬品使用問題
についての経過報告がなされた。この問題にあたっては福島県の代表，井上
縫太郎，宮本半蔵，津田繁三郎らが三浦謹之助に応援を要請し，内務省に接
骨散の使用を認めるよう交渉した。その結果，接骨散カンフルチンキやホウ
サン水など柔道整復師が従来許容された薬品に限って使用することは差支え
ないと通牒がなされ，この事件は解決した。この事件を通じて，現行取締法
（按摩術営業取締規則）を改正し，柔道整復師の単行法を制定するべきである
という意見が出た。

　現行取締法の改正にあたっては，井上縫太郎，八木寅次郎，津田繁三郎，
宮本半蔵らが三浦謹之助と相談し，小松氏に陳情書の作成に協力を頼んだ。
陳情書の提出について，野田前衛生課長に面会し，陳情の趣旨を相談した。
しかしその後まもなく，野田が死去したため現行取締法の改正問題は先送り
となったことが報告された。また，野田との面会の中で柔道整復師が社会的
に認められる存在になるためには，技術と学術をさらに向上させる必要があ
ることが確認された。こうして柔道整復師の講習会が開催されることとなっ
た。これは在京の柔道整復師について1926（大正15）年5月から翌4月まで
の11か月間，毎週木曜日の午後7時から10時まで行われた。講師には天谷千
松，佐藤清一郎，および当時井上通夫の助手であった横尾安夫が務めた。ま
た，東京から遠隔地に住む会員には夏期講習会を開催することが決定された。

　この他，大正14年度会計収支決算報告がなされた。また地方団結の件につ
いては西部派，東部派などの名称のもとに，会が分裂をきたしているという

ことが報告された。これには，必要に応じて中央の幹部が地方遊説をし，団結を呼びかけること，その費用の半額は地方が負担することなどが審議された。

5　第六回定期総会

1927（昭和2）年5月21日，萩原七郎邸で開催された。出席者は長野県，埼玉県，茨城県，神奈川県の代表，本部から松井百太郎を筆頭に井上縫太郎，萩原七郎など10名程度の出席であった。

　萩原七郎から以下の経過報告がなされた。まず，按摩術営業取締規則の改正について尽力している。しかし，医師会の一部では柔道整復師を全滅させることを期待する動きがあるので，施術技術の点で問題を起こさないようにすることが述べられた。次に大正15年度収支決算報告がなされた。

　また，柔道整復師の中には外科や整形外科と変わらない看板を出して営業をしている者がいること，そしてこれらの者が診断書を患者に与えたり，技術が未熟なために患者に障害を残し，訴訟になった例が報告された。

　また同年5月11日に発行された『日本之醫界』という雑誌に「柔道整復術営業廃止か―警視庁衛生部の大英断[92]」との見出しで警視庁の意向が書かれており，その記事が紹介された（写真2-11）。

　　去る大正九年内務省を以て全国の按摩規則を布かれるに当り，柔道整復術も按摩の一種として其業務を認められる様になって以来，各地方庁殊に警視庁に於て毎年施行せられる試験に合格する者が逐次増加し，現に東京府下のみにても男女二百三十三名の営業者を出すに至り，之等中には技能未熟の為患者に被害を及ぼす者及柔道整復術の範囲を脱して医業を為すもの等が縷々発見されるので，之が予防撲滅を期さんとして警視庁衛生部では各署に取締方の厳命を発すると共に，各医科大学長医博及医師会長宛次の如き通牒を発して，夫々専門家及び整形外科を標榜する開業医の意見を徴し，彼等同業者の内情を調査して場合によっては将来該営業を撤廃すべく目下極秘裡に協議中である。

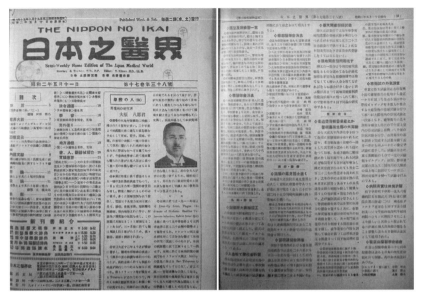

写真 2-11　『日本之医界』記事

　柔道整復業者に関する件

　拝啓新緑の候貴会益々御隆盛の段賀上候，却説取締上の参考に供し度く
候に付き各位に左記事事項承知致度御繁忙中恐縮ながら至急御回報相煩し
度く此段得貴意候

一，整形外科を標榜せらるる会員の開業場所名称及氏名

二，柔道整復術営業者に対する整形外科医師の意見の詳細

三，柔道整復術営業者の治療を受けたる後整形外科医師の治療を乞いたる
　　患者にして，柔道整復術営業者の技量未熟又は治療上の措置を誤りたる
　　結果甚だしく其の治療上の困難又は其の回復期を遅延するに至り，若し
　　くは患者を不具又は廃疾に陥れたる事例

四，柔道整復術営業者の治療を受けたる者にして回復せざる為整形外科医
　　師の診療を求むるに至りたる者の数

　こうした記事に対して，萩原は柔道整復師達に取締規則の順守を徹底する

よう訴えた。

役員改選については，話し合いの結果会長に松井百太郎，副会長は会長の指名によって八木寅次郎と宮本半蔵と決定し，相談役に井上縫太郎が就いた。

6 第七回定期総会

1928（昭和3）年4月21日，神田錦町松本亭で開催された。出席者は山下義韶，松井百太郎，伊東正為，鈴木清信，松岡龍雄，八木寅次郎，萩原七郎，高月周尾吉，酒本房太郎，恒石光正，滝沢常三郎，並木光太郎，関根源内，佐藤信次郎，前田尚夫，山田辰之助，山田千代壽，宮本半蔵，井上縫太郎，上野正幸，市川新一郎，新貝光徳，長谷五郎，石橋和一，長尾景一，中澤亀太郎，藤村兼吾，東城福三郎，有田信男，浜田清治，蓮見武夫，津田繁三郎であった。

会議では，萩原七郎から庶務会計の報告と今後の方針の希望が述べられた。今後の方針は不日幹部会を開いて決定されることとなった。前年（昭和2年）7月10日，芝増上寺において，竹岡宇三郎，市川歛および野田忠広前内務省衛生課長の追悼会法要を行ったことが報告された。

役員については会長に松井百太郎，副会長に八木寅次郎，宮本半蔵，相談役に井上縫太郎が就任した。

以上，第二回から第七回の定期総会の様子である。

大日本柔道整復師会は結成以来，埼玉県での医師会の柔道整復師に対する反対運動（大正13年）や，福島県での薬品使用裁判（大正14年），警視庁からの柔道整復師の講習会開催に関する問題（大正15年）など，全国的に種々の問題に直面しながらも，会員の力を結集して活動をしてきた。その活動拠点が東京にあったため，東京柔道整復師会が大日本柔道整復師会を代替する実質的な機関となって問題に対処した。定期総会も大日本柔道整復師会と東京柔道整復師会が同日に行われることが多かった。昭和3-4年度の大日本柔道整復師会の役員には，会長に松井百太郎，副会長に八木寅次郎，宮本半蔵，相談役に井上縫太郎らが就任し，代議員には東京柔道整復師会の役員がすべてこれに当たることとなった。1929（昭和4）年頃の大日本柔道整復師会は，

ほぼ東京を中心として運営されていた。1927（昭和2）年の東京柔道整復師会は大日本土道会（山下義韶会長）と合併することとなり，これに伴って武道会館を設置するという計画が出ていた。東京柔道整復師会ではこうした案件を抱えながら，全国の柔道整復師の問題を解決していかなければならなかった。

　東京柔道整復師会では定期的に『会報』を発行し，総会や役員会の報告をはじめ，行事の記録や情報の提供を行っていた。そして，東京柔道整復師会の役員は東京府内での活動と同時に，全国から寄せられる問題を処理するために，全国に回って活動を行っていた。しかし1929（昭和4）年の末，東京柔道整復師会の役員間に柔道整復師の講習会の方法や武道会館の設置，会務の運営について意思の疎通を欠いたことが原因で，内部の争いが起こった。その結果，1930（昭和5）年3月に萩原七郎は東京柔道整復師会の会長を辞任し，新たに江東柔道整復師会を結成した。このため東京の柔道整復師会が2つの会に分裂することとなった。このことは大日本柔道整復師会にも影響が及び，執行部に強力な指導者の出現が待たれた。

2　単行法請願運動

　柔道整復師が按摩術営業取締規則の省令から分離独立するための単行法制定の運動は，1920（大正9）年4月に柔道整復師が法制化された以後も，会員の間で議論がなされてきた。東京では，1930（昭和5）年頃にドイツとフランスの外遊から帰朝した金井良太郎[93]に，井上縫太郎ほか大日本柔道整復師会の人々が訪問した。そこで大日本柔道整復師会の組織を強化して全国的な柔道整復業界の発展を図らなければ，いつ何時，医師会の圧力によって不測の事態に陥らないとも限らないということで，金井に協力を求めた。金井も全面的に賛成したため，1930（昭和5）年4月，金井は会長として迎え入れられた。この時，会の名称は全日本柔道整復師会と改められた。1930（昭和5）年頃から，全日本柔道整復師会は，専ら柔道整復師の身分法を省令から離して単行法にするために帝国議会へ請願運動を開始した。1932（昭和7）

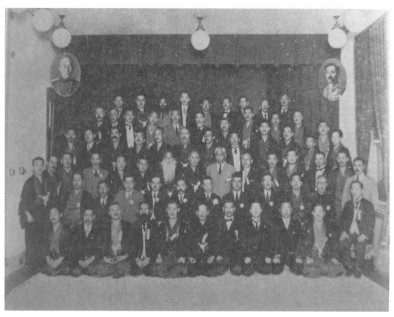

写真2-12　東京府柔道整復師会公認祝賀記念（昭和7年6月21日）

東京府知事　香坂昌康

鈴木留次郎

伊藤芳太郎　花輪富吉

増田宗太郎　堀越元義

叶　貞

今井半六　吉森喜太郎

新島喜太郎

名倉朝之丞　中村謙三　　村松キク

西野寅之助　金谷元朗

長谷五郎

宮本半蔵　亀山孝一（内務省警保局事務官）

稲村五十次　須藤宗太郎　福島徳太郎

酒本房太郎　坂, 孝義（上野警察署主任）　山口八郎

大石介吉　上野光齋

大野常吉

荒井留太郎　柴崎耕作

前山又三　中澤亀太郎　鈴木鎌

廣瀬廣治　横田善右衛門

田澤政次

松井百太郎　八木寅次郎

荒木治義（今技師）　松本學（内務省警保局長）

加藤寛二郎（警視庁医務課長）

金井良太郎（会長）

竹中兼吉

船津傅三郎

岡田鐵吉

鈴木清信

鈴木清三郎

的野惣吾　高野亀治　寺田愛蔵

米沢計一　深井子之吉　津田繁三郎

佐藤逸見　岩瀬隆次　松岡達雄　井上縫太郎

関貞次郎　今泉清　白波清三　柿沼三郎（今技師）

金子恭唯　村田林太郎　小清水倉吉　鈴木源蔵

警視総監　藤沼庄平

吉田榮雄　江口石作　伊藤為四郎　瀧澤常三郎

小西康裕

年に東京府より公認された東京府柔道整復師会もそれに合わせて協力態勢をとった（写真2-12）。

1935（昭和10）年には東京で大日本柔道整復師連合大会が開催され，全国の力を結集して柔道整復師の単行法を実現するための請願運動を開始した。翌，1936（昭和11）年8月には請願委員 会長他12名らによる「柔道整復術取締規則改正請願書」[94]が内務大臣，潮惠之輔あてに提出された。この時に要求された改正点は以下のような主旨で書かれている。

一，柔道整復術ノ名称ヲ整骨師又ハ接骨師ト改正相成度事
二，整復術ノ試験ヲ受ケントスルモノハ修行年限四ヶ年以上ノ中等学校卒業程度ノ学力ヲ有シ，柔道三段以上ノ免許ヲ保持スルモノ又ハ之ト同等ノ実力ヲ有スルモノト御改正相成度事
三，整復術試験ニ合格シタル後尚貳ヶ年以上臨床的経験ヲ積ミタル者ニ営業鑑札ヲ御下附相成度事
四，整復術実地試験ノ試験委員ハ整復術ノ資格ヲ有スル者ヲ任命セラレ度事
五，患部ノ治癒ヲ謀ル目的ヲ以テスル薬品ノ使用ヲ認メラレ度事
六，骨折，脱臼ノ施術ヲ為スニ当リテモ打撲，捻挫等施術ノ際ト同様ニ制限ヲ規定相成ラサル事
七，診断書ノ発行ヲ認メラレ度事
八，通院困難ナル患者ニ対シテハ入院収容シ得ラルヽ様規定相成度事
九，骨鑑別ノ目的ヲ以テスル「レントゲン」発生機ノ使用ヲ認メラレ度事

東京府を中心とした請願運動が行われたのとほぼ同時期の1930（昭和5）年4月頃より，兵庫県を中心とした関西でも同様に単行法制定への請願運動が行われていた。1930（昭和5）年7月には，六島誠之助[95]が発起人となって柔道整復術単行法実施期成同盟会（以下，同盟会）を結成した。同盟会のメンバーの一人である天崎壽圓[96]の実兄が衆議院議員の中馬興丸[97]であったという関係で，六島は中馬に協力を依頼した。中馬は当面の交渉委員を受諾した。

同盟会による「第一回上京委員報告書」によれば，陳情の様子は「昭和五年八月二十八日午前午後に亘り内務省並に内務次官官邸に於て中馬代議士天崎安藤同伴　齋藤政務次官　潮　事務次官　赤城衛生局長に各個面会をなし左の件に付き陳情をなせり」[98]とし，以下の5点が述べられた。

一，柔道整復術ノ取締規則ヲ按摩取締規則ト分離サレ度キコト

二，十年以来各方面ニ於テ柔道整復師ハ自発的ニ内容ノ充実ヲ図リ整形外科学，解剖学，生理学，病理学ノ専門大家ヲ聘シ不断ノ講習及ビ見学ニ務メ当初ノ整復術者ニ比シテハ隔世ノ感アリ，今後ト雖モ同業者ハ此ノ講習及ビ研究ヲ永遠ニ継続スル覚悟ヲ有スルモノナリ

三，…（略）…今後ニ於テハ受験資格ヲ中等学校卒業生及ビ之ト同等ノ学力ヲ有スルモノニシテ武徳会又ハ講道館ヨリ柔道四段ヲ免許セラレ且ツ中等学校以上ノ教師又ハ警察ニ於テ四ヶ年以上ノ履歴ノアル者ニ限ルコト、シテ其ノ受験年齢ニハ制限ヲ附セザルモ開業年齢ハ満三十五歳以上トスルヲ適当トスベシ

四，…（略）…開業試験ハ一年ハ東京ニ於テ挙行シ一年ハ大阪ニ於テ挙行シ内務省自ラソノ試験官ヲ任命シ試験料モ亦受験者ニヨリ相当額ヲ徴収スルコト、成スモ差シ支ヘナカルベシ

五，従来開業者ハ其ノ内容ヲ充実シ今後新開業者ハ人物ニ於テ学識ニ於テ技術ニ於テ間然スル処ナキモノヲ年々五十名内外ヲ増加スルニ過ギザルヲ以テ医師トノ間ニ於テモ円満ニ協力シテ国民保健衛生ノ為ニ尽シ得ベク医師ノ業権ヲ侵スガ如キ非難ヲ受クルモノ無キモノト信ズ

その後，中馬の尽力で第五十八議会において，衆議院（議会運営会）を通過した。1931（昭和6）年6月28日，中馬代議士，天崎兵庫県代表，八田茨城県代表，稲葉京都府会長らが内務省において潮次官，古屋政務次官，赤木衛生局長と会見し，独立取締法発令の実施を1時間にわたり陳情した。当局にそれぞれ請願書を提出し了解を得ていたはずであったが，結果は政府当局の反対によって否決された。しかし柔道整復師界では，この運動を契機とし

て，全国的な会員同士の連絡が密に行われるようになり，全国の柔道整復師
が単行法制定に向け一丸となっていった。

　1938（昭和13）年になると，第七十三議会衆議院において藤生安太郎による「柔道整復術の単行法制定に関する建議案[100]」の提案で，提出者及び賛成者[99]
129名の国会議員の署名を添えて上提された（写真 2 -13）。その内容は次の
通りであった。

　　柔道整復術ノ単行法制定ニ関スル建議案理由書
　　所謂「ほねつぎ」ハ我国ノ武道ト共ニ発達シ来レル国粋ノ仁術ニシテ之
　カ保存トソノ発達ヲ図レルハ極メテ必要ノ事ナリ
　　柔道整復師ハソノ体力ノ消耗ニ於テ他ノ教師ノソレトハ到底比スベカラ
　ザルモノアリ
　　従ツテ在職ノ年限ノ如キモ最モ短命ニシテ而モ退職後ノ生活ハ極メテ不
　安ナリ
　　今日ノ如キ退職後ノ悲惨ナル生活状態ニ放任スル事ハ柔道教師タルコト
　ヲ志スモノニ対シ躊躇逡巡セシムル事トナリ武道奨励上由々シキ問題ナリ
　　然ルニ現存ノ省令ハ右ノ趣旨ニ照シ遺憾ノ点多ケレバ，政府ハ速ヤカニ
　此案ヲ制定シ国粋保存ト共ニ彼ラノ生活ヲ保障シ，併セテ武道家ノ面目ト
　品位ノ向上ヲ図リ武道奨励ニ資セラレル必要アリト認ム
　　是本案ヲ提出スル所以ナリ

として，次のような趣旨の説明を加えた。すなわち，接骨術は武道と不離不
即の関係にあって，その本源に遡れば一千年来育まれた東洋医術として，未
開の時代より多くの傷病を的確に診断してきた。日本で整形外科が始まる以
前においては，接骨が我が国で唯一の医療機関として外傷を扱ってきたので
ある。しかし，接骨術が理論的に又学術的に，精密な科学的な方法を用いな
いことを理由に接骨は不必要であるということは，科学偏重の余弊であると
いえる。また，国粋文化保存の意味からも，接骨術を奨励することは必要で
ある。現況は接骨術を按摩・マッサージの付属物として扱い，取締りを行っ

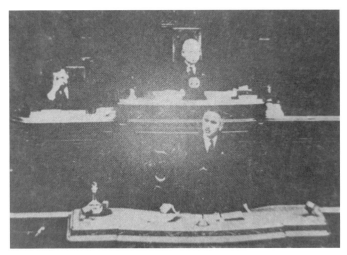

写真 2-13　藤生安太郎

ている。しかも，その免許試験も本来の趣旨と精神を無視して，乱脈を極めている状態である。これを改めるためには，現在の取締りを厳格にすべきであるし，こうしたことが武道の品位を向上し，武道振興に資することになる。つまり，武道のために精進してきた者が晩年になって，悲惨な生活をするということは，武道振興上甚だ障害になるので，接骨術の問題を解決することで武道振興を実現するべきである。

　しかし，国会や内務省の中央衛生会などの反対により同案は廃案となった。

　単行法の請願運動はさらに続けられ，1941（昭和16）年3月には関東と関西の会員が協力して請願運動が行われた。この時は関東と関西の会員，55名の署名入りの請願書が衆議院議長の小山松壽宛に提出された。提出された「接骨師法規定ノ請願書」[101]は以下のような内容であった。

（一）　柔道整復術ノ名称ヲ接骨術ト御改正相成度願上候
（二）　大日本接骨専門学校創立ヲ切望ス
（三）　軍陣外科ノ一部ノ担当ヲ計ラレ度キコト
（四）　柔道整復術ノ受験資格ノ改正ヲ望ム

（五）　柔道整復術ノ試験方法改正ニツイテ

（六）　現営業者約参千有余名ノ再教育ヲ実施相成度事

（七）　現業者ハ新法規ニ依リテモ資格ヲ有スルコトトセラレタキコト

この時も，請願は却下された。

1920（大正 9 ）年以来，柔道整復師界全体で取り組んできた単行法運動は，終戦直後，旧憲法最後の時期に按摩術営業取締規則について省令改正という形で実現した。1946（昭和21）年12月29日，河合良成厚生大臣の名で，柔道整復術営業取締規則（厚生省令第47号）として発令された。しかしこの規則は1947（昭和22）年の新憲法発布で，同年の12月末日をもって，それまでの各省令は失効することとなった。したがって，柔道整復術営業取締規則も約 1 年の期間で失効した。わずか 1 年間であったがこの時発令された柔道整復術営業取締規則には，1 ）柔道整復術営業を行う際には試験合格証書を添えて免許鑑札を受けること，2 ）柔道整復術の試験科目について，3 ）受験資格は 4 年以上の柔道整復術を修業した者であること，4 ）営業者は応急の処置を除くほか，脱臼または骨折の患部を施術することができない。ただし医師の同意を得た場合はこの限りではない，などが十二条にわたって規定された。

3　第二次大戦下の柔道整復師界

1938（昭和13）年 4 月に金井良太郎会長が辞任した後，約 3 年間会長が不在のまま全日本柔道整復師会の運営がなされてきた。その後，1941（昭和16）年 4 月に代議士の一松定吉が推されて会長に就任した（写真 2 -14）。1935（昭和10）年代の日本は戦時体制が厳しくなり，1936（昭和11）年の二・二六事件，1937（昭和12）年の日中戦争，1938（昭和13）年の国家総動員法の成立など社会情勢は変転していた。1941（昭和16）年 2 月には皇紀2600年の記念奉祝が各地で挙行されていた。このような戦争への動きの末，1941（昭和16）年12月に太平洋戦争が開戦された。戦争が起こると，全日本柔道

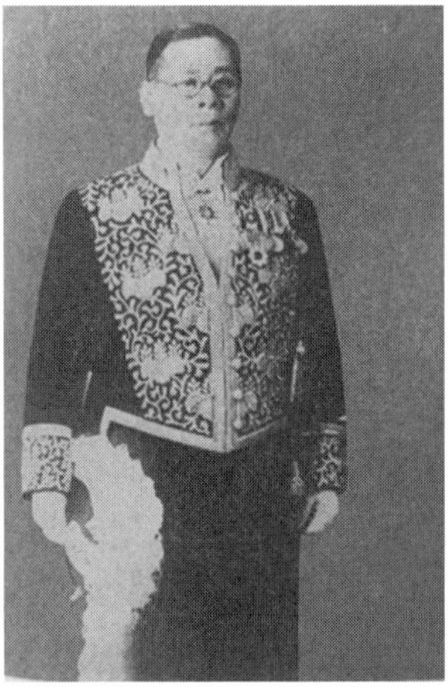

写真２-14　一松定吉

整復師会会員の中でも多くの人が召集され，各地の戦場へ向かった。

当時の東京府柔道整復師会の会則第１章「目的」には「本会は斯道を通じ国に報ぜんことを以て目的とす[102]」とあり，柔道整復術を通じて国に貢献することを会則に掲げている。こうした状況のもと，1943（昭和18）年10月，一松定吉会長をはじめ1625名の会員が拠出した８万8324円67銭の国防献金をもって，陸軍省に新戦闘機「接骨師號」を献納した（写真２-15）。この時の様子を一松定吉の私設秘書であった小西康裕は以下のように語っている[103]。

聽て会長一松先生は従容たる態度で，凛然一段と声をはずませて「閣下の大東亜戦争完遂のため日夜を分たず，文字通り寝食を忘れご活躍遊ばされるに対し，全国の柔道整復師は，皆等しく感奮措く能わず，たとえ皇恩の万分の一でもお報いし，且つ重大なる戦局の打開にお役に立て，国土防衛の一助ともなることを念願して，ここに軍用飛行機の献納に決して，只今全国業者忠誠の成果を持参致しましたから，何卒御受納が願いたい」と衷心からその赤誠を披攊して，加納理事長より会長秘書たる私，不肖小西に，更に私より一松会長にと必勝の信念のこもった，全国業者から粒々集

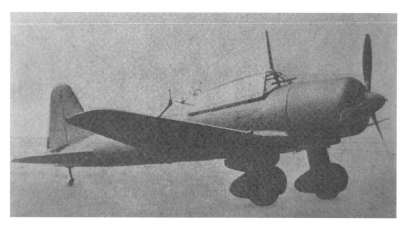

写真 2-15　陸軍省に献納された戦闘機「接骨師號」

　められた浄財の八万八千余円也の献金は，斯くして目録とともに一松会長
から親しく，手から手へと厳粛のうちに東條閣下にお渡しを済ませました。

第7節

本章の考察

　柔道整復が複雑な折衝を経て誕生したことの歴史的意義は次のようにいえる。『医制百年史』が記すように，日本の医学は医制制定以来，政府の方針により西洋医学へと一本化されつつあった。本章では，接骨も歯科や鍼灸，按摩に続く形で自発的な政治運動を行うことによって法制化されたことにより，西洋医学の枠組みから外れた職業団体が西洋医学との共存を可能にしたことを明らかにした。明治末期，医療資格として法制化されるためには，西洋医学が関与することが必須であり，このことが資格に医療的価値と社会的権威を持たせたのである。医制制定以後も口中療治や鍼灸，按摩は民間医療として存在したが，彼らの医療従事者としての身分は法制化されることで確立された。接骨も同様に西洋医学を導入することで，1920（大正9）年に柔道整復として法制化されたのである。

　次に今日，日本柔道整復師会が主張する柔道整復は伝統的医療であるという主張について述べる。本研究により法制化により接骨と柔道整復の間における医学的な脈絡は薄れたものの，施術技術を習得する上で基盤となる人間関係，すなわち師弟関係は保たれたことが理解される。つまり法制化後，柔道整復術試験の受験資格に「柔道の教授を為す者」とされたように，法的には「柔道」と表記されたが，それは天神真楊流柔術が柔道に包括されているという前提があるのである。このことが歴史的な人的連続性を同時に保つことを意味しており，この人的連続は今日の柔道整復まで継承されている。序

における先行研究で示した日本柔道整復師会の「柔道整復師は戦国時代から続く柔術に基づく日本独自の医療であった」という主張は，このような歴史的経緯から生まれたと考えられる。柔道整復は以上の歴史的経緯と政府の財政難という事情の下に，医療従事者と柔道家という双方の特質の連関によって医療の一領域を築いたのである。

　1930（昭和5）年4月に，金井良太郎が全日本柔道整復師会会長に就任してから，関西を含めて実質的に全国が統一された。そして1935（昭和10）年には全日本柔道整復師会連合会の発足式が行われた。

　しかし，1938（昭和13）年，本部役員の陣容変革で金井良太郎が会長を辞任すると，全日本柔道整復師会は，その後，約3年にわたり会長不在という期間が生じた。1941（昭和16）年4月にようやく代議士の一松定吉が全日本柔道整復師会会長に就任した。この頃になると，日本は太平洋戦争へ突入し，全日本柔道整復師会でも召集を受ける会員がいた。このため会としても国防献金や戦闘機の献納などを行い，非常事態に備えた活動も行った。

注—————
1　厚生省医務局編（1955）医制八十年史．印刷局朝陽会．p.3.
2　医制とは1874（明治7）年に太政官により制定された衛生制度すなわち伝染病予防行政と医事制度を規定した法令である。その重要な部分の一つは医学教育及び医師の制度化であり，医師の資格およびその業務の規定であった。医制は太政官令であったが，今日的な法令というよりも衛生行政の方針を示した訓令の性格を有するものであった。
3　嘉納治五郎の師である福田八之助は，職業として整骨を本業とするため，「十分に，柔術の教授に没頭するを得ざる事情」があったという。（東京高等師範学校柔道部史刊行会編（1987）東京高等師範学校柔道部史．ぎょうせい．p.543.）
4　長野彦右衛門（1845）千住旧考録によれば文化元（1804）年四月に「其辺りに名倉姓何某という蒼生の旧家ありしが…（略）…夫より右の骨折療治を業となし，終に我子孫へ其妙法を伝へ，今三代にして親子兄弟共三ヶ所に分家して其医療倍々さかんなり」とある。また嘉永四（1851）年正月には徳川家祥が鷹狩りの休息所として名倉の家を使用しており，名倉は千住では有名な接骨の一家だったことが分かる。また明治11（1878）年2月19

日号の『有喜世新聞』（名倉弓雄（1974）江戸の骨つぎ．毎日新聞社．所収）によれば「来る三月一日より，榊原鍵吉さんは，千住北組三丁目に於て，撃剣会を催され，その金主は，同所の骨継ぎ名倉さんが元方というから，怪我をしても，即座に治療出来ますとは，重宝なことです」とあり，明治初期においても名倉は経済力と知名度があったようである。

5 萩原七郎（1968.4）柔道接骨術公認期成会運動回顧録，全日本柔道整復師会会誌第3巻第3号．

6 名倉弓雄（1974）江戸の骨つぎ．毎日新聞社．p.180．

7 長谷川弘一編（1972）埼玉県接骨師会会史．埼玉県接骨師会．p.27．

8 「明治の中頃は，東京府下には26の町道場があり，うち4ヵ所は剣道場で残り22はすべて天神真楊流の道場だった」（日本柔道整復師会（1978）日整六十年史．日本柔道整復師会．p.177．）

9 医制第五十三条に「鍼治灸治ヲ業トスル者ハ内外科医ノ差図ヲ受ルニ非サレハ施術スヘカラス，若シ私カニ其術ヲ行ヒ或ハ方薬ヲ与フル者ハ其業ヲ禁シ科ノ軽重ニ応ジテ処分アルヘシ」とある。

10 小川鼎三（1964）医学の歴史．中公新書．pp.210-212．

11 ここには「入歯歯抜口中療治接骨営業之者ハ明治十六年第三拾四号ニ拠リ医術開業試験ヲ経ルニ非サレハ新規開業不相成候」とあり，接骨の新規開業が禁止されている。（厚生省医務局編（1955）医制八十年史．印刷局朝陽会．p.503．）

12 東京府編（1914）大正元年東京府統計書第三巻衛生水道．出版社不明．p.49．

13 警視庁史編さん委員会編（1959）警視庁史明治編．出版社不明．p.526．

14 長谷川弘一 編集代表者（1972）埼玉県接骨師会会誌．埼玉県接骨師会．pp.38-41．

15 萩原利光氏によれば，辰治，由次郎は警察官となったとのこと。

16 1906（明治39）年5月に歯科医師法が，また1911（明治44）年8月には鍼術灸術営業取締規則および按摩術営業取締規則が制定された。これらによって入歯師・口中治療師及び鍼灸・按摩師はそれぞれ全国的，統一的な法制の下に置かれることになる。

17 酒本房太郎（1958.7）光を掲げた人々，東京都柔道接骨師会会報．

18 同上書．

19 日向輝武（1870-1918）は群馬県選出衆議院議員（自由党員）。熱心なキリスト教徒で「廃娼論」の先鋒。（黒沢明彦，飯塚寿男（2004）ふるさと人ものがたり藤岡：市制施行50周年記念．藤岡市．pp.12-13.）

20 萩原利光氏によれば，横堀は芳賀郡長をしていたため，同郷出身であっ

た萩原の活動の後ろ盾となったとのことである。横堀氏の経歴は次の通りである。横堀三子（1852-1914）栃木県芳賀郡出身。栃木県選出衆議院議員。1881年自由党に入党。1896年に台湾総督府書記官に任命され，植民地開拓を担当した。（栃木県歴史人物事典編纂委員会（1995）栃木県歴史人物事典. 下野新聞社. p.633.）

21　医師免許規則の交付により，医術開業試験に合格し「整骨科医術開業免状」が下附された者だけが新規開業を認められた。但しその際既に開業していた者は，1884（明治17）年3月末日までに届出をすれば「従来接骨術免許」を与えられて営業を認められたのだが，多くの接骨の徒弟は西洋医学を学ぶ環境がなかったため医術開業試験に合格できなかった。

22　調査の詳細は不明であるが，内務省より便覧が発行されており，萩原らは明治初期の衛生行政を知ることができた可能性がある。（内務省衛生局編集（1881）現行内務省布達便覧. 有隣堂.）また，1880（明治13）年に当時の衛生行政の中心的な人物であった医務局長長与専斎は，「我が国の制度として，医師たるべきものは，解剖・生理・病理および各科のすなわち七科の考試を受くべき」とし，漢方は解剖・生理学等の学問を持たず，医学の素養がないため医療と認められないとの見解を示しており，行政は医学の素養を西洋医学に求めていたことが分かる。（石黒忠悳（1983）懐旧九十年. 岩波書店. p.250.）

23　萩原が作成したと思われる『柔道接骨術公認期成会設立ノ理由』（1913.1）によれば「柔道接骨術」という名称は，柔道と接骨術は分けることができないという認識のもと成立したものと理解される。

24　長谷五郎（1958.7）柔道と接骨――思い出す事ども. 東京都柔道接骨師会会報.

25　小西康裕（1935.9）高木三五郎先生7回忌に参列して，柔道接骨術公認期成会の前後を想ふ. 全日本柔道整復師会会誌.

26　高木三五郎（1914.12）柔道接骨術認許に関する請願書. 全日本柔道整復師会（1935.9）全日本柔道整復師会会誌.

27　高木三五郎（1880-1929）は医師，大日本武徳会柔道教士，天神真楊流柔道師範である。（小西康裕（1935.9）高木三五郎先生7回忌に参列して，柔道接骨術公認期成会の前後を想ふ. 全日本柔道整復師会会誌.）

28　第三十五回帝国議会衆議院　請願委員第二分科会議録（速記）第一回（1914.12）によると，萩原は1914（大正3）年12月に「柔道接骨術公認ノ件」（文書表第一三九號）で請願したのに対して，高木は「柔術接骨術認許ノ件」（文書表第一三八號）として別件で請願している。

29　嘉納治五郎（1992）新装版嘉納治五郎著作集第三巻. 五月書房. pp.

19-20.

30 　山下義韶（1865-1935）は小田原藩出身，講道館柔道四天王の一人で史上初の十段。1913（大正２）年に東京の町道場を統括した大日本士道会の会長となる。（丸山三造（1967）世界柔道史. 恒友社. pp.781-784.）

31 　東京都柔道整復師会編（1980）東京都柔道整復師会六十年史. 東京都柔道整復師会. p.163.

32 　以下に示す20名。八谷護，八木寅次郎，井上縫太郎，宮本半蔵，田中鶴次郎，磯又右衛門，萩原廣治，岡田鉱吉，滝沢常三郎，鈴木清信，佐藤信次郎，上野正幸，河野芳太郎，酒井慎三，見富亀次郎，宮本秀吉，梶山捨吉，尾島仁助，関口孝五郎，萩原七郎。（長谷川弘一 編集代表者（1972）埼玉県接骨師会会誌. 埼玉県接骨師会. p.9.）

33 　東京都柔道整復師会編（1980）東京都柔道整復師会六十年史. 東京都柔道整復師会. p.167.

34 　萩原七郎（1968.4）柔道接骨術公認期成運動回顧録，全日本柔道整復師会会誌 3 巻 3 号.

35 　133）高木三五郎（1914.12）柔道接骨術認許に関する請願書. 全日本柔道整復師会（1935.9）全日本柔道整復師会会誌.

36 　日本柔道整復師会（1978）日整六十年史. 日本柔道整復師会. pp.78-81.

37 　東京府では1905（明治38）年に医師3,747名，鍼灸師3,648名が存在した。この年に初めて医師数が逆転するまでは西洋医師よりも鍼灸師が多数派であった。（東京府（1912）東京府統計書第三巻衛生水道. p.50.）

38 　東洋医学は中国系伝統医学である漢方（漢方薬，鍼灸，按摩）を西洋医学と対比して用いられた言葉。対比による漢方の正当化が含意されていると考えられる。

39 　「古来柔道ノ奥義ニ於テ接骨術ノ修養アリ，研究練磨，漸ク年ヲ積ンデ以ッテ遂ニ療法ノ一法ヲ成就セリ，即チ武道一門ノ災禍ニ罹ルモノニ限リ，加療シ来リタル自家自衛ノ療法是ナリ…（略）…其ノ柔道ノ心法伝授ハ，果シテ何処ニ向カッテ存在ヲ需メンヤ…（略）…正ニ柔道接骨術ヲ公認スベキ充分ノ余地アルコトヲ確信スルベシ」とし，古来より行われてきた接骨は法制化という形で公認されるべきと訴えている。（柔道接骨術公認期成会設立ノ理由（1913.1.））

40 　この特別委員会は帝国議会衆議院請願委員第二分科会に属し，萩原の請願は「柔道接骨術公認ノ件」（第一二四号，第一三八号）として議論された。

41 　東京都柔道整復師会編（1980）東京都柔道整復師会六十年史. 東京都柔道整復師会. pp.167-168.

42 　柔道接骨術公認の件（文書表第五四號），第三十七回帝国議会衆議院請願

委員第二分科会議録（速記）第一回（1916.1）．

43　柔道接骨術公認期成会は請願の中で「現在勅令ヲ以テ施行サレテ居ル按摩術鍼術灸術取締規則ト云ウヤウナモノニシテ，此法ノ上ニ或条件ヲ具ヘテ試験ヲシテ，之ヲ採用シタ方ガ宜シカラウ」と按摩術に準じて接骨にも試験法の適用を提案している。（柔道接骨術公認ノ件（第一七八号，第七四二号），第三十一回帝国議会衆議院請願委員会議録（速記）第八回（1914.3）．）

44　「内務省の大島衛生局長は…（略）…按摩取締規則中に包含するほかに目下方法がない…（略）…いずれ取締規則も改めたいと考えているが，当分の間はこれで辛抱するように」とある。（日本柔道整復師会（1978）日整六十年史．日本柔道整復師会．p.180．）

45　「柔道ガ国民教育ノ上ニ多大ノ効果アリト信ジマス上ニ於テ，是非トモ医術ノ内容ニ亙ッテ其学問ヲ応用セザルトモ差支エナキ所ノ，脱臼若クハ打撲其他ニ就キマシテハ，或ハ之ニ対シテ包帯ヲ施シ，或ハ之ニ薬ヲ附ケル，斯様ナモノダケハ特ニ之ヲ公認サレテ，医師法違反ノ名ニ依ッテ検挙サレルト云フコトハ是非トモ止メテ欲シイノデアリマス」（「柔道接骨術公認の件（文書表第五四號），第三十七回帝国議会衆議院請願委員第二分科会議録（速記）第一回．）

46　山下は帝国議会において接骨について「武士道」の精神で施術に臨んでいるとしているが，接骨（後の柔道整復）における「武士道」の認識は対外的に以下のように理解されている。例えば1925（大正14）年５月の定期総会で，萩原を代弁したものに黒沢長八郎（大日本柔道整復師会顧問弁護士）による次の発言が見られる。「柔道教師は精神教育者である。柔道を教授する方に武士的精神があるから，その人格は立派でなくてはならない。その立派な人たちの集まりで柔道整復が成り立っているので，柔道整復は私欲なく社会に貢献すべきである。医師会の如き仁術を失った一私人の如きに柔道整復が迫害を蒙るのは矛盾した社会の結果である」（日本柔道整復師会（1978）日整六十年史．日本柔道整復師会．p.132．），また同定期総会において警視庁の国分衛生主任による「柔道という武士道から出ているからには他の団体に対して模範的であらねばならぬと同時に，常に人格を標榜して立たねばならない」（東京都柔道整復師会編（1980）東京都柔道整復師会六十年史．東京都柔道整復師会．p.227．）以上のように柔道整復に従事する柔道家は対外的に「武士的精神」「武士道」などの表現で説明されている。この表現の意味をとらえると，柔道家は社会に対して模範的な活動（貢献）を行うべきであると理解され，山下の「武士道」は柔道家が持つべきと認識された品格と社会貢献の精神という意味を持つと思われる。この

ように柔道家の精神はときに武士道（精神）と読み替えられることがあった。

47　日本柔道整復師会（1978）日整六十年史．日本柔道整復師会．pp.85-86.

48　明治政府は1878（明治11）年7月，東京神田一ツ橋に脚気病院を開設して西洋医学と東洋医学との治療成績比較を行った．西洋医学側は東京帝国大学関係者である佐々木東洋，小林恒，東洋医学側は今村了庵，遠田澄庵であった．この結果は漢方側の優位となった．1879（明治12）年2月，医術開業試験が実施された．浅田宗伯らはこれに対抗し，漢方医の結束を固めるために「温知社」（漢方医団体）を結成した．彼らは翌年「皇漢医学研究所」を設立し，無試験開業の特権を得るために活動を開始した．1891年（明治24）年11月，漢方医の浅井国幹が第二回帝国議会に請願するも議会解散で成立しなかった．1895（明治28）年2月には第八回帝国議会衆議院第三議会にて医師免許規則改正案が審議されるが，投票の結果これも否決となった．（東京大学医学部創立百年記念会（1967）東京大学医学部百年史．東京大学出版会．pp.137-143.）

49　中央衛生会とは，医制の制定により中央衛生行政機構として整備されたものである．当初は種痘に関することにあたった．1879（明治12）年7月，コレラの大流行の際，主に検疫停船の審議をするために臨時に日本人及び外国人を含めた医師を内務省に招集して会議を開いた．これを中央衛生会と称した．同年12月，衛生事務を非常の際に対処するだけでなく恒久的機関とするため内務卿の管理下に設置された．

50　萩原は帝国議会で請願を通過させるために，同業者に講習会の重要性を訴えている．「我々同志が貴衆両議院及政府当局者に請願催促候前提としては多少予備的行動を為すの必要あるは呶々を俟たざる儀に御座候」（柔道接骨術公認期成会本部（1916.3）講習会通牒．）

51　政府は「如何にも此柔道が我が日本の固有の一の武術でありまして，現今におきましては欧米にも此術が段々嘆賞せられまして拡がりつつある…（略）…」（柔道接骨術公認ノ件（第一七八号，第七四二号），第三十一回帝国議会衆議院請願委員第二分科会議録（速記）第三回．（1914.2））と柔道人口の増加を認識している．一方で「今日では御案内の通り医科大学に於いては整形外科と云う一の科目を設けてこれを研究している」とし医学界において整形外科が広がりつつあることを示唆している．また後日の請願委員第二分科会では「公衆ノ需ニ応ジテ如何ナル接骨ニモ従事スルコトガ出来ルト致シマスレバ，洵ニ危険ノ場合ガ多クナッテ来ルデアリマス…（略）…」（柔道接骨術公認の件（文書第五四号），第三十七回衆議院請願委員第二分科会議事録（速記）第一回（1916.1））とし，むやみに接骨を増や

すことについて反対の姿勢を取っている。

52　日本柔道整復師会（1978）日整六十年史．日本柔道整復師会．p.74.

53　同上書．p.75.

54　大日本柔道整復術同志会本部（1919.5）柔道接骨術公認期成会報告書.

55　高木が，天神真楊流師範または天神真楊流目録に相当して現に柔道教授に従事し，接骨術に精通せる者を柔道整復師の条件にあげて天神真楊流に限定していたのに対して，萩原は「柔道の教授を為すものにして四箇年以上柔道整復術を修行したる者」を柔道整復師の条件にあげ，天神真楊流だけに限定していない。講道館を通じて他の柔術の流派の人も接骨術を営むことができることを含んでいた。

56　長谷五郎（1958.7）柔道と接骨——思い出す事ども，東京都柔道接骨師会会報.

57　出席者は会長・石黒忠悳，委員に三宅秀，佐藤三吉，中濱東一郎，鶴田禎次郎，土肥慶蔵，野田忠廣，山田準次郎，鈴木裕三，高木兼寛，北島多一，金杉英五郎，北里柴三郎，武藤喜一郎。臨時委員に栗本庸勝，林春雄，島峰徹。この内の10名が，「按摩術営業取締規則中改正ノ件」について審議にあたった。（中央衛生会編（1920）中央衛生会第四十一次年報（大正九年）．中央衛生会．）

58　厚生省医務局編（1976）医制百年史 資料編．ぎょうせい．p.86.

59　日本柔道整復師会（1978）日整六十年史．日本柔道整復師会．p.105.

60　同上書．p.759.

61　同上書．p.842.

62　同上書．p.854.

63　同上書．p.868.

64　安井寅吉（1921）柔道整復術．柔道整復術協盛会本部．序.

65　茂木藏之助（1920）新撰外科總論．南山堂.

66　松本喜代美（1915）臨牀小外科．南江堂.

67　足立寛譯術（1900）整骨圖説．南江堂.

68　安井寅吉（1921）柔道整復術．柔道整復術協盛会本部．序.

69　同上書．p.11.

70　茂木藏之助（1920）新撰外科總論．南山堂．pp.362-363.

71　社団法人全国柔道整復学校協会・教科書委員会（2012）柔道整復学——理論編．南江堂．p.28.

72　『新撰外科總論』では，単純性皮下骨折の日数について「グルト Gult 氏に従」って記述している。（茂木藏之助（1920）新撰外科總論．南山堂．pp.380-381.）

73 安井寅吉（1921）柔道整復術．柔道整復術協盛会本部．p.11.

74 足立寛譯述（1900）整骨圖説．南江堂．pp.104-112.

75 松本喜代美（1915）臨牀小外科．南江堂．

76 安井寅吉（1921）柔道整復術．柔道整復術協盛会本部．pp.43-44.

77 足立寛譯述（1900）整骨圖説．南江堂．pp.117-130.

78 松本喜代美（1915）臨牀小外科．南江堂．pp.353-354.

79 この序は医学博士の天谷千松によって書かれた．（前田勘太夫（1921）竹岡式接骨術　全．前田勘太夫．p.1.）

80 前田勘太夫（1921）竹岡式接骨術　全．前田勘太夫．pp.7-10.

81 同上書．p.11.

82 岡部 敏弘，小野 浩之，小舘 澄枝（2012）青森ひば材からの樹木抽出成分「青森ヒバ油」：ナノヒバ油のミスト分散による抗菌・防虫技術の開発，特集 未利用バイオマス資源から得られる有用成分，におい・かおり環境学会誌 第43巻第2号．臭気対策研究協会．pp.128-137.

83 前田勘太夫（1921）竹岡式接骨術　全．前田勘太夫．p.55.

84 同上書．pp.107-108.

85 同上書．

86 宇佐美信（年代不明）先覚者の横顔（一）恩師竹岡先生を偲ぶ，埼玉県接骨師会史．pp.27-35.

87 東京都柔道整復師会編（1980）東京都柔道整復師会六十年史．東京都柔道整復師会．p.303.

88 丸山三造（1967）世界柔道史．恒友社．pp.783-784.

89 三浦謹之助先生生誕百年記念会準備委員会（1964）三浦謹之助先生．

90 三浦謹之助（1944）懐古．冬至書林．p.52.

91 大日本柔道整復術同志会本部（1920.5）公認期成会の発展的解消の報告書．日本柔道整復師会（1978）日整六十年史．日本柔道整復師会．

92 土屋清三郎主幹（1927.5.11）柔道整復術営業廃止か──警視庁衛生部の大英断，日本之醫界 第一七巻第三十八号．日本之醫界社．p.19.

93 金井良太郎（1895-1969）栃木県足利の生まれ．母は産婆であった．1922（大正11年）年，東京帝国大学医学部を卒業し入局した．1922（大正11）年帝国女子医専（東邦医科大学）で講義を行っている．1923（大正12）年に第一回整形外科集談会で偏平足について発表．1925（大正14）年，田代義徳の意をうけて日本整形外科学会の設立と運営に携わる．1926（大正15）年に日本柔道整復師会会誌に「本邦成人の足前方穹隆に関するレントゲン学的研究」を発表している．1927（昭和2）年，学位を授与され医局長を務めた．同年5月19日に大学講師に就任している．東京帝国大学構内に一

軒家と給料を頂いていた。1928（昭和3）年より2年間，文部省在外研究生としてドイツとフランスに留学した。帰国後は東京麻布に金井病院を開設した。1930（昭和5）年から1938（昭和13）年4月まで，全日本柔道整復師会及び東京府柔道整復師会会長に就任。当時，勢力が二分していた柔道整復師界の組織を再度強化し全国的な発展の基礎を作った。1969年6月18日，死去。菩提寺は臨済宗大本山円覚寺（鎌倉），「能仁院弘済清良居士」。著書に『骨折及脱臼』（1935），『金井整形外科学：鑑別並びに無血治療』（1955）など多数。

94　請願委員　会長他拾貳名（1936.8）柔道整復術取締規則改正請願書．東京都柔道整復師会（1980）東京都柔道整復師会六十年史．

95　六島誠之助（1894-1954）兵庫県柔道整復師会第4代会長。兵庫県尼崎出身。1917（大正6）年，早稲田大学政治経済学科を卒業。1927（昭和2）年から1941（昭和16）年まで兵庫県議会議員を4期務め，その間の1931（昭和6）年県会副議長，同年県会郡部会議長，1934（昭和9）年県会議長にも選出されている。1947（昭和22）年から1951（昭和26）年まで尼崎市長を務めている。

96　天崎壽圓（1885-1974）兵庫県柔道整復師会第5代会長。1919（大正8）年，講道館入門。1970（昭和45）年に九段に昇段。

97　中馬興丸（1871-1936）兵庫県摂津尼崎出身。旧姓，天崎。明治から昭和前期の医師，政治家。1898（明治31）年，東京帝国大学卒業。同年兵庫県立姫路病院副院長に就任。日露戦争に軍医として従軍し，のち尼崎市で向島病院，中馬病院を経営した。1920（大正9）年，衆議院議員（当選3回，民政党）。琴浦育児院院長や尼崎訓盲院院長をつとめるなどして孤児の養育と盲人教育につくした。

98　柔道整復術単行法実施期成同盟会（1930.5）第一回上京委員報告書．日本柔道整復師会（1978）日整六十年史．日本柔道整復師会．

99　藤生安太郎（1895-1971）佐賀県出身。東京外語学校支那語科卒。月刊雑誌「道義」を主宰。1932（昭和7）年から衆院議員を4期連続で務めた。衆院議長秘書，米内内閣の逓信参事官，逓信省委員を務めた。講道館柔道七段であり，陸軍士官学校，東京高等学校，拓殖大学で柔道師範を歴任した。他に武道公論社長，国政審議調査会理事長，国際発明社長も務めた。

100　柔道整復術の単行法制定に関する建議案，第七十三回衆議院建議委員会（速記）第十回（1938.3.24）．

101　井上縫太郎，萩原七郎，八木寅次郎他，52名（1941.3）接骨師法制定ノ請願書．日本柔道整復師会（1978）日整六十年史．日本柔道整復師会．

102　公認東京府柔道整復師会（1941.6.22改正）公認東京府柔道整復師会々

則.

103　小西康裕（1978.6.15）その日の感激，淡水会．日本柔道整復師会
（1978）日整六十年史．日本柔道整復師会．

第3章

柔道整復師界の体制づくり

第1節

第二次大戦後の柔道整復師

1 終戦と GHQ

　1945（昭和20）年8月，マッカーサー元帥を最高司令官とする GHQ（いわゆる，マ司令部）の進駐により，柔道整復師は存亡の危機にさらされた。この時，全日本柔道整復師会会長であった一松定吉代議士は，1946（昭和21）年5月22日から1947（昭和22）年5月24日まで第一次吉田内閣の逓信大臣を務めた。さらに一松は同年6月1日から1948（昭和23）年3月10日まで片山内閣における厚生大臣を務めた。一松は逓信大臣に就任した1946年5月に全日本柔道整復師会会長を辞任し名誉会長となった。その後継者として小林大乗医学博士が会長に就任した。そして会の名称も日本接骨師会と改め，終戦後の柔道整復師の単行法制定に向けて活動を行った。

　戦後，新憲法制定発布により，1947年12月末日をもって従来の各省令は失効するに伴い，柔道整復術営業取締規則も廃止されることとなった。そこで，日本接骨師会は国会及び関係各庁の了解を得て，柔道整復師の身分法を獲得しようと活動を開始した。この経緯について，当時日本接骨師会の理事長であった小西康裕の記録[1]を中心に運動の足跡をたどってみる。

　当時アメリカの占領下にあった日本は，いかなる法案も議会上程前に，必ず GHQ の指導許可を受けなければならないことになっていた。GHQ の許可を得るために法案を英訳する必要があり，議会の秘書課での英訳作業を経

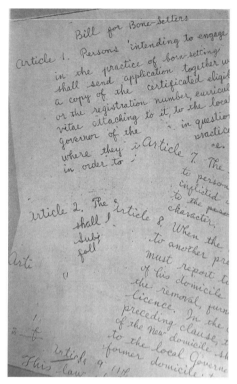

写真 3-1　接骨師法案の英訳

てGHQ に廻附されることとなっていた（写真3-1）。1947年2月15日，小
西と田中庫二（兵庫県）の2人はかねて法案について面談をしていた佐藤虎
次郎代議士を訪問した。前日の14日に佐藤に手渡した接骨師法案の様子の確
認と提案理由を説明するための参考資料を持参するためである。この時，佐
藤代議士は急遽帰郷する用事があり，議会を出た後だった。しかし既に，佐
藤は接骨師法案について議会で各派共同提案の形式をとるために，自由党，
社会党，進歩党，協同民主党で6名の署名と，この他50名の賛成者の署名を
得，この署名とともに法案を議会事務課に提出していた。2月18日小西は岩
田智（福岡県）とともに議会を訪れ議会印刷局配布係の小林係長に面談し再
度，法案の様子を聞くと，「マ司令部から許可が来次第ここで法案を印刷し

て直ちに議員に配布され，それから上程の日が決定されることとなる[2]」との
ことであった。その際，小林係長が言うには「何故三，四年前からこの運動
をしなかったか，それをやっておれば今頃は物になっていたのに[3]」と残念が
っていたという。今回の議会は会期が短いのと山積した政府法案でも25案程
度に圧縮を余儀なくされている情勢から，接骨師法案も上程を急がねばなら
なかった。小西らが熱心に活動をしていたことから議会調査課の課長の取り
計らいで英訳の出来上がりを早めるために非公式に外務省終戦連絡局政治部
に英訳を依頼してもらった。2月21日14時に小西は中村謙蔵（東京都），藤
田菊弥（栃木県）らとともに議会調査課へ向かった。調査課では法案の英訳
は完了し，GHQに廻したとのことであった。

その後の経緯について日本接骨師会の「常任理事会報告[4]」及び「支部長及
代表者会報告[5]」の記録を元にたどってみる。

1947年3月18日，衆議院内中央食堂にて行われた常任理事会では，GHQ
の許可が今会期中までには間に合わない見通しであり，衆議院での上程は難
しいことから，1）九十三議会に上程する方針で運動を続行する，2）マ司
令部の許可を受けることに努力する，3）更に省令の一部改正にも努力する
こと，が決議された。

また，同年3月24日に行われた支部長及び代表者会報告では，通訳官の須
原登久志より，GHQで行われていた話がなされた。須原によれば，上程の
許可が下りない理由として，GHQでは接骨師法案の書類を見て直ちに駄目
であるというわけではないが，日本の医療知識を世界の水準まで引き上げな
ければならない理想からいうと，接骨はない方がよいとの話であった。そし
て須原は出席者に次のように助言をした。

　　このまま放任していたなら必ずボーン・セッターと云うものは抹殺され
　るだろうと思いますが，この申請をしたため反ってこれについての研究を
　して貰うようになり，且つ接骨師法運動も並行して共々に進むと云うこと
　にならねばならぬということです。

その後，3月25日，小西は佐藤代議士に面会し，GHQへの交渉と並行して「柔道整復術営業取締規則一部改正要綱」を作成し，省令の一部改正の運動を開始した。これは医療審議会で審議されることとなった。しかし，今会議中の法案上程は不可能である見通しは変わらなかったため，省令改正の運動はひとまず佐藤代議士に依頼することとした。

4月16日，小西は小林大乗会長に随伴してGHQ公衆衛生福祉局の幹部と会談を行った。ここでGHQの柔道整復師に対する認識は次の通りであった。柔道整復師会はいわゆる徒弟制度にのみ技術の伝承が委ねられていること，特に現業者は基礎医学が欠如しており，治療技術の熟達に並行して基礎医学の伸展にも励む必要があることが指摘された。GHQ幹部の一人である，医務課長ジョンソン大佐（Harry G. Johnson）は小西らに次のように述べた[6]。

　　米国にも五十年前にはボーンセッターがあったけれども，医学的基礎に欠けて単なる療術だけであったので年々歳々淘汰の運命を辿り，遂に今日のように医学の進歩とその常識に反比例してその姿は見られないように，又社会人民からは打ち忘れられるという状況にまで衰退したのである。

会談において，GHQ公衆衛生福祉局長，軍医総監サムス大佐（Crawford F. Sams）からの回答は，「アメリカでは骨折や脱臼は医者が扱っているのに，日本では医者もさることながら非医者である接骨師が取り扱っている事実は諒解に苦しむ。しかも非医者の彼らは徒弟制度によって許される極めて非科学的なもので，到底それを法律化し合法視することには同意しかねる[7]」という趣旨であった。そして既得権者を除き，柔道整復師の全面禁止令が出されようとしたのである。小西らの接骨師法案は，マ司令部から諒解を得ることができず，議会への上程は不可能となった。

2　あん摩，はり，きゅう，柔道整復等営業法の制定

新憲法が制定公布されるに伴い，従来の各省令は1947（昭和22）年12月末

日をもって失効することとなった。柔道整復術営業取締規則もGHQの諒解
を得ることができず，法案上程が不可能となったことで，廃止されることが
確実となった。しかも当時のGHQの意向は，柔道整復師に対して好意的で
なく，むしろ廃止を考えている状況であった。柔道整復師界は，希望する身
分法の制定どころか既得権の消滅を心配しなければならない状況になった。
そこで日本接骨師会としては，1946（昭和21）年12月29日に発令された柔道
整復術取締規則の省令一部改正を行う方向での運動を強化した。この運動は
1947（昭和22）年12月3日に「あん摩，はり，きゅう，柔道整復等営業法
案」（内閣提出）（第一三六号）として国会に提出された。同年12月5日に記
録された「第一回国会衆議院厚生委員会議録第三十七号[8]」によればこの法案
の大略は以下の通りである。

一，あん摩，はり，きゅう，柔道整復師の施術を業として行おうとする者
　　は，必ず都道府県知事の免許を受けなければならない。免許は公認の学
　　校または養成施設を卒業したうえ，都道府県知事の行う試験に合格した
　　者に与えられることとする。これは人体の疾病，健康に関する業務は一
　　定の学術技能を修めたものでなければ行うことができないとすることが
　　保健衛生上必要であるからである。

二，一定の欠格条件に該当する者に対しては免許を与えない。欠格条件と
　　は精神病，伝染病，犯罪もしくは不正行為などである。

三，あん摩，はり，きゅう，柔道整復師に対して，外科手術，薬品の投与
　　指示等の行為を行ってはならないことを規定した。また業務についての
　　広告に一定の制限をつける。都道府県知事は衛生上の必要に基づいて，
　　業務に関する必要な指示をするなど業務の監督指導を行うこと。

四，いわゆる医業類似行為ないし療術行為は，医療衛生上種々の弊害も考
　　えられ，存置の根拠も乏しいと考えられるため，今後新規には一切認め
　　られず，業として行うことはできない。

五，関係業者，医師，学識経験者からなる諮問委員会を中央，地方に設け，
　　学校養成施設の認定，その他業務上の指導監督について調査審議させる
　　こと。

この中で，試験制度について議論があった。それは「あん摩，はり，きゅう，柔道整復等営業法案」のうち，あん摩，はり，きゅうの技術は，当時全国の盲唖学校で例外なく教えられているという点であった。試験制度を設けたために盲唖学校の出身者が試験に合格できず失職するようなことがあると，社会的な問題となるという点である。これについては，難関な試験を行うわけではない。しかし人の疾病や健康等に重大な関係のある術を施す業であるため，相当の学術技能を得る必要がある。そのための正規の修養を経た人はその試験に及第する程度の難易度とするとした。次に，学校の修養施設における科目の学科には解剖学，生理学，病理学，衛生学といった基礎医学に徴候学を含めることも議論された。これは徴候学を知らなかったために施術者が患者に対し本当に施術をしなければならない時期を誤って，病気をますます悪化させてはならないという理由からである。また，薬品の投与については，柔道整復師が患部を整復した際に，患部に必要な罨法の薬を塗る程度のことは許される範囲であることが確認された。この他，エックス線の使用は認められないこと，柔道整復の施術は社会保険の給付の対象となることなどが確認された。

　その結果，同法案は国会を通過し「あん摩，はり，きゅう，柔道整復等営業法」（法律第217号）として1947（昭和22）年12月20日に制定公布された。

3　日本柔道整復師会の成立と別派問題

　小林大乗の会長時代は，終戦直後という時期であったが，会長を中心に理事長，会員が力を合わせて次々に省令の改正運動を行ってきた。新憲法の発布に伴って全ての省令は失効したが，柔道整復師は1947（昭和22）年12月20日，新たに営業法としての身分を確立した。しかし，それまでの様々な場面での難局を乗り越えた余波が現れ，1948（昭和23）年頃から，関西を中心としたグループと東京のグループによって会の運営について意見の対立が生じた。「あん摩，はり，きゅう，柔道整復等営業法」が成立した区切りのよい時期でもあったので，同年5月30日に熱海温泉大野屋旅館で行われた支部長

会（総会）で，小林大乗会長より辞任届が提出され，また小西康裕理事長より辞意の表明がなされた。この時期から，日本接骨師会の内部に分裂の危機をはらんでいた。

　1950（昭和25）年，ついに日本接骨師会は2つの組織に分裂した。一つは金井良太郎を会長に選んで新たに発足した日本柔道整復師会（昭和25年1月発足）と，もう一つは一松定吉を会長（副会長に小林大乗）とする日本接骨師会（昭和25年3月頃活動開始）であり，それぞれ独自の活動を展開した。この影響は東京都の接骨営業者にも及び，東京都柔道接骨師会（昭和26年6月，社団法人として認可）に対して中央接骨師会が結成された。以下では，この2つの会の活動から統一までの動きを見てみる。

　日本柔道整復師会の活動として，1950（昭和25）年1月28日，午後2時に東京神田西，神田クラブにおいて日本柔道整復師会総会が開催された。昭和23年5月に熱海で行われた総会から1年8か月間，活動の空白があったが，会則の制定，社団法人化への運動，厚生省との折衝，小林前会長，小西前理事長の辞任問題等があり，総会を開催する必要に迫られたのである。総会では，会の名称を日本柔道整復師会とすることに決定した。これは厚生省の意向で，身分法が柔道整復等取締法とある建前から，定款も日本柔道整復師会でなければ妥当でないという理由からであり，将来的に会を社団法人化する前提として当局の意向を尊重するためであった。役員選挙では，会長に金井良太郎が選出された。この際，大阪高等柔道整復学校長の行岡忠雄（医学博士）に会長の受諾を懇請していたが，中央（東京）より遠隔の地であり，また整復学校の校務が多忙であるため辞退されていた。副会長に佐藤金之助（東京都会長），庭山民之助（静岡県会長）の2名が選出された。本部は東京都文京区春日1−1，講道館内に置かれた。そして，小林大乗前会長及び小西康裕ら前役員の辞任を承認し，日本接骨師会は自然解消となった。

　1950年の「日本柔道整復師会定時代議員会」の記録によれば，5月4日，午後2時より本部事務所において日本柔道整復師会理事会，午後4時より上野精養軒にて全国代議員会が開催されたとある。この際，金井会長より次のような挨拶が行われた。1．健康保険と労災保険の協定について経済的な権

利の獲得を行うこと。2．学術技術の研究を行うこと。3．施術所の設備の完備，および施術録の書き方を完全にすること。続いて議事に入ったが，ここでは主に健康保険について厚生省と全国一本化協定を行うことと，労災保険について労働省基準局と全国一本化協定を行うことについて議論された。

　一方，日本接骨師会の活動について見てみる。日本接骨師会では，1951（昭和26）年1月31日に役員及び会員に対して，次のような報告をしている。1．顧問追加の件，労災における医師の同意書に関する運動を行うための準備として労働省保健局内に知人を持つ日本医療団総務課長の太田長次郎医学博士を顧問に推戴した。2．あん摩，はり，きゅう，柔道整復等営業法一部改正の件，3．ほねつぎ，接骨，整骨の字句使用方陳情の件，4．社会保障制度参加確認の請願の件，5．本会の性格再強調，並びに業者の一致団結要望の件。この中で特に，ほねつぎ，接骨，整骨の字句使用の問題に取り組み，同年2月には陳情書を提出し，同年9月25日に行われた中央審議会で広告制限に関する論議の中で審議が行われた。その結果，柔道整復師の俗称として「ほねつぎ」を使用することが許可された。

　1953（昭和28）年に入ると，分裂していた柔道整復師界が一本化の方向に踏み出していった。その流れを『柔医公論』の記録によって辿ってみる。同年8月の記録によれば，中央では業界一本化に関して全ての柔道整復業者から促進意見が寄せられていた。兼ねてから分裂していた東京都柔道整復師会と中央接骨師会がこの程無条件で合併されたのを契機として，厚生省で落ち合わせた日本接骨師会会長の小林大乗と日本柔道整復師会会長の金井良太郎の両氏が厚生省の官史を交えて種々の意見交換がなされた。柔道整復業界の一本化については，厚生省としても，ただ事態が複雑化するばかりで進捗発展性が乏しいという見解のもとに，両会の合併を極力要望されていた。

　その際，金井は合併するにしても名称は柔道整復師が妥当であるとの見解を取っているようであった。これに対して小林は，柔道はすでにスポーツ化されてなんら医術上に権威を持たない。この柔道整復術の名称こそが現在の接骨業者にとって大きな痛手となっている。1920（大正9）年の接骨術の復活の際に柔道を冠したばかりに，按摩術準用の地位に置かれ，それ以降，事

実接骨術をやっていながら，事あるごとに按摩準用を理由にほねつぎの名称さえ抹殺されようとし，骨折，脱臼は勿論，打撲捻挫さえ医師の同意が必要といった話も出ている現状である。因って小林らとしては日本接骨師会と銘打って曩に一松厚生省であった当時，按摩術から独立して，省令ではあったが単行法への糸口をつかんだところである。しかし再び元の柔整へ押し戻され，現在では按摩マッサージの風下におかれたような形となっている。これを過去の歴史に鑑みて元の接骨術に復活させようとするのが日本接骨師会の念願である，との意見を述べた。

　厚生省当局の人達も，柔道整復師と按摩マッサージ師との間には，以前から社会的，常識的にその経緯において異なるところもあり，現在のごとく学校制度になるまでの取り扱い上には随分気苦労があったが，法規は如何ともしがたいとの意味をもらし，小林の見解にはよく諒承しているようであった。

　また，一方金井会長は，接骨術云々は整形外科の勢力が今日のようになっては，これを強いて柔道の二字を除くことによって，外科と類似の行為と誤解される懸念なしとせぬとか，世情の実態をも説明されるところがあった。要するに整形外科は柔道家のやっている接骨術とは根本的に区別しうるもので，敢えて整形外科に必要以上の斟酌も無用であるという意見に席上一致のようであった。

　1953（昭和28）年10月の記録によれば[12]，日本接骨師会と日本柔道整復師会は合併に向け，以下のような動きを開始した。

　日本接骨師会と日本柔道整復師会が並立して，同じ目的に2つの団体が過去数年にわたって内部抗争を続けてきたため，全国の接骨業者に多大の不利をかもしつつあった。一方，関係当局としても，この状況を持て余し気味であったが，小林，金井の両代表が厚生省で会見したのを機会として医務当局は鋭意一本化に尽力されつつあった。その結果，去る13日双方代表者を医務局長室に召致され，ここに両者の意見が一致し，一切の行きがかりを白紙に返して，より強力な業界発展策に努力することとなった。この当日，日本接骨師会から小林，行岡，魚住，小西，中村，永井等が出席，日本柔道整復師会から，金井，佐藤，増渕，岩田，鈴木茂吉等が列席した。そして双方は一

元化を確認の上，17日に双方より各3名の代議員を選び，今後の処理方法その他につき，小委員会を開催することとした。全国数千の接骨業者の要望は遂にその端緒についたのである。

　その後，同年11月9日に社団法人全日本柔道整復師会の設立が認可され，1954（昭和29）年2月には登記が完了した。社団法人設立後は金井良太郎が会長となり，柔道整復師界の基礎づくりを行った。特にこの時代は，当時の身分法第五条（骨折，脱臼の施術に対する医師の同意）の問題からくる保険取扱いの問題にあたり，厚生省の医務局長，保健局長名の通達で，医師からの同意を得たむねを施術録に記載してあれば医師の同意書の添付を必要としないという形で解決した。さらに社会保険の診療報酬の課税率の改善の問題について，衆議院の大蔵委員会に陳情を提出し，大きな前進を見た。また健康保険料金の改定，温罨法の獲得など，問題を一つ一つ解決していった。

　しかし，こうした全国的な柔道整復師界に起こった別派問題の縮図ともいえる事件が東京において顕著となった。それは1957（昭和32）年の日本高等柔道整復師会の発足，及び1958（昭和33）年の東京柔道整復師協同組合の発足である。これは，1947（昭和22）年に成立した「あん摩，はり，きゅう，柔道整復等営業法」に基づいた新制度による学校卒業者に対し，1953年から柔道整復師試験が施行されたことから始まる。新制度の試験により柔道整復師の有資格者が数多く誕生することとなったのであるが，その数は古い制度下による比ではなかった。[13] このことは既存の開業者にとっても経済的な脅威であり，また技術水準の低下から起こる柔道整復師の社会的な信頼の低下が懸念された。そこで，東京都柔道接骨師会は1957年に同会の定款に別途入会許可条件という細則を設けた。その細則とは，以下のものである。[14]

　　一，養成機関を卒業した柔道整復師の有資格者と雖も三年間のインターンを終了したものでなければ入会させない。
　　二，養成機関を卒業した柔道整復師の有資格者は経験が未熟だから健康保険を取扱わせてはいけない。
　　三，新たに開業する場合には既開業者より七丁以外の距離に於てし，且

つ隣接開業者の許可を得るに非ざれば接骨師会の支部に入会を許可しない。
支部会員の資格のないものは東京都柔道接骨師会の本部に入会できない。

　その他，入会金，会費，保険取扱手数料の高率などが課された。つまり，
東京都柔道接骨師会では，新たな学校制度によって資格を取得し開業を希望
する多くの柔道整復師は臨床的経験が未熟であるという見解で厳しい入会の
条件を設けたのである。東京都柔道接骨師会の細則は，新規に接骨院を開業
しようとする柔道整復師にとって大きな壁となった。未入会の会員は各種健
康保険の取扱いに関し，団体協定の外に置かれたため，施術を自費で行うこ
ととなる。これに対し東京都柔道接骨師会への未加入者は別組織として，
1957（昭和32）年10月6日に日本高等柔道整復師会（理事長，福永信）を結成
し，独自で各種保険の取扱いに関する契約協定の活動を開始した。同会は東
京から発したが，入会者は全国の柔道整復師から組織された。同会は「郵政
省共済組合東京都郵政局支部と日本高等柔道整復師会との療養の給付に関す
る契約」（昭和33年10月10日共業第5736号），「私立学校教職員共済組合と日本
高等柔道接骨師会との施術協定」（昭和33年12月3日私学共済給発第93号）を
結んだ。また，日本高等柔道整復師会とは別に，1958（昭和33）年4月30日，
東京柔道整復師協同組合（理事長，三上實）が組織された。当初，同会は東
京都柔道整復師会（昭和31年4月8日に結成）と称し，その目的は平和裏に第
一組合に入会することであった。同会は目的を達成するために東京都柔道接
骨師会に数十回にわたり交渉を行った。しかし東京都柔道接骨師会は大筋で
入会拒否の方向を堅持した。そのため，東京都柔道整復師会は活動の転換を
余儀なくされた。ここで考えだされたのが，会を法人化し独自で各種健康保
険協定を締結するための運動を行うことであった。こうして東京都柔道整復
師会は東京柔道整復師協同組合として発足し，同年11月15日には東京都保健
課，続いて東京都労働基準局と協定を結び，健康保険並びに労災保険の取扱
いを可能としたのである。その間も同会は東京都柔道接骨師会との入会交渉
を継続した。同時に日本高等柔道整復師会に合同提携を呼びかけ，合同で研
究会を開催していた。

東京都柔道接骨師会の入会問題に端を発した別団体の結成は，柔道整復師界の統一を欠くこととなり，好ましい状態とはいえなかった。1959（昭和34）年8月11日，話し合いの場が持たれ東京都柔道接骨師会と東京柔道整復師協同組合および日本高等柔道整復師会が合併することとなり，柔道整復師界は一本化された。

　このように別派，いわゆる第二組合の問題は，戦前から日本柔道整復師会における組織問題の一つとなっていたが，昭和末期において最重点課題として浮かび上がったのは1988（昭和63）年7月のことであった。この時発せられた通達「柔道整復師の施術に係る療養費について」（昭和63年7月14日保険発89号）は，それまで柔道整復師について各種社会保険は社団法人との団体契約しか認められず，柔道整復師会に加入しなければ保険取扱いができなかった。それが厚生省の通達により，個人契約が認められることとなったのである。以下はその通達である。

　　施術に係る療養費の取扱いについて，受領委任形式をとることを希望する柔道整復師は，あらかじめ文書をもって，都道府県知事にその旨を申し出るとともに，別紙の事項を遵守することについて都道府県知事に確約しなければならないものであること。
　　この場合，社団法人日本柔道整復師会の会員にあっては，その所属する各都道府県の社団法人（以下「都道府県の社団法人」という。）の締結する協定により，また，その他の柔道整復師にあっては，個人の契約によりそれぞれこれを行うものとすること。

　この通達が発せられた後，個人契約者の保険請求を取り扱う民間サービス会社が次々と誕生した。会費が安いのと，団体活動の束縛がないことが理由で業績を伸ばしている。個人契約者は1993（平成5）年5月には2,500人を超えた。2000年代においても全国の養成学校卒業生の半数以上が日本柔道整復師会に加入せずに別組織への入会を選択している。このことは柔道整復師界の統一を欠くということで日本柔道整復師会の組織上の問題となっている。

第2節

柔道整復師の医療問題

1 各種保険協定の経緯

　明治維新以後，日本における社会保険の歴史は，救貧制度としての公的扶助が未発達で，近代的な社会保険への理解も欧州と比較して遅れていた。以下では『医制百年史[16]』および柔道整復師の史資料[17]を元に，日本における初期の健康保険制度の状況を概観しながら，柔道整復師の各種健康保険の取り扱い経緯を辿ることとする。

1　健康保険法の誕生

　第一次世界大戦によって日本の産業は飛躍的な発展を遂げた。しかしこれに伴うインフレーションの高進が労働者の生活を困難にしたため，各種社会保険立法制定の気運が強くなってきた。加えてヴェルサイユ条約に基づいて設置された国際労働機関（ILO）において毎回多数の労働条約や勧告が採択されたことは，この傾向に拍車をかけた。社会保険立法もまたこの時期に具体化することになったのである。

　1920（大正9）年，憲政会の江木翼が疾病保険法案を公表して注目を引き，政府部内においても大正8，9年頃には内務，農商務等の関係各省が社会保険の調査研究を進めていたが，1920年8月，当局は農商務省工務局に労働課を新設して，社会保険の統一的研究を開始した。労働課は1921（大正10）年

11月に健康保険法案要綱を脱稿し，労働保険調査会に諮問した。労働保険調査会は1922（大正11）年1月16日に答申を提出した。その後，3月13日の第45回帝国議会に法案が提出された。法案は衆議院，貴族院で可決・成立し，「健康保険法」（法律第70号）が4月22日に公布された。

労働保険調査会は総会及び農商務大臣に具申し，1923（大正12）年1月に同会はいわゆる「團體自由選擇主義」の採用方を社会局長に陳情した。こうして，1926（大正15）年11月政府はこれら日本医師会の意見をも斟酌して団体自由選択主義による診療契約及び覚書を日本医師会との間に取りかわした。その主な内容は（1）日本医師会は診療担当者を定めて，診療所を管轄する健康保険署の管轄下にある被保険者の療養を担当させ，（2）診療の範囲は，診察，薬剤又は治療材料の支給，処置，手術その他の治療にわたり，（3）診療上の必要に応じて病院に収容するものとし，（4）診療報酬は月末現在の被保険者数に応じ，人頭式により日本医師会に支払う等であった。日本医師会はこの契約を履行するため，健康保険予算及び同規定を定め，ついで道府県医師会及び郡市区医師会ごとに保険部を設置するとともに，郡市区医師会の会員の中から保険医を定めて，所轄地方長官の指定を受けさせた。

「健康保険法」は，1924（大正13）年4月から実施の予定であったが，関東大震災のため，1927（昭和2）年1月より実施された。この健康保険法は当初柔道整復師にとって何らかかわりのある法ではなかった。しかし，医療機関が少ないという当時の医療事情があり，国民の多くは骨折，脱臼，骨関節に関する治療については整形外科医の治療を受けるよりも，柔道整復師の施術を受けることが一般的に行われていた。

また，政府は，日本歯科医師会及び日本薬剤師会との間に1926年12月に日本医師会の契約に準じた契約を締結した。さらに「政府ノ管掌スル健康保険ノ被保険者ガ療養ノ給付ヲ受クルコトヲ得ヘキ医師及歯科医師ニ関スル件」（昭和元年12月28日内令1）を制定し，その管掌する被保険者が療養の給付を受けるについて必要な細目を示した。こうして政府管掌保険医療組織の大綱はほぼ決まった。

2 柔道整復師の健康保険取扱い獲得運動──東京で初めて取扱い認可

1930（昭和5）年頃から，柔道整復師の身分法を省令から切り離して単行法にするために，全日本柔道整復師会は請願運動を開始していた。東京府柔道整復師会（昭和7年4月，東京府より認可）もそれに合わせて協力態勢をとった。

一方，江東柔道整復師会では，1932（昭和7）年頃より健康保険の取扱い運動を大々的に行った。江東区は当時工場地帯であったため，患者の層は工場労働者が多いという地域であった。まだ日本で健康保険法が実施されて間もない時期であり，東京府柔道整復師会の方では，単行法に力を注いでいたため，健康保険にあまり関心がなく，東京府柔道整復師会と江東柔道整復師会の双方の間で，単行法の運動と，健康保険獲得運動が並行し，会務の運営に大きな差が生じていた。

健康保険取扱い獲得運動は，内務省社会局保険部が相手であったが，難交渉となった。内務省は，「明治四十四年，太政官通達「按摩術営業取締規則」では到底発令が困難[19]」である，という見解であった。そこで江東柔道整復師会では東京府柔道整復師会に運動の協力を要請した。しかし，東京府柔道整復師会では，現在の保険獲得運動は，単行法運動に支障をきたすので，むしろ保険獲得運動は一時中止してほしいとの意見であった。こうして江東柔道整復師会は東京府とは別個に運動を行うこととなった。当時，本所地区の工場協会の役員をしていた足立支部の鈴木次夫の尽力によって，工場協会から内務省へ，柔道整復師の施術が健康保険証で受けられるように，嘆願書を提出した。この動きに合わせて，江東柔道整復師会でも内務省に強力な請願運動を行った。その様子について，当時の保険部長で江戸川支部の梅沢基の手記[20]には，次のように記されている。

　　昭和七年五月十日，江戸川区平井の私宅に午後二時集合（江東地区の同志旧地区，本所，深川，向島，江戸川，葛飾の会員四十八名。）健康保険獲得期成会を組織し，江東地区一丸となり，当時の会長萩原啓正（七郎）氏，副会長有田信男氏，請願委員の魚住芳平氏，谷田部通一氏，松本源次郎氏，

梅沢基の四名は直接運動に取りかかりました。

　その当時は内務省に社会保険部がありまして，全国の保険を管轄して居り，その川西保険部長に面接すべく，萩原会長の知人の名刺を持って川西部長に面接，とくに柔道整復治療の保険取扱いの立場を説明し，諒承を得，又警視庁保険課に対しても協力方御願い致しました。

　側面からは，たまたま本所工場協会幹部で会員の鈴木次夫氏が，工場協会より嘆願書を内務省と警視庁保安課に対し提出しましたところ効果がありまして，着々と運動は進展して参りました

　その効果があって，1936（昭和11）年1月22日，内務省社会局保険部長より健康保険取扱いの発令がなされた。同年4月には警視庁保険課と第一回協定の運びとなり，江東柔道整復会の保険取扱い（療養費の委任払い）が柔道整復師として初めて可能となった。これには健康保険の特例として山間僻地の取り扱い方法をとった。[21]従って，書類の提出には1通ごとに「近くに専門医が不在のため」という理由書を添付しなければならなかった。柔道整復師の健康保険が初めて認可されたことについて，請願者の一人であった魚住芳平（元東京都柔道接骨師会会長）は『都柔接広報』第六号で以下のように回顧している。

　健康保険が施行されたのが昭和2年だから，十年経過した当時は，柔道整復師に対する医師の風当たりが強く，これの実現には，当時の内務省保険部長川西実三氏（後に日本赤十字社長）と保健課長清水玄氏（後に厚生省保険院社会保険局長）両氏の英断の賜物であることを忘れることが出来ない

　その後，1942（昭和17）年2月に国民健康保険法の改正があり，医療費は勤労定額単価式に改められた。療養費についても施行令が改正され，支給の条件が緩和された。しかし，柔道整復師から施術を受ける場合の取扱いは以下の4点が定められ，制限が見られた。

（1）　緊急その他やむを得ざる事由のあるときを除き事前承認制とした

(2)　その承認にあたっては，骨折・脱臼については医師の同意の有無を確認した

(3)　手当ての期間・日数・回数等の条件付きの条件であった

(4)　頭骨骨折，脊椎骨折，その他単純でない骨折は，保険医または保険者の指定する者の診療を受けることを義務づける

　1944（昭和19）年4月以降は，従来の各都道府県の柔道整復師会ごとに協定料金を定める方式を改め，中央において一点単価の標準を定めた。その額は，1943（昭和18）年2月に厚生省告示第66号で発せられた単価の約二割引とし，8銭ないし10銭の間で，地方の慣行料金その他事情を考慮して協定された。この改正により保険医の場合と同様に，所定の単価に点数を乗じた額が施術の報酬とされ，その他，濫用の防止や運営の円滑を期すため施術録の様式統一および必要事項の協定書挿入などが規定された。その後，診療報酬単価の改訂ごとに施術単価も引き上げられたが，おおむね医師の二割引として契約された。

　1952（昭和27）年6月（同年10月11日一部改定），関係施術者からの強い料金改定要望に基づき，1950（昭和25）年から続いていた関係施術者の意見を参考に検討を重ねた結果，新たなる料金表が定められた。また，特別な事由のある場合でも各都道府県で施術点数等を協議決定することをやめ，事前に中央と協議して定めるなど，給付の統一的な取扱いを期すこととなった。

　しかし，ここで脱臼，骨折の施術に対する医師の同意書添付の問題（いわゆる「第五条の同意書問題」）が浮上する。1947（昭和22）年に制定された「あん摩，はり，きゅう，柔道整復等営業法[22]」の第五条には，「あん摩師及び柔道整復師は医師の同意を得た場合の外脱臼又は骨折の患部に施術してはならない。但し，柔道整復師が応急の手当てをする場合はこの限りではない」と規定されていた。この規定が，1951（昭和26）年に決められた健康保険の取扱いにおいて，柔道整復師は医師の同意書の添付が必要とされることとなり，施術上大きな障害となっていた。日本柔道整復師会としては，身分法において第五条は骨折，脱臼について医師の同意が必要であるとしても，健康保険法ではそうであってはならないという理由で第五条の一部改正の運動を

行った。以下では，1950年3月の『柔整会報』及び1956（昭和31）年11月の『全日整』を元に，この問題を辿ってみる。

この問題は1949（昭和24）年5月23日付厚生省保険局医療課長宮澤國丸により発せられた各府県通達である。これはある県の柔道整復師が先天性股関節脱臼を施術したことで多額の療養費を請求した。このため厚生省の問題として取り上げられたのである。その後，日本柔道整復師会は厚生省と同年の10月31日に懇談会を開催した。日本柔道整復師会から厚生省に対し，以下の意見がなされた。

　　過去に於いては黙認の形で同意書を一度も添付したる事なし。尚之れが強硬に実施さるゝ暁は吾々業者は自滅の外なし。吾々業者のみならず被保険者の迷惑は甚し。殊に医師の居ない山間僻地に於ては尚更なり。脱臼を整復したる後は捻挫と同一となるものなるに何故に整復後医師の同意書を求むる必要ありや，骨折に於ても骨折部を整復し固定しておけば癒着するものなるに整復固定後医師の同意書を何故に必要とするや，法は涙である。法の運用は人にある。東京に於ては大病院は沢山ある。専門外科医も沢山居る。其の中で三百有余の整復師がどうやら生活が出来る理由を念頭に置いていて貰いたい

これに対し厚生省からは「原則論としては添付しなければならないが現実論として皆さんの話はよく分かりましたから再びよく検討して見ましょう」という返事があった。

その後，1955（昭和30）年に当時の東京都柔道接骨師会副会長，全日本柔道整復師会法規改正委員長であった魚住芳平を中心に「あん摩，はり，きゅう，柔道整復等営業法」第五条の改正運動がなされた。改正運動にあたっては魚住に協力して福岡県の岩田智が地元の楢橋渡代議士に働きかけた他，藤本捨助代議士（厚生委員長，愛媛），荒船清十郎代議士（埼玉），小川半次代議士（京都），喜多一雄自民党政務調査会調査役から賛同を得，第二十四国会にあたり議員提案として請願を行った。結果としては，法改正には至らなか

った。しかし，衆議院法制局において後藤毅，斉藤一江らの理解と協力を得，議員提案になる前に審議未了に終わるのを避けるために，厚生省令として1956年7月11日に「医発第627号」，さらに8月1日付で追加通牒として「保険発第140号」が発せられ，行政措置という形で実質的な成果を得るに至った。「医発第627号」は以下の内容である。

一，地方医師会等の申合せ等により，医師が柔道整復師から，脱臼又は骨折の患部に施術するにつき同意を求められた場合，故なくこれを拒否することのないよう指導すること。

二，社会保険関係療養費の請求の場合には，実際に医師から施術につき同意を得たむねが施術録に記載してあることが認められれば，必ずしも医師の同意書の添付を要しないものであること。

三，応急手当の場合は，医師の同意は必要としないものであること。

四，柔道整復師が，施術につき同意を求める医師は，必ずしも，整形外科，外科等を標榜する医師に限らないものであること。

五，以上の諸点について留意するとともに，従前から柔道整復師団体と都道府県知事，健康保険組合等との料金協定等を行っている都道府県については，諸般の行政運営について特に円滑に行われるように指導すること。

　この通達には，柔道整復師が健康保険において骨折及び脱臼の施術（緊急の場合を除く）を行い，療養費を請求する場合，医師から同意を得たことが施術録に記載してあれば，医師の同意書の添付は不要とされた。また同意医師についても，外科や整形外科に限らないとするなど，柔道整復師側の要望が大幅に取り入れられている。

3　労災保険協定

　1911（明治44）年帝国議会において成立した「工場法」は職工たる女子，年少工を長時間労働，夜業及び危険有害業務から保護しようとするものであ

った。しかし当時，国産業の中心的立場にあった紡績業の猛烈な反対運動のため，この法律の施行は1916（大正5）年まで延期された。この工場法は労働基準法が制定されるまで，労働保護法の基幹として重要な役割を果たした。

第二次世界大戦後の1947（昭和22）年3月27日，第93回帝国議会において，国際水準にかなった画期的な労働保護立法としての「労働基準法」が成立，同年4月7日公布の上，同年9月1日から施行された。労働基準法において，労働者の業務上の疾病について使用者の無過失賠償責任が認められ，海外諸国の例や，国際労働条約，勧告等を参酌して補償内容を引き上げるとともに，完全な補償義務を使用者に命じた。また，これを代行するための災害補償保険制度を確立して，一般社会保険から切り放すこととなった。

労働基準の出発点は，労働者の最低労働条件を確保することにあり，憲法第25条，第27条の理念に基づき制定された労働基準法は，賃金，労働時間，災害補償等について守るべき最低の基準を定めており，1947年4月7日制定の「労働者災害補償保険法」は，業務上災害による労働者の負傷，疾病，廃疾又は死亡に対して迅速かつ公平な保護をするため，保険給付を行い，併せて労働者の福祉に必要な施設をなすことを目的としている。こうして1947年から始まった労災保険は，これまで地域により，また個人によりまちまちの慣行料金で施術をしていたが，1950（昭和25）年7月，東京で初めて協定が成立し，続いて9月には大阪でも協定された。当時は各都道府県柔道整復師団体との協定であったため，料金もまちまちであった。

これらは1972（昭和47）年に制定された「労働安全衛生法」と相まって，その基準の確保のための事業場に対する監督指導は，法制定以来一貫して労働基準行政の根幹をなしてきているものである。とりわけ，労働災害からの労働者の生命，身体を守ることは，労働者の福祉の前提となるものであり，安全衛生対策は労働基準行政の中で大きな比重を占めている。

4　指名柔道整復師に対する受任者払い

1959（昭和34）年8月5日，「柔道整復師に対する療養補償費の受任者払の取扱いについて」（基発第545号）により，受任者払いを認める柔道整復師

の指名について基準が設けられ，施術費用に関わる療養補償費の受任者払い
は，都道府県労働基準局長が指名した柔道整復師についてのみ認める取扱い
がなされた。これによって，傷病労働者は事実上，現物給付を受けるのと同
様の取扱いがなされた。労働保険制度の創設当初は，各都道府県労働基準局
の実情に応じて，各都道府県柔道整復師団体と協定を結び料金を定めて取り
扱ってきた。1958（昭和33）年6月30日，健康保険の規定による療養に関す
る費用の額の算定方法が決定し（厚生省告示第177号）[25]，同年10月1日から実
施されることとなった。これを機に，中央においても柔道整復師団体の意見
を参考として検討された。その結果，同年12月12日，柔道整復師の行う施術
の範囲等についても具体的な算定基準を定め（基発第784号），1959（昭和34）
年以降から，その取扱いについての斉一性を確保し，適正な運用を図ること
となった。[26]

5　国家公務員，共済組合保険，並びに国鉄，電電，専売三公企体共済 組合協定

　企業体の中で労働者が相互扶助することは江戸時代の鉱山でも見られたが，
今日に継承される共済組合は明治中期からで，その最初は1888（明治21）年
に阿仁鉱山のものであるといわれる。その後，製紙，造船，鉱山等の大企業
に共済組合の成立を見たが，その内容評価に値するのは，1905（明治38）年
にできた鐘紡共済組合と三菱造船所救済基金のみであったといわれる。特色
的なのは，組合が事業主の恩恵によってできたということを強く印象づけよ
うとしている点である。1907（明治40）年に発足した国鉄共済組合は，国営
事業の中で最初にできた共済組合である。共済組合の私傷病に対する救済は，
1916（大正5）年から実施された，いわゆる疾病保険の実施である。現在の
国家公務員共済組合や公共企業体共済組合は，国鉄に続いてできた各種の官
業共済が母体となって第二次世界大戦後に生まれた。1948（昭和23）年に国
家公務員共済組合が成立し，国家公務員を全て組合員に含めたのである。
1954（昭和29）年1月に，私企業として唯一の共済組合法が成立し，私立学
校教職員共済組合が発足している。1956（昭和31）年に公共企業体共済組合

が成立し，国鉄，電電，専売の3公社に所属し，従来の国家公務員の共済組合から分離した形で誕生したのである。1962（昭和37）年に地方公務員組合法が成立し，市町村共済組合や公立学校共済組合，警察共済が包括された。これらの共済組合は健康保険法による保険組合を代行するものである。

　本件については，柔道整復師は取扱い不可であったのであるが，国家機関，公共機関の取扱いが可能となることは，対外的信用おいて大いに意義のあることであった。そこで理事会，総会の承認を得て，1957（昭和32）年に国家公務員27団体及び国鉄，電電，専売の三公企体に対し施術の協定を行うべく行動を起こし，1959（昭和34）年1月28日国家公務員27団体と全日本柔道整復師会との一本協定の調印を完了した。続いて同年5月1日に国鉄，電電，専売の三公企体との協定の調印を完了した。これにより全日本柔道整復師会が全国一本となる体制が整ったのである。

6　自動車損害賠償責任保険の取扱い

　自動車損害賠償責任保険（自賠責保険）は，自動車交通事故の被害者に対する人的，物的被害の賠償を確保するために，1955（昭和30）年7月29日に制定された「自動車損害賠償保障法」に基づいて誕生したもので，自動車の所有者が強制及び任意の自賠責保険に加入し，交通事故に際しては，被害者に対する賠償を保険によって行うというものである。

　同年12月1日，同法の施行に伴い，各損害保険会社が自賠責保険事業の免許ならびにその普通保険約款および保険料率の認可を受け，自賠責保険の引き受けを開始した。

　この制度の発足に伴って，柔道整復師もこの保険による施術を開始したが，ここで問題となってきたのが，施術費の請求に伴う「医師の同意書の添付」である。これは，「あん摩師，はり師，きゆう師及び柔道整復師法」（昭和26年4月1日法律第116号）第五条によって「脱臼又は，骨折の患部に施術を行うに際しては応急手当の場合を除き，医師の同意を要する」と規定されていたことから，これに基づいて自動車損害賠償保障法による保険金，保証金の請求処理も，医師の同意書の添付が必要とされたのである。自動車による障

害に対する損害金には，治療費，休業補償費，後遺障害補償費，慰謝料等がある。柔道整復師の施術費は法的には，その他費用に類するものであったが，実際には医師の治療費と同様の扱いであった。このため，柔道整復師の施術料金の請求には医師診断書の添付が必要とされ，この取扱いに柔道整復師は悩まされていた。

　医師の同意書添付については，厚生省が1956（昭和31）年7月11日付けの通牒で，柔道整復師が健康保険の施術料金請求では，すでに医師の同意書添付が不要と解釈していた。これを受け，全日本柔道整復師会では運輸省に対しても自賠責保険においても同様の取扱いを求めて折衝を重ねた。その結果，1963（昭和38）年11月8日に運輸省は「柔道整復師の施術について」（自保第7177号[27]）という通達を出し，自賠責保険の請求にあたっては医師の同意書の添付を不要とした。なお，施術証明書については「柔道整復師法」の施行に伴い，1970（昭和45）年7月23日，厚生省医務局長より各都道府県知事あてに通達（医発第858号）が出された。その中で「柔道整復師が施術をした事実に関する証明書として発行する施術証明書は，医師または歯科医師が発行する診断書と同様の法的性格を有するものではないが，柔道整復師の業務の範囲内において後療日数の予定を記載することは差し支えないものであることは，従来どおりである」ということが改めて明記された。

2　電療問題

　電気光線器具を使った治療，いわゆる電療は，1948（昭和23）年10月，三重県知事に対する厚生省医事課長の回答で「マッサージを行うに当たって，施術者の手を導体として電気を併用することは差し支えないが，それ以外の電気使用は許されない」とし，使用範囲を限定したうえでしか認められていなかった。当時は電療器具が未発達で，シルシュマンの交流感電混合電療器だけが普及しており，施術者の手を導体として使用されていたためであった。しかし，手を導体とした電療は，低周波，超短波，超音波，赤外線など，治療効果の著しい新鋭機器の開発により消滅してしまい，またたく間に新しい

技術に切り替わった。柔道整復師達は，料金請求はできなくても，患者の早期回復を願いサービスとして必要部分に電療を併用していたが，古い通達との関係で，幾分問題を残していた。

1960（昭和35）年１月，「あん摩師，はり師，きゅう師及び柔道整復師法違反被告事件」において最高裁判所は「HS式無熱高周波療法が，あん摩師，はり師，きゅう師及び柔道整復師法にいう医業類似行為として同法の適用を受け禁止されるものであるならば，同法は憲法二二条に違反する無効な法律であるから，かかる法律により被告人を処罰することはできない[28]」として，仙台高等裁判所の有罪判決を破棄，逆転無罪を言い渡した。この判決により，人体に有害と明らかに判断できる機器を除き，柔道整復師は電療を行うことが許されることとなった。最高裁の判決のために電療は急激に普及した。

1964（昭和39）年５月，その年の上半期の研究会を兼ねた「電気治療講習会」が神戸で開かれた。その時の出席者は101名の多数となり，電療をテーマにした研究に対する関心の高さを示した。柔道整復師の電気治療の使用を法的に裏づけるものとして，同年７月８日に厚生省医務局から「柔道整復師が電気光線器具を使用することの可否について[29]」という件名で「電気光線器具の使用が柔道整復業務の範囲内で行なわれるものに限って，使用しても差し支えないと解する。」（医事第53号）との解釈が出された。さらに同年12月からは電療料金加算が労災保険で認められるようになった。その後，引き続き，健康保険についても加算要求を重ねたが，1983（昭和58）年７月になり獲得することができた。

3 エックス線問題

診療用のエックス線に関する規定は管見の限り，「診療用エックス線装置取締規則」（昭和12年８月２日内務省令第32号）より始まる。一方，1920（大正９）年に改正された「按摩術営業取締規則」の第五條ノ二「営業者ハ脱臼又ハ骨折患部ニ施術ヲ為スコトヲ得ズ。但シ医師ノ同意ヲ得タリ病者ニ就テハ此ノ限リニ在ラズ」とあるのみで，エックス線に関する規定は見られなかっ

た。また1970（昭和45）年に制定された「柔道整復師法」では業務の制限は
第16条に「柔道整復師は，外科手術を行ない，又は薬品を投与し，若しくは
その指示をする等の行為をしてはならない」とあり，柔道整復師の外科手術，
薬品投与の禁止が規定されている。しかし柔道整復師のエックス線使用の禁
止については明文化されていない。このため柔道整復師の診療用のエックス
線使用については，「診療用エックス線装置取締規則」が規定される以前か
ら平成に至るまで，柔道整復師界および関係機関の間で議論がなされてきた。[30]
また柔道整復師界としても業務範囲にエックス線の使用を可能とする権利の
獲得をめざし運動をしてきた。以下では，柔道整復師に関するエックス線問
題について議論の経緯を辿ることとする。

　1924（大正13）年11月27日の東京柔道整復師会第5回臨時総会において，[31]
会長の萩原七郎から一つの論文が提起された。それは『医海時報』における
「杞憂は杞憂に終らず，柔道整復術業者の僭妄」というものであった。その[32]
論文には次のような内容が書かれていた。

　　而して，医師側に就いて云ふも本條の儼存する所以を知るもの極めて
　寥々たるが如し。
　　是吾曹が此明文の権威のために斯界の注意を要望する所以の一。而して
　『柔道整復術ヲ為ス者ニ於テ打撲，捻挫，脱臼及骨折ニ対シテ行フ柔道整
　復術』は一定の術式あるべく，素より理学的方法の一たるレントゲンを使
　用せざるこそ基本態とすべく，一歩其方式を踰えて醫業行為に竄入し得さ
　るべし。当局が既に薬品又は売薬の使用を不可とするの見解を有するの義
　理亦此理にあらずや。

　この論文に対し，前田尚夫から「医師の同意さえあれば，我々はレントゲ[33]
ンを使用することが出来ると思う。エッキス光線で患部の検査をすることは
非常なる安心感を患者に与え，なお最も適切な治療を成し得るのだから，柔
道整復師の業を拡張するためにも斯る設備を成したいものである」という意
見が出された。これに対し萩原から，意見は諒解したが医師の反感を招くよ

うなことは大いに慎んで貰いたいとの話があった。

　その後，1951（昭和26）年6月11日に「診療エックス線技師法」が制定公布された。同法と柔道整復師との関係について厚生省当局の見解では，「昭和二十六年八月十日現在において，X線を人体に対して照射する業務を自ら行っているもの，または八月十日以前引き続き三カ年以上業務を行っていた柔道整復師は，医師または歯科医師の証明書を添付して，（保健所を通じ）都道府県知事に届け出れば，既存業者として法律に規定する業務を引き続き行うことが出来，且つX線技師の国家試験の受験資格をも得られる³⁴」とされていた。その後，単独法請願準備委員であった魚住芳平らの活動により，「柔道整復師の施術にかかるレントゲン診断の療養補償上の取扱いについて」（昭和41年3月22日基発第245号），及び「柔道整復師の施術にかかるレントゲン診断の療養補償上の取扱いについて」（昭和41年3月22日基災発第9号）をもって労災において「取扱いの対象は，柔道整復師の施術に関する適法に行われたレントゲン診断であって，照射（撮影を含む）が，診療エックス線技師の資格を有する柔道整復師によって行われたものとする」とされ，条件付きで柔道整復師のレントゲン撮影を可能とする通達が発せられた³⁵。

　日本柔道整復師会は，1970（昭和45）年の「柔道整復師法」（医発第858号）制定に際し，柔道整復師のエックス線撮影について特別措置を要望していた。「診療エックス線技師法」によると，医師・歯科医師・診療エックス線技師でなければエックス線を人体に照射することを業としてはならないと定められているが，これに対し日本柔道整復師会は「柔道整復師の免許を有するものであって，厚生大臣が認定し各都道府県知事が監督する一定の講習期間を設けエックス線に対する防災並びに撮影技術を習得した者に限り医師の指示を受け柔道整復の業務の範囲において検査のために撮影することが出来る」ように特例法を配慮してほしいと要望をした。しかし，厚生省は診療放射線技師および診療エックス線技師法において診療エックス線技師は，1）「医師の具体的指示を受けなければ」エックス線を人体に照射してはならず，かつ，2）原則として，「病院又は診療所以外の場所において」その業務を行ってはならないという制限が設けられているが，施術所において独立してエ

ックス線照射を行えるように，この制限を緩和することは重大な問題であり，現行制度，体系の本質的な変革が前提となる，としてその要望を却下した。むしろ柔道整復師法の可決にあたり，国会から「将来柔道整復師は，その施術にあたり脱臼及び骨折の患部にエックス線照射をするには診療エックス線技師の資格を取得し，診療放射線技師及び診療エックス線技師法に基づいて行わなくてはならない[36]」との附帯決議がつけられ，改めて現行法の順守が課されることとなった。

その後も柔道整復師会からは業務にエックス線を使用したいと厚生省に要望をし続けた。これに対し，1973（昭和48）年には厚生省から得た回答は以下のものであった。

柔道整復師会の要望について（X線問題）
厚生省医務局医事課　48・5・23付
柔道整復師会から先に提出された，現行二年の養成制度を，柔道整復師，診断エックス線技師の双方の資格を得られるように三年制の養成制度に改正して欲しい旨の要望は，柔道整復師の業務においてエックス線診断を用いたいとの趣旨に解されるが，厚生省としては，遺憾ながら以下の理由により賛成しかねるものである。

一，近年，人体の放射線被曝に関して，国際的にも国内的にも関心が高まっているが，特にICRP（国際放射線防護委員会）からは，この問題に関する勧告があいついで出されており，それに基づいて医療法等の改正も行われてきたところである。最近では，放射線被曝について一層厳格な制限を加える方向に向かっており，医療を所管し，国民の健康をあずかる立場にある厚生省として，結果的に小規模，小出力のエックス線装置の散在化をもたらすおそれのある措置を取ることは，認め難いことである。

二，診療放射線技師および診療エックス線技師法において診療エックス線技師は，①「医師の具体的指示を受けなければ」エックス線を人体に照射してはならず，かつ，②原則として「病院又は診療所以外の場所において」その業務を行ってはならないという制限が設けられているが，施術

所において独立してエックス線照射を行えるようにこの制限を緩和することは重大な問題であり，現行制度，体系の本質的な変革が前提となるものである。

　三，さらにエックス線診断をなすためには，単に照射のみならずエックス線フィルムの「読影」を必要とするが，これは現在診療エックス線技師，診療放射線技師にも認めていない医行為そのものであって，医師のみに委ねられることであり，単に医師というのでなく，専門医に任せるべきであるとの声も強い。したがって，これを医師以外の者に行わせることは如何なる限定方法を考えるにしても，認められないものである。

　四，以上のように施術所において独立営業を営む柔道整復師がエックス線診断を自ら行うことには，たとえ診療エックス線技師の資格をとったとしても認められることができないものである以上，柔道整復師の養成制度を診断エックス線技師の資格を併せ得られるように改訂することは，意義を認められないというに止まらず，違法行為誘発のおそれすら内包するものである。

　五，なお，特例試験については，その性格に照らしてそもそも考えられないものであり，また，過去の特例試験において柔道整復師の資格を有する者が診療エックス線技師となっている場合，その者のエックス線照射業務は法に従って行われるべきものであって，仮に違法になされているという実態があるとすれば，取締まりの対象になるものと考える。

他方，当時柔道整復師の中には，この規制を順守せずエックス線撮影をする者もいた。1975（昭和50）年頃には山梨県の柔道整復師が柔道整復師単独の免許でエックス線撮影を行ったため，診療エックス線技師法違反に問われ摘発された。同氏は裁判でエックス線使用の正当性を訴え最高裁まで及んだが，上告は棄却された。[37]こうした状況を受け日本柔道整復師会は，柔道整復師法の施行後もエックス線問題に対する対策を協議した。その後，厚生省保険局から1979（昭和54）年10月20日，労働基準局から同月29日にそれぞれ通達が出された。その内容は，柔道整復師の行う施術は医師の行う医業とは異

なるものであり，エックス線も医師法，歯科医師法，診療エックス線技師法により撮影診断が禁止されている旨を各関係機関に改めて周知し，注意を促すものであった。こうしたエックス線照射に関する事件について，日本柔道整復師会顧問弁護士の横地正義は『日整広報』[38]の中で次のように述べている。

　柔道整復師が診療エックス線技師法違反罪で処罰されようとしている事態に直面して，一部会員の中には，この事件は無罪になるだろうという宣伝，煽動に乗せられている会員もあるのではないかという危惧の念を懐くのであります。……エックス線照射が柔道整復師の業務に入るのだ。正当な行為であるという弁解が，裁判所に聞き入れられて無罪になるというのであろうか，私は，それは無理だと考えます。例として適切でないかもしれませんが，自動車の無免許運転をした者が，自分の職業にとっては，自動車の運転がいかに日常必要不可欠なものであるかを弁解したところで，その弁解に基づいて無免許運転の犯行が，正当業務行為として無罪になるわけがないのと同列と考えます。裁判所の裁判問題を離れて，エックス線使用の合法性確認運動を起こそうという気運も一部にあるようですが，法律的には困難と考えます。エックス線使用の合法性確認を関係当局に要請すべきだという意見もあるようですが，要請する法的根拠に乏しいと考えます。エックス線使用問題は，難しい問題を含んでおり，今後とも起きる可能性のある問題だけに，会員各位の慎重な対処をお願いする次第です。

エックス線問題はその後も続き，1981（昭和56）年には日本医師会が都道府県医師会に対し，エックス線検査問題を含め「柔道整復師による医療行為とまぎらわしい施術について」実情調査を指示している。このエックス線問題に関して，厚生省は1985（昭和60）年10月16日，各都道府県知事あてに「医業類似行為を行う施術者に対する指導について」（健政発第655号）という通達を出し，エックス線撮影についての取締りの強化を指示した。その内容は，以下の通りである。

最近，医業類似行為を業とする施術者が，公然と関係法規によって認められている業務の範囲を逸脱する行為を行っている事例が報告されている。このような事態が，国民の生命，身体に及ぼす影響は大きく，国民の医療に対する信頼を失墜させる原因ともなり極めて遺憾とするところである。

　特に，柔道整復師が施術の一環として患部にレントゲン撮影を行うことにより診断又は治療行為を実施することについては，既に本職通知「柔道整復師のレントゲン撮影に対する取扱いについて」（昭和26年7月20日医発第90号）及び「柔道整復師の施術に関連するレントゲンの使用について」（昭和41年8月15日医発第952号）で示したとおり当然医師法又は診療放射線技師法違反となるものと解する。

　貴職におかれては，この趣旨に基づき関係方面に改めて周知徹底を図るとともに違反行為を行っている施術者の取締まりを強化されたくお願いする。

　このように関係者の厳しい非難の嵐の中にあって，日本柔道整復師会の小倉八郎会長は「たとえ一名の違反が摘発されても，業界全体に及ぼす迷惑は甚大となることを自覚せよ」と全国の会員に呼びかけ，今後一層の自粛自戒と業務法規の遵守とを重ねて強く要望したのである。その後，放射線でなく，人体に無害な超音波を利用した骨観察装置の開発が進み，柔道整復師による使用が可能となっている。2010（平成22）年12月15日に厚生労働省医政局医事課から出された事務連絡，「施術所における柔道整復師による超音波画像診断装置の使用について³⁹」では「診療の補助として超音波検査を行うことについては，柔道整復師の業務の範囲を超える」との見解がなされている。

柔道整復師法成立と教育

1 柔道整復師法の成立

　柔道整復師の単行法の問題は，長年にわたる問題であり，柔道整復師が
1920（大正9）年に公認されて以来，単行法獲得のために幾度となく請願運
動を繰り返しながら，実現させることができなかった。その後，1967（昭和
42）年度の全日本柔道整復師会の定時総会で単行法請願運動について議決さ
れ，同年11月，実行委員を挙げて発足し，運動を展開していった。そして2
年4か月の運動の結果，1970（昭和45）年3月17日に衆議院を通過し，即日
参議院に送付され，3月31日に参議院で可決成立し，柔道整復師法が誕生し
たのである。以下では，柔道整復師法制定請願実行委員長金沢利三郎「柔道
整復師法制定請願運動経過について[40]」を参考に，運動の経過を追ってみる。

　1967年度の定時総会において，柔道整復師法制定請願について決定し，諸
般の準備を整えて11月30日常務理事会を開催，これを実行委員会に切り替え
て，各都道府県会長を委員とし，金沢利三郎を委員長に推して，懸案解決に
全力を傾注してきた。

　本件は議員立法をもって国会に請願しなければならない関係上，自民，社
会，民社，公明の各党に対し，請願の了解工作を行った。こうして実行委員，
委員，地方委員各位の協力を得ることができ，本法請願書に署名頂いた衆参
両院の与野党議員の数は402名に達した。請願局においてこれを受付け，

1968（昭和43）年 4 月22日，自民党においては政調会社会労働部会において審議され，小沢社会労働部長より請願趣旨の説明が行われて満場一致賛成，これを決定した。更に 4 月23日には自民党政務調査会において請願が審議され，同じく満場一致をもって賛成，これを決定した。4 月24日には自民党総務会に提案され，満場一致賛成，これが決定されたのである。そして 5 月14日，第五十八国会衆議院社会労働委員会付託となった。

この間において，衆議院法制局において厚生省と協同作業のもとで法案の作成が行われ，その成果を得たのである。5 月23日，法案は第五十八国会衆議院社会労働委員会に提案され，自民党社会労働委員，本会顧問小沢辰男より提案理由の説明が行われ，継続審議として決定された。そして，その法案並びに自民党所属の社会労働委員，賛成議員連盟の内閣出版物を購入の上，これを配布した。これとともに，第五十八国会社会労働委員会録については，実行委員，委員にこれを配布してこれが周知の手配をしたのである。

第五十九国会は短期間の臨時国会であった。このため法案は取り上げるまでに至らず，第六十国会に持ち込まれた。第六十国会において是が非でも成立を期し，本会に対し最も理解のある議員の方々のご参集を願い，国会世話人会を結成し，法案成立の推進を図ったのである。しかし，社会党より強い反対が打ち出され，その対策に苦労した。そこで，福井県会長新井一三に連絡する一方，北海道国労委員長中川秀夫を通じ参議院社会労働委員長吉田忠三郎（社会党），衆議院社会労働委員島本虎三（社会党）の斡旋により社会党政策審議会長多賀谷真稔，社会党社会労働部長河野正に対し斡旋を願った。こうして福井県の地元各位の協力と相俟ってここに諒解工作が成立し，1969（昭和44）年 5 月13日，社会党政審社会労働部会に呼ばれ，請願主旨の説明を行ったのである。

そして，5 月14日，国会に自民党の衆議院社会労働委員長森田重次郎，理事，谷垣，渋谷，橋本，渡辺，竹内氏を訪ね，続いて 5 月15日，大橋，福田，小川，小沢氏を訪ね，社会党政審社労部会の経過報告を行い，本国会において法案の成立を強力に申し入れた。

5 月20日，参議院院内に丸茂重貞を訪ね，本法成立に対する情勢判断を行

った。その結果，社会労働部長の谷垣専一より相談があって，医師会の方は如何かと尋ねられた。このことについては地方医師会より反対の申し入れがなされており，その他には全日本鍼灸按マッサージ師会連盟会長（全鍼連）より反対陳情が衆参社会労働委員会全員に対し成されている状況にあるが，日本医師会としては了解しているので，法案が成立するよう機を見て提案するよう申しおいたとの話があった。自民党社労理事の先生方は一日も早くこれを成立させようと考えている。しかし，8月で切れる健保特例法案を優先解決するよう政府自民党よりの申し合わせもあり，社会党との話し合いをつけ，国会延長を機に一挙に衆議院に上程させる考えであるとの話であった。

　5月23日，衆参両院において72日の会期延長が議決され，この延長国会において成立を期すべく，衆議院社会労働委員会与野党の各議員に対し，5月23日を以てお願いのご挨拶状を発送するとともに，本法案成立に関する国会世話人の先生方に対しお願いの挨拶をした。

　その後，柔道整復師法案は第六十一国会，第六十二国会とも廃案となった。第六十三国会には何が何でも達成せねばと運動を続けた。その結果，1970（昭和45）年3月17日，衆議院を通過し，3月31日の参議院社会労働委員会を通過，同日の本会議に上程され，佐野委員長の提案理由の説明があった後，全会一致で可決成立した。こうして「柔道整復師法」は同年7月23日，医発第858号をもって厚生省医務局長名で各都道府県知事あてに発せられた。

2 　知事免許から厚生大臣免許へ

　厚生大臣の柔道整復師国家試験・登録事務指定機関である，柔道整復研修試験財団は，1988（昭和63）年5月19日，25日の衆参両院において可決された「柔道整復師法一部改正」（法律第72号）を受け，約1年半にわたる「財団法人設立準備委員会」による設立準備を経て，1989（平成元）年11月28日，厚生大臣より設立が認可された。

　設立認可を受けた同研修試験財団は，柔道整復師資格取得に関する国家試験の実施・登録事務について，柔道整復師法の規定に基づき1992（平成4）

年10月1日より，厚生大臣の指定試験・登録機関として登録を受け，各年度1回の国家試験を実施した。

　柔道整復研修試験財団の設立には，21世紀日本の高齢社会は全人口における65歳以上の高齢者の割合において，世界に類をみないものになると推定され，それに伴う社会構造，疾病構造の変化も予想されるという時代背景があった。

　医療福祉の分野においても，ケアを必要とする高齢者の増加への対応，健康に対する個人の自覚，疾病に対する予防的配慮等，すでに厚生省は「高齢者保健福祉推進十カ年計画」を策定している。各地方自治体においてもその計画の推進を指導しているが，その社会趨勢の中で柔道整復師界も，それまでの施術の面を向上するだけに止まらず，疾病の予防，健康づくり，リハビリテーションに対応することが強く求められるようになったことが，財団設立の大きな理由の一つとなったのである。

　また，可決された「柔道整復師法の一部を改正する法律」には，柔道整復師業界が待望してきた，1）免許権者および試験実施者を都道府県知事から厚生大臣にする，2）受験資格は高等学校卒業後3年以上養成施設で必要な知識・技術を習得した者など，を具体化するための受け皿としての機関を必要とした。こうした背景の中，財団設立が要請された。

　柔道整復研修試験財団の初代理事長には，大谷藤郎（至，平成8年3月）が就任した。「柔道整復師法の一部を改正する法律」の実施にあたっては，法改正の中で「試験の実施に関する事務及び登録の実施に関する事務については，厚生大臣の指定する者に行わせることができる」としていたことから，厚生省は日本柔道整復師会に早くから法改正に伴う試験を実施する公益法人としての財団の設立を要請していた。厚生省はこの新たに設立される財団を「試験実施の指定機関」に指定し円滑な実施を行うつもりであった。このため，日本柔道整復師会は柔道整復師法の一部改正が可決，成立する見通しとなった1988年5月17日の理事会で「柔道整復研修試験財団」の設立を協議した。席上，1）厚生省から昭和64年3月31日までに財団法人を設立するように申し入れがあり，財団の設立は法改正の条件であること，2）財団の設立

は顧問国会議員団からも要請されていること，3）昭和65年4月に養成学校に入学する者は改正後の法律が適応されるので，昭和64年3月までに財団を設立する必要があること，などの説明がなされた。

　この結果，同理事会は全会一致で財団の設立を承認し，1988年7月には日本柔道整復師会と全国柔道整復学校協会とで「財団法人設立準備委員会」を発足，厚生省の指導を受けながら，設立を進めた。日本柔道整復師会は，柔道整復研修試験財団の基本財産三億円について，日本柔道整復師会と全国柔道整復学校協会とが折半で負担することとした。日本柔道整復師会の負担は基本財産への寄付金1億5千万円と当面の運営資金5千万円を合わせた二億円として，これを銀行からの借入金で調達。その返済は会員から特別会費を徴収し，長期返済することとして，同年10月22日の臨時代議員会で承認を得，財団の設立は正式に決定された。

　1989（平成元）年9月21日には東京都台東区入谷1丁目7番地に財団法人柔道整復研修試験財団（仮称）の事務所を設置し，財団設立に向けて準備に入り，10月13日付で厚生省に財団法人設立許可申請書を提出した。その後，柔道整復研修試験財団は厚生省の認可を受けて，11月28日に正式に発足した。こうして，柔道整復師法改正に伴う「指定登録機関」「指定試験機関」の基礎が確立した。財団は，平成4年度から柔道整復師国家試験の指定機関として機能することとなった。

3　学校問題

　柔道整復師の養成に関しては1920（大正9）年の内務省令第9号按摩術営業取締規則の改正に伴って発せられた内務省通牒により見ることができる。この通牒の中で「一，柔道整復術試験ノ受験資格ハ現ニ一定ノ道場ニ於テ柔道ノ教授ヲ為ス者ニシテ四箇年以上柔道整復術ヲ修行シタル者ナルコト」とされていた。つまり，柔道整復師が規定された当初，受験生は各々の接骨院において施術技術および理論を学習していたのである。その後，1932（昭和7）年11月30日に，行岡忠雄により大阪接骨学校（現，大阪行岡医療専門学校

長柄校）が日本で初めて柔道整復師の養成学校として認可，創立されたが，多くの者は依然，接骨院で修行をした上で柔道整復術試験の受験資格を得ていた。

　太平洋戦争後における柔道整復師の免許については，「あん摩，はり，きゅう，柔道整復等営業法」（法第217号）に基づく。同法の制定の際，すなわち1947（昭和22）年1月，厚生大臣の諮問機関であった医療制度審議会において，柔道整復の取扱いは，あん摩，はり，きゅう，その他の医療類似行為とともに，医療制度全般の根本的な検討の中で問題となっていた。同審議会は次のような答申を行った。

　　鍼，灸，マッサージ，柔道整復術，医業類似行為営業の取扱いについて…（略）…これらの営業については，人体に関するものであるから，本来はすべて医学上の知識の十分な医師をして取扱わせるのが適当であると考える。しかしながら，これらの中には，医療の補助手段として効果のあると考えられるものがあり，又科学的に更に究明せられる余地のあるものもあるので，これらについてさしあたり左記のごとく取り扱うのが適当であると考える。

　一　鍼灸，按摩，マッサージ，柔道整復術営業者は凡て医師の指導の下にあるのでなければ，患者に対してその施術を行なわしめないこととすること。
　二　鍼，灸営業については，盲人には原則として新規には免許を与えないものとすること。
　三　柔道整復営業については，原則として新規には免許を与えないものとすること。
　四　いわゆる医業類似行為は凡てこれを禁止すること。

　この答申の考え方のうち，一，二に対して，視覚障害者団体の強い反対が起こった。一方で，あん摩等の施術が長い伝統を持ち，医療に一定の役割を果たしていることを考慮し，政府はあん摩等四業種に限り医療制度の外側に

おいて制度的に認め，免許を受ける資格を相当引き上げ資質の向上を図ることとした。このことは，あん摩，はり，きゅう，柔道整復等営業法案を国会に提出した際の提案理由においても，免許を受ける者の資質の向上を訴えていることから[42]，窺うことができる。この法案の内容が従来の内務省令と異なる点として，1）従来は営業免許であったものを，資格免許とすること，2）公に認定された学校又は養成施設を卒業した上，さらに都道府県知事の行う試験に合格しなければ免許が与えられないこととすること，などがある。こうして「あん摩，はり，きゅう，柔道整復等営業法」が制定された。この法律の附属法令として，1）免許，試験科目，受験手続その他試験に関する事項，施術所の清潔保持又は規格に関して必要な事項等を定めた「あん摩，はり，きゅう，柔道整復等営業法施行規則」（昭和22年12月29日厚令第37号），2）中央及び地方の諮問委員会に関する細則を定めた「あん摩，はり，きゅう，柔道整復営業諮問委員会規定」（昭和23年1月16日政第14号），3）学校又は養成施設が備えるべき要件，認定申請の手続，教科課程等を定めた「あん摩師，はり師，きゅう師，柔道整復師学校養成施設認定規則」（昭和23年4月7日文厚令第1号）が相次いで制定された[43]。その後，昭和28年に至り，「あん摩，はり，きゅう，柔道整復等営業法」の中で受験資格等に関する改正が行われた（昭和28年1月20日法律第3号）。この改正では，従来，はり師，きゅう師，柔道整復師に関係する学校や養成施設における修業年限を一律に4年以上としていたのを改め，高等学校卒業者については2年以上で足りることが定められた。

　このように，柔道整復師の養成に関して法整備がなされたため，これらの条件を満たさなければ，柔道整復師界の後継者はなくなってしまうこととなった。そこで，柔道整復師界としても，学校，養成施設の設置が早急に必要となったのである。このとき創立されたのが大阪府の行岡柔道整復学校（旧，大阪接骨学校），宮城県の東北柔道専門学校（代表，鴨原伊男治。現，仙台接骨医療専門学校），東京高等整復学校（代表，宮崎道世。東京柔道整復専門学校及び大東医学技術専門学校は，一部この流れをくむ）である[44]。以下では東京における柔道整復師養成施設の初期の様子について『東京都柔道接骨師会六十年

史』及び『東京柔道整復専門学院創立30周年記念誌』[46]をもとに概観する。

　東京初の学校である，東京高等整復学校の初代校長は佐藤金之助であった。一方で東京都柔道接骨師会は1953（昭和28）年9月1日，東京都柔道接骨師会附属柔道整復師養成所（以下，柔道整復師養成所）を北区神谷町の幼稚園の校舎を借りて開校した。この時の申請者は，同接骨師会会長の佐藤金之助であった。その後，1955（昭和30）年4月，東京都柔道接骨師会において，学校建設実行委員，学校運営委員をつくり，柔道整復師養成所の経営及び建設を本格的に始めた。この時，当時池袋にあった大東文化大学内の校舎を借りて，柔道整復師養成所を北区から移転した。この前後で，東京高等整復学校も柔道整復師養成所と合流したようである。移転後，間もなく幹部間の間で経営上の意見の相違から柔道整復師養成所は二校に分裂した。1956（昭和31）年，分裂した柔道整復師養成所は校舎を中野区の明治大学付属中野高校内に移転，1960（昭和35）年7月26日に同養成所は東京都柔道接骨師会附属東京柔道整復専門学校（校長，金井良太郎）と改称した。一方，大東文化大学内に残留した方は，大東医学技術専門学校（校長，増渕以理寧）と改称した。

　平成に入ると，全国的な少子化という時代の趨勢にあって，18歳人口は年々減少の一途を辿りはじめる。各大学や専門学校など，どの学校も学生集めに苦慮していたが，柔整・鍼灸の分野はまだ未開発で卒後の独立も可能であるという魅力が受け，1998（平成10）年以降，柔道整復師養成校の新設ラッシュが続いた。しかし，学生集めが比較的容易であるという営業的発想に基づく安易な学校の新設を心配する柔道整復関係者も少なくなかった。

　こうした傾向の引き金となったのが，「平成9（行ウ）31柔道整復師養成施設不指定処分取消請求事件」である。この事件は次のようなものであった。厚生省は，1997（平成9）年4月1日付で提出された福岡柔道整復専門学校の設置申請を同年9月30日に却下した。これを不服とした藤瀬武代表は，養成施設の不指定処分の取り消しを求め，提訴をした。福岡地裁で係争することとなったが，1998年8月27日不指定処分を取り消す判決を下した。その後，厚生省は上告しない旨を決定した。この問題は，1996（平成8）年，藤瀬代

表（原告）は「学校法人福岡柔道整復師専門学校」の設立を求め，「受験資格」に関する柔道整復師法第十二条[47]に基づく柔道整復師養成施設の指定申請を行ったのに対し，宮下創平厚生大臣（被告）は行政指導の裁量権において指定拒否した。これについて，福岡地裁はその処分の取消を判決したのである。

　柔道整復師養成施設は，1971（昭和46）年以来，全国14校，1050名の卒業者を限度に指導を受けていた状態であった。だがこの判決は，養成施設の指定基準である規則四条を充たしている時には，法令に具体的な根拠のない需給調整を行うことは，規制緩和・自由競争化という観点から極めて問題であるという見解を正当化したものであった。

　この判決により，柔道整復師の養成は自由競争のただ中に置かれる危険とともに，関係者からは柔道整復師の粗製濫造ということも懸念された。また柔道整復師の社会的役割，医療従事者としての教育理念がなおざりにされることになりかねないため，柔道整復師界は将来に憂いを持つこととなった。同判決後，専門学校は急激に設置された。2016（平成28）年3月には15の大学（短期大学）[48]と102の専門学校から国家試験の受験生を輩出しており，大学は増加傾向にある。

　厚生省が敗訴した福岡地裁判決に対し，当時日本柔道整復師会会長であった原健は『日整広報』の中で「業界の行く末を考えず，目先の自校の利益のみを追求して，多くの専門学校が創設される[49]」として養成校の乱立に強い懸念を表明した。また，同誌「斜窓」では「柔整師"大洪水"」という題名で以下のような見解が述べられ，柔道整復師養成校の増加は，柔道整復師界の衰退につながるのではないかとの憂いが見られる。

　　規制緩和の流れのうちか，厚生省が裁判で敗れ柔整師養成学校一学年総定員枠千五十名の壁が一挙に決壊，垂れ流しどころか大洪水の様を呈し既設校の定員増に加え新設の名乗りをあげる校数は十五とも二十とも噂される。当然の帰結として現在でさえ過飽和状態に加速度をつけての過密化は，近い将来限界を超えて"臨界"常態か。下剋上，乱立による経済的疲弊で

研修生の受け入れの余裕もなく，新人側の風潮としても早期開業に異存なく開設者の質の低下極まり，業界全体自沈，自壊の兆しは大か

4 柔道整復師が社会に対して果たす役割と
柔道整復の歴史理解の意義

　2000年以後，日本では少子・超高齢化の急激な加速や，いわゆる「現代病」と言われる精神疾患や慢性疾患の増加により，医療または医療制度の見直しが急務となっている。2010（平成22）年1月，当時の内閣総理大臣は，施政方針演説において，「統合医療」の積極的な推進について検討を進めることを掲げた。2010年11月には自民党が政権公約の中に「生活の質（QOL）を高める統合医療の推進[50]」を掲げた。こうした医療界や政界の流れの中，厚生労働省は2012（平成24）年3月『「統合医療」のあり方に関する検討会』を発足させた。しかしこの検討会では出席者の中で相補・代替医療に対する共通の理解がよく確立されておらず，生薬，ホメオパシー，ヨガ，瞑想，鍼灸，柔道整復，アロマテラピーといった療法を一括りにして議論することに対して疑問が呈された[51]。西洋医学と組み合わせる各療法について，医学的経験や伝統について歴史的観点から理解することの重要性も議論された。こうした議論から分かるように，日本の医療において各療法に関する歴史的な理解は，医療の専門家の中でも十分に行われていないのである。

　一方，日本の医療界では，喫緊の課題として伝統医療，相補・代替医療の導入，すなわち統合医療の促進が求められている。伝統医療，相補・代替医療の一部である柔道整復も今後さらに，日本や世界の医療における統合医療の展開の上で有用な資源として注目されるものと思われる。例えば，2011（平成23）年3月の東日本大震災では，柔道整復師は被災地に入り，被災者の健康管理の面から支援活動にあたった。日本の医療界ではこうした災害の経験から高価な医療機器を必要とする西洋医学の手法のみでは解決できない問題があることを改めて認識することとなった。柔道整復術を通じての伝統医療，相補・代替医療の普及活動は日本の医療の流れに通じるものである。

しかし，日本の医療の歴史を振り返ると，明治時代以降，政府による西洋医学を主軸とした医療政策により，伝統医療，相補・代替医療の知識は医療界から除外されてきた。とりわけ柔道整復の歴史理解に関しては，柔術における武術的側面と表裏をなしていた伝統医療としての側面があることについて，一般に知られていない現状にある。これまで見てきたように，柔道整復術は柔術という武術に由来する技術であり，明治以後には講道館柔道と両輪をなして医療活動を行ってきた，世界的に見てユニークな存在である。柔道整復は医療界において技術が注目，認知されつつあるが，同時にその歴史にも焦点があてられなければ，文化的財産としての側面を含めた伝統医療としての柔道整復という正当な評価を受けることができない。そして柔道整復の歴史についての認知は施術技術の普及と同時になされることで，より深く理解される。

　医療を世界的に見ると，EBM に基づいた近代西洋医学は，疾病を治療したり病的な症状を緩和したりする方法として広く用いられていた。しかし20世紀後半より，世界的な医療の趨勢は，西洋医学だけでは解決できない疾病に対し，伝統医学や相補・代替医療も必要であるとする考え方に移行している。例えば中国，韓国，インド，アメリカ，イギリスなどでは健康産業の分野で，世界に伝統医療や相補・代替医療を発信している。WHO（世界保健機関）からは2001（平成13）年2月に『伝統医療と相補・代替医療に関する報告』（*Legal Status of Traditional Medicine and Complementary/Alternative Medicine. A Worldwide Review.* 以下，『報告』）が発行されており，世界の医療界では伝統医療や相補・代替医療が必要とされている分野であることが理解される（写真3-2）。この『報告』には日本の柔道整復も掲載されている。しかし，その内容は1970（昭和45）年の柔道整復師法が制定されて以降について言及されているものであり，伝統医療としての柔道整復についての記述は十分とはいえない。[52]

　本書はここまで，歴史的に接骨から柔道整復に至る施術についても展望してきた。柔道整復の施術の特徴は，高価な機材を用いずに，その場で外傷の処置を行うことにあることが分かるだろう。医療インフラが整っていない，

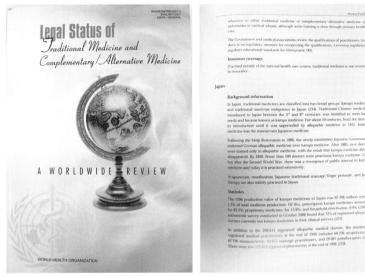

写真3-2　『伝統医療と相補・代替医療に関する報告』

　あるいは医師が慢性的に不足している国に対し，学問のレベルで柔道整復術の普及活動を行うことは，柔道整復術の特徴を元に社会貢献する手段となる。公益社団法人日本柔道整復師会は2000年に入り，国際貢献の事業に力を入れ始めた。例えば，モンゴル国やミクロネシア連邦に対して行っている柔道整復術の普及活動である。

　モンゴル国での活動の端緒は，東京都柔道接骨師会事業部長であった亀山実の接骨院で施術を受けていた元横綱の朝青龍関が，柔道整復術の手技と効果に深く感銘し，朝青龍の祖国モンゴルに柔道整復術を取り入れたいとの話があったことに始まる。これを契機として，2004（平成16）年8月，日本柔道整復師会の山﨑晃（副会長），阪本武司（学術部長），尾藤英邦（学術部理事），学術部部員3名，広報部部員1名がモンゴル国に渡り，朝青龍財団を通じ柔道整復術の紹介を行った。その後の活動について，当時活動のメンバーであった工藤鉄男（後に日本柔道整復師会会長）へのインタビュー記事[53]を元に活動の状況を概観する。

工藤らは2005（平成17）年にモンゴル国立健康科学大学内で日本モンゴル友好スポーツ医学シンポジウムを開催した際に，在モンゴル国日本大使館の特命全権大使であった当田達夫に表敬訪問の機会を得た。そこでモンゴル国立健康科学大学で発表報告等した旨の報告をした。その際，当田からモンゴルで有効性のある医療資源になるのではないかと示唆をされた。また当田から継続的に活動するには，自己資金だけでは大変ではないかとの話があった。帰国後，工藤らは武見敬三参議院議員を介して，外務省関係者と協議をする機会を得た。武見から柔道整復の活動に合う助成スキームとして，国際協力局民間援助連携室の日本NGO支援無償資金協力（後の日本NGO連携無償資金協力）の申請を勧められた。そこで工藤らは，外務省太平洋州局中国課モンゴル班長の林伸一郎に活動の内容を説明した。国際協力局の担当者との話し合いが進み，日本伝統治療（柔道整復術）普及事業の申請準備に入ったのが，2005年暮れであった。

　その後，日本柔道整復師会は2006（平成18）年6月，ODAの「日本NGO支援無償資金協力」を得て「日本伝統治療（柔道整復術）普及事業[54]」を，モンゴル国を相手に開始した。また2011（平成23）年9月には「外務省JICA草の根技術協力事業」（パートナー型）として「日本伝統治療（柔道整復術）指導者育成・普及プロジェクト」が開始された（写真3-3[55]）。このプロジェクトの相手国もモンゴル国であり，「モンゴル国内における柔道整復術の指導・普及がモンゴル人のみにより可能となる」ことを目的とする。また事業の実施体制として1）日本柔道整復師会所属の専門家がモンゴル国各地方及びモンゴル国立健康科学大学付属看護大学に於いて，実技を中心とした柔道整復術習得のための講習会を開催する，2）講習会の開催準備，参加者の選定，及びモンゴル人柔道整復術指導者の候補者選定等をカウンターパートナーである，モンゴル国立健康科学大学及び看護大学が行う，3）指導者候補に対する特別講義，臨床実習は日本人指導員とモンゴル人指導者候補が一体となり知識の習得と臨床経験を積んでいく，4）モンゴル語テキスト・ハンドブック作成及び広報は，日本人専門家とカウンターパートナーの協力により行う，などが計画された。プロジェクトの活動内容は以下の通りである[56]。

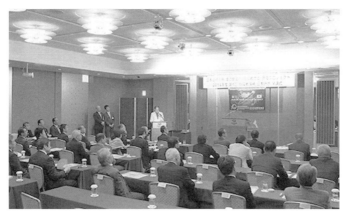

写真 3 - 3　2014年度日本伝統治療（柔道整復術）指導者育成・普及プロジェクト　日本研修閉講式

〈成果〉

1．モンゴル国各地方において，医療従事者の外傷治療技術が向上する

2．モンゴル国立健康科学大学付属看護大学において，外傷学カリキュラムの中に，柔道整復術講義が組み込まれる

3．柔道整復術のモンゴル人指導者が育成される

4．より専門性の高い柔道整復術テキストが，看護大学の授業で使われ，また，各医療機関において，柔道整復術ハンドブックが活用される

5．外傷治療の必要性をモンゴル国民が認識する

〈活動〉

1-1　モンゴル国主要地域で，周囲の医療従事者を集め，再講習会を開催する

1-2　各県より1名柔道整復術普及員を選抜し，年に一度普及員会議を開催する

2-1　大学側とカリキュラムを整備する

2-2　大学の授業に講師を選任し派遣する

3-1　指導者候補の選抜

3-2　指導者候補向け研修（本邦研修含む）

3 - 3 　指導者候補向け臨床研修

3 - 4 　指導者候補による地方及び大学での講義の補助及び講義

4 - 1 　テキストおよびハンドブックの作成及び翻訳

5 - 1 　啓発ポスター等の作成，掲示

5 - 2 　保健省との関係を構築する

5 - 3 　公開セミナーの開催

5 - 4 　マスメディアによる広報

5 - 5 　活動報告会の実施及び活動パンフの作成・配布

　さらにモンゴル国に関しては，ODA・JICA 草の根技術協力事業の他に，2014年 2 月に日本柔道整復師会とモンゴル国立健康科学大学とで柔道整復の専門家を育成する事業の協定を結んでいる。この他，2012（平成24）年 3 月に（公社）日本柔道整復師会はカンボジアにおいて，柔道整復術を紹介する目的の『第 3 回カンボジア国際セミナー』を開催した[57]。このセミナーにはベトナム保健省専門医官[58]も参加し，アジアにおいてはモンゴル，ミクロネシア，カンボジアに加えベトナムが柔道整復に関心を示している。柔道整復の歴史を理解することは柔道整復師が海外で活動を行ううえで，相手国との医療上の相互理解の促進に多大に貢献するものと期待される。

第4節

本章の考察

　1945（昭和20）年8月終戦とともに，マッカーサー連合軍司令官の進駐となり，戦後の日本は大きな動揺をきたした。こうした中で，全日本柔道整復師会会長の一松定吉が，1946（昭和21）年5月に第一次吉田内閣の逓信大臣，続いて片山内閣の厚生大臣となったことで，医療界における柔道整復師の地盤固めに大きな期待がなされた。一松は大臣就任とともに，全日本柔道整復師会会長を辞任した。その後継者として，同年6月に，小林大乗博士が会長に就任し，会の名称も日本接骨師会と改められることとなった。日本接骨師会の活動は新憲法発布後から1950（昭和25）年1月まで，柔道整復師界の立て直しに大きな力が注がれた。

　1950年1月に至ると，日本接骨師会から日本柔道整復師会が分離，結成され，2つの組織が存在することとなった。1953（昭和28）年10月になると，これまで分裂していた日本接骨師会と日本柔道整復師会は厚生省の斡旋で和解し，新たに全日本柔道整復師会として発足した。同年11月には社団法人の設立が認可され，1954（昭和29）年2月に登記が完了した。社団法人設立後は，金井良太郎会長を中心に柔道整復師界の基礎づくりを行った。

　金井らは当時の身分法第5条（骨折，脱臼の医師の同意の項）の制約から来る保険取扱い上の改善に当たった。これには，厚生省の医務局長，保険局長名の通達（医師からの同意を得た旨を施術録に記載してあれば医師の同意書の添付を要しない）という形で解決した。

医療上の問題としては1936（昭和11）年，柔道整復師は健康保険の取り扱い獲得運動において，東京で初めて認可された。しかし当初，医療社会において信頼を得るために獲得された健康保険の取扱いによって，柔道整復師の立場も変わることとなった。昭和30年代以降の各種健康保険の獲得に伴って医療上の問題も生じた。本格的に保険制度に入り込んだ柔道整復師は，日本全体の医学研究が目覚ましく進展してく中で，従来の徒手による施術に重点を置く方法では職務を全うすることが次第に困難になっていった。そこで電療問題，温罨法の問題，X線使用問題などの課題が生まれたのであるが，日本柔道整復師会を中心にこれらの問題を一つ一つ解決する努力を行っていった。このことは，柔道整復師の医療界における一つの前進を遂げたといえる。一方それ以来，保険問題と，これに伴う医療上の問題は柔道整復師の業務とは切っても切り離せない関係となった。

　1969（昭和44）年4月，谷田部通一が会長に就任すると，40数年来，言われ続けてきた柔道整復師の単行法の制定運動に本格的に取り組んだ。その結果，議員立法によって1970（昭和45）年4月14日，柔道整復師法が制定された。以後，柔道整復師会は組織の体制を整え，1974（昭和49）年5月24日には名称も社団法人日本柔道整復師会に改められ，公益社団法人日本柔道整復師会の原型が完成したのである。

　平成に入り，柔道整復師の別派問題，学校問題など組織的，教育的な面で新たな課題が表面化している。

　しかし，21世紀初頭のこうした状況の中でも，2011（平成23）年には日本柔道整復師会ではJICAの協力を得て「日本伝統治療（柔道整復術）指導者育成・普及プロジェクト」の活動を開始した。柔道整復は「伝統」をもって患者に貢献することを再確認したのである。この姿勢を堅持し，そのうえで発展を遂げることが21世紀の柔道整復に与えられた課題であり，それを認識する機会は日々の職務の中に十分にあるのである。

注
1　小西康裕（1978）接骨師法案英訳 マ司令部に廻附されるまで．日本柔道

　　整復師会（1978）日整六十年史．日本柔道整復師会．

2　同上書．

3　同上書．

4　日本接骨師会（1947.3.23）常任理事会報告．日本柔道整復師会（1978）
　　日整六十年史．日本柔道整復師会．

5　日本接骨師会（1947.3.26）支部長及代表者会報告．日本柔道整復師会
　　（1978）日整六十年史．日本柔道整復師会．

6　日本接骨師会（1947.4.17）マ司令部の意向．

7　小西康裕（1954.1）諒解されなかった接骨師法案．接骨医報．

8　あん摩，はり，きゅう，柔道整復等営業法案（内閣提出）（第一三六号），
　　第一回国会衆議院　厚生委員会議録　第三十七号（1947.12.5）．

9　日本柔道整復師会（1950.7.20）柔整会報7，8月号．

10　ほねつぎ，接骨，整骨の字句使用許可に関する請願（第一三一四号），第
　　十回国会衆議院厚生委員会議録第三十一号（1951.5.29）．

11　武医公論社編（1953.8）柔医公論，武医公論社．

12　武医公論社編（1953.10）柔医公論，武医公論社．

13　昭和32年当時の東京都柔道接骨師会副会長であった魚住芳平は，『会報』
　　創刊号において「柔道整復師に対する身分法の改正から…（略）…合格率
　　も戦前の八％から殆ど全員合格の比率に達し」と，柔道整復師の増加につ
　　いて言及している．（東京都柔道整復師会（1980）東京都柔道整復師会六十
　　年史．p.596.）

14　日本高等柔道接骨師会結成の理由書．東京都柔道整復師会編（1980）東
　　京都柔道整復師会六十年史．東京都柔道整復師会．

15　当時，東京柔道整復師協同組合の会員は社団法人東京都柔道接骨師会を
　　第一組合と呼んでいた．また，同協同組合の会員は自らの会を第二組合と
　　呼んでいた．

16　厚生省医務局編（1976）医制百年史．ぎょうせい．pp.221-230.

17　日本柔道整復師会（1978）日整六十年史．日本柔道整復師会．東京都柔
　　道整復師会編（1980）東京都柔道整復師会六十年史．北整五十周年記念誌
　　編集委員会編（1984）北整五十年の歩み，社団法人北海道柔道整復師会．兵
　　庫県柔道整復師会編（2002）社団法人兵庫県柔道整復師会創立80周年記念
　　誌．兵庫県柔道整復師会．愛知県柔道整復師会「八十年史」編集委員会編
　　（2003）愛整會八十年史．愛知県柔道整復師会．

18　労働保険調査会は1922（大正11）年12月に農商務大臣の諮問機関として
　　設置された．

19　日本柔道整復師会（1978）日整六十年史．日本柔道整復師会．p.258.

20 梅沢基の手記．日本柔道整復師会（1978）日整六十年史．日本柔道整復師会．

21 当時，東京府柔道整復師会と江東柔道整復師会は会の活動をめぐって二分していたため，東京府柔道整復師会と江東柔道整復師会は違う立場にあるという見解がなされた。（日本柔道整復師会（1978）日整六十年史．日本柔道整復師会．p.259.）

22 中尾親雄（1950.3.25）団結，協力，一本化等について，柔整会報．日本柔道整復師会．

23 日本柔道整復師会刊（1950.3.25）柔整会報四月号．

24 全日本柔道整復師会（1956.11.10）全日整．

25 現行は「診療報酬点数表」平成 6 年 3 月厚生省告示第54号による。

26 労働者災害補償保険の給付事務処理において柔道整復師の施術についての取扱いは，最終改正が平成22年 7 月29日（基発0729第 2 号）に行われている。

27 「柔道整復師の施術について」（昭和38年11月 8 日自保第7177号）（自動車損害賠償責任保険共同本部事務局あて運輸省自動車局補償課長）。

28 この件は，1960（昭和35）年 1 月27日最高裁における大法廷判決にある。「あん摩師はり師きゆう師及び柔道整復師法違反被告事件」（昭和29年（あ）第 2 号）による。

29 この件は，厚生省医務局医事課長あて大阪府衛生部長照会の「柔道整復師が電気光線器具を使用することの可否について」（昭和39年 6 月18日39医第2391号）に対する，大阪府衛生部長あて厚生省医務局医事課長回答（昭和39年 7 月 8 日医事第53号）である。

30 柔道整復師のＸ線使用に関する議論については，例えば2004（平成16）年 1 月20日に内閣府総合規制改革会議事務室から発表された「「全国規模での規制改革要望」に対する各省庁からの回答への再検討要請について」という公開資料から窺うことができる。同資料では，厚生労働省を通じて「柔道整復業務範囲においてのＸ線検査（ポータブル）の導入」という項目で「柔道整復師養成制度改革（養成教育課程にＸ線に関する教科・課の導入）又は，免許取得後の実務経験等を含む一定条件下による業務範囲内Ｘ線取扱い受験資格の創設等により，現行の整復師業務にＸ線検査を行うことができるよう，整復師法一部改正等による「診療放射線技師法適用除外規定」を要望いたします」という要望で内閣府へ提出され，関係当局で議論されている。

31 東京柔道整復師会（1925.2.1）東京柔道整復師会会報．東京都柔道整復師会編（1980）東京都柔道整復師会六十年史．東京都柔道整復師会．pp.

229-236.

32　作者不明（1924.10.25）杞憂は杞憂に終らず，柔道整復術業者の僭妄．医海時報　千五百七十七号．医海時報社．

33　前田尚夫（生没年不明）竹岡宇三郎の門下生。青森県弘前の出身。前田勘太夫（『竹岡式接骨術全』の著者），尚夫，武郷は兄弟で柔道家であり，大外刈りの妙技で有名であった。三兄弟とも第一回柔道整復師試験の合格者である。ブラジリアン柔術家の前田光世は従兄弟である。（前田武郷のご子息，前田武昭氏より情報提供。）

34　武医公論社編（1951.10）柔医公論，武医公論社．

35　労働省労働基準局（1978）医療関係通達集：昭和53年7月改正版．労働省労働基準局補償課．pp.235-238.

36　柔道整復師法案（衆議院提出），第六十三回国会参議院社会労働委員会会議録第八号（1970.3.31）.

37　本件が棄却された理由は以下の通りである。「弁護人本多清二の上告趣意第一の一は，憲法二二条一項，二五条違反をいうが，診療放射線技師及び診療エツクス線技師法二四条は，放射線（エツクス線を含む。以下，同じ。）の誤つた使用が人体に対し障害を及ぼすおそれがあることなどにかんがみ，医師，歯科医師，診療放射線技師又は診療エツクス線技師（以下，医師等という。）以外のすべての者に対し同法二条二項に規定する放射線を人体に照射することを業とすることを禁止し，これに違反した者を一律に処罰することにしたものと解すべきであつて，医師等とは独立に柔道整復の業務を行うことを認められている柔道整復師が骨折・脱臼等の術前・術後の診断のために業としてエツクス線の照射を行う場合であつても，その規制の対象から除外されるものではない。このように解しても，憲法二二条一項，二五条に違反するものではないことは，当裁判所の判例（昭和三三年（あ）第四一一号同三四年七月八日大法廷判決・刑集一三巻七号一一三二頁。なお，同五六年（あ）第二七五号同年一一月一七日第三小法廷判決・裁判集刑事二二四号四五頁参照）の趣旨に徴し明らかであるから，所論は理由がない。その余の上告趣意は，単なる法令違反，事実誤認の主張であつて，いずれも刑訴法四〇五条の上告理由にあたらない。よつて，同法四〇八条により，裁判官全員一致の意見で，主文のとおり判決する。」（最高裁昭五七（あ）第一二二号，障害，診療放射線技師及び診療エツクス線技師法違反事件　昭58.7.14第一小法廷判決，上告棄却［刑集搭載］，第一審甲府地裁都留支部昭五四（わ）第二〇号等，昭56.3.16判決第二審東京高裁昭五六（う）第六九七号等，昭56.12.25判決）（判例タイムズ社（編）（1983.11.15）判例タイムズ506号．判例タイムズ社．pp.92-93.）

38　日本柔道整復師会（1980）エックス線照射に関する事件及び法廷料金問題に関する意見書．日整広報（40）．

39　この連絡は，平成22年12月15日に厚生労働省医政局医事課から各都道府県柔道整復等担当者あてに出されたものである．これは「施術所における柔道整復師による超音波画像診断装置の使用について（回答）」（平成15年9月9日付け医政医発第0909001号厚生労働省医政局医事課長通知）の内容を再確認する旨が記述されている．

40　金沢利三郎（1969.5.26）柔道整復師法制定請願経過について．日本柔道整復師会（1978）日整六十年史．日本柔道整復師会．

41　官報号外 第百十二回国会 衆議院会議録 第二十五号（1988.5.19）．官報号外 第百十二国会 参議院会議録 第二十号（1988.5.25）．

42　第一回国会参議院厚生委員会会議第三十号において，当時の厚生大臣であった一松定吉は「あん摩，はり，きゅう，柔道整復等営業法案」の提案理由について以下のように述べている．「免許は，公認の学校又は養成施設を卒業した上，都道府県知事の行う試験に合格した者でなければならないこととしております．これは苟も人体の疾病健康に関する業務は，一定の学術技能を修めた者でなければこれを行い得ないものとすることが，保健衛生上絶対に必要であるからでありまして，従来とも同様の免許制度を採つてきたのでありますが，この際免許を受ける資格を従来よりも相当引上げまして，これらの者の資質の向上を図ることと致したのであります．」（第一回国会参議院厚生委員会会議第三十号（1947.12.4）．）

43　この規則は後に「あん摩マツサージ指圧師，はり師及びきゅう師に係る学校養成施設認定規則」（昭和26年9月13日，文厚令第2号）に改正される．

44　東京高等整復学校は初め，芝浦工大の校舎を借りて開学し，その後荒川区の国華女学校の校舎に移転したが，後に廃校となった．（東京柔専記念誌編集委員会（1982）東京柔道整復専門学院創立30周年記念誌．pp.8-25．及び東京都柔道接骨師会六十年史，p.732．）

45　東京都柔道整復師会編（1980）東京都柔道整復師会六十年史．東京都柔道整復師会．pp.731-733．

46　東京柔専記念誌編集委員会（1982）東京柔道整復専門学院創立30周年記念誌．p.19．

47　試験は学校教育法（昭和二十二年法律第二十六号）四十七条に規定する者で四年（同法第五十六条第一項に規定する者にあっては，二年）以上，文部大臣の指定した学校又は厚生大臣の指定した学校又は厚生大臣の指定した柔道整復師養成施設において解剖学，生理学，病理学，衛生学その他柔道整復師となるのに必要な知識及び技能を習得したものでなければ，受

けることができない。

48　15の大学とは次の大学である。帝京平成大学ヒューマンケア学部，明治鍼灸大学医療技術短期大学部，明治国際医療大学，了徳寺大学，帝京短期大学，帝京大学，帝京平成大学地域医療学部，関西医療大学，東京有明医療大学，帝京科学大学医療科学部柔道整復学科，帝京科学大学医療科学部東京柔道整復学科，浜松大学，宝塚医療大学，環太平洋大学，東亜大学（厚生労働大臣指定試験機関　公益財団法人柔道整復研修試験財団（2015）第24回柔道整復師国家試験受験案内．pp.24-25.）

49　日本柔道整復師会（2000）日整広報（141）．

50　自民党（2010）自民党政策集 J-ファイル2010（マニフェスト）．p.13.

51　厚生労働省医政局総務課（2012.3.26）第 1 回「統合医療」のあり方に関する検討会議事録．

52　WHO に柔道整復師が認知されるまでの経緯として，当時の東京都柔道整復師会副会長であった工藤鉄男は「当時神戸にあった WHO 健康開発総合研究センター所長の川口雄次先生の協力を得て，『グローバルアトラス（世界情報地図）』へ掲載してもらうための準備等を進め，柔道整復に初めて『Judo therapy（柔道セラピー）』という名が使われ，多くの関係者の努力の末に，ようやく2002年の WHO 総会での発表に漕ぎ着けた」と語る。（公益社団法人日本柔道整復師会（2013.1.25）時代を拓く柔道整復師の国際化　開発途上国の医療技術向上へ「日整はつらつ！」VOL.9．pp.7-8.）

53　公益社団法人日本柔道整復師会（2013.1.25）時代を拓く柔道整復師の国際化　開発途上国の医療技術向上へ「日整はつらつ！」VOL.9，pp.8-9.

54　外務省ホームページ．日本 NGO 支援無償資金協力地域・国名別　平成18年度．http://www.mofa.go.jp/mofaj/gaiko/oda/data/zyoukyou/ngo_m18_ck.html より．（参照日2016年 1 月21日）

55　柔整ホットニュースホームページ．2014年度日本伝統治療（柔道整復術）指導者育成・普及プロジェクト日本研修閉講式　https://www.jusei-news.com/gyoukai/topics/2014/08/20140816_01.html より．（参照日2016年 1 月21日）

56　独立行政法人 国際協力機構ホームページ．草の根パートナー型．http://www.jica.go.jp/partner/kusanone/partner/mon_05.html より．（参照日2016年 1 月21日）

57　公益社団法人日本柔道整復師会（2012.5.20）第 1 回柔道整復シンポジウム開催，「日整はつらつ！」VOL. 5．pp.8-10.

58　医官は Dr. Tran Ngoc Nghi（トラン・ンゴック・ニヒ）医師である。

結　論

　第1章では江戸から明治初期における柔術における医学的特徴について考察した。その方法は天神真楊流伝書を軸とし，その比較として同流の元となる楊心流柔術，真之神道流柔術および天神真楊流柔術伝書を用い教義と医学観を分析した。結論は以下の通りである。

　第1節では，楊心流，真之神道流，天神真楊流柔術の教義と医学観における密教的要素について分析した。楊心流の教義では密教をモチーフとしており，その修行の方法が武道に応用されていた。当身は武術的な意味では人体の急所を示すが，楊心流柔術伝書『胴譯図』（豊後杵築藩）に示されている当身は，観想の際に身体を感じるべき部位であると考えられる。密教における観想については，鎌倉幕府の密教の祈禱僧が日常行う修行の場で『十五尊布字位所図』『三部四処字輪観図』『臨終秘決』といった図像が使用されていた。これらの図像には布字（図像に描かれた字輪）がある。この布字は，当身と位置がほぼ一致していること，そして『胴譯図』に関して図全体の構成が鎌倉の密教の図像と類似していることから，当身の原型と考えられる。九州で展開された楊心流柔術に鎌倉の密教の要素が加えられた原因としては，楊心流柔術の技術が鞍馬寺を発端として源家に伝えられたことが挙げられる。鎌倉時代，幕府による「貴体安泰」「武家鎮護」の祈禱が主に天台宗寺門流および真言宗広沢流の僧侶により行われたものが，文永，弘安の役の後，九州に伝わったものと推定した。

第2節では，医学的変遷の観点から楊心流柔術および天神真楊流柔術の伝書における当身を分析した。楊心流柔術から天神真楊流へと世代を下るにつれ経絡，経穴への言及が多く，東洋医学の影響が色濃い。東洋医学は江戸時代において医学の主流であったため，後の門人たちがこれの流れに影響を受け，伝書に東洋医学による説明を加えたものと考えられる。また，同じ天神真楊流柔術でも，『天神真楊流柔術経絡人之巻』と『天神真楊流当身』を比較すると，後者の方がより東洋医学的である。『天神真楊流当身』については，『類経図翼』や，『鍼灸重宝記綱目全』といった東洋医学書と内容がほぼ一致していた。だが総括的に言えば当身が完全に東洋医学の経絡，経穴に置き換えられることはなく，楊心流柔術から続く当身の名称は残り，当身について東洋医学の言葉を加えて説明するものであった。

　第3節では江戸時代の接骨家として名倉直賢，各務文献，二宮彦可の生涯と，柔道整復師との関係を明らかにした。

　第4節では，明治期，天神真楊流柔術の西洋医学との接触において，接骨の要素が加わったことについて分析した。天神真楊流柔術の技術を伝える『柔術生理書』を見ると，西洋医学の用語を加え，内容的に医学的なものとして執筆されている。同書の特徴は，1706年に日本で出版された『パレ全集』「骨折篇・脱臼篇」（Ambroise Paré　Ambroise Paré's Oeuvres）を参考とした箇所が散見されることである。日本に輸入された『パレ全集』はオランダ語訳のものであった。同書は長崎の通詞たちによって日本語訳，改変され，『紅夷外科宗伝』『金瘡跌撲療治之書』『外科訓蒙図彙』といった名で出版されている。『パレ全集』は，明治時代になるまでの間に，日本の接骨技術として定着していき，『柔術生理書』にも引用された。一方『柔術生理書』では，従来の当身の説明は完全に削除されることはなく，中国医学の内景図とともに西洋医学の説明が記されていた。『柔術生理書』は，当身というこれまでの天神真楊流伝書に記載されていたものに，接骨の要素を加え，これに西洋医学的解釈を併記したのである。これは伝書に西洋医学の用語を使用することで外観上，医学的な信憑性を高めようとするだけのものであり，このことは密教の教義に対する関心が伝書を通じて貫かれていることを示唆して

いる。

　以上，第1章では，柔術の医学的要素とは，江戸時代では当身を中心に密教に影響を受けた身体観を基礎とし，これに東洋医学の要素を加えたことを明らかにした。また明治初期には接骨の要素が加わり，これが当身とともに西洋医学の用語で説明されたことを解明した。

　第2章では接骨から柔道整復へ改変された経緯について考察した。明治中期から大正初期にかけての日本の医療制度とこれに対する天神真楊流柔術家の政治活動，とりわけ萩原七郎を中心に行われた柔道接骨術公認期成会運動を分析した。結論は以下の通りである。

　第1節では，医制制定以来の接骨がおかれた状況，および萩原七郎による柔道接骨術公認期成会の特質について分析した。1911（明治44）年に成立した按摩術営業取締規則を受けて，萩原七郎は接骨の法制化を目的に帝国議会への請願運動を開始した。請願運動の初期，萩原は明治以前から続く天神真楊流柔術の技術の一部である接骨の復活を中心に据え，請願の議会通過を期した。しかし接骨の全国的な組織化という問題，接骨と業務範囲が重なる整形外科医の存在，日露戦争後の政府の財政状況と疎隔した請願方法では接骨の法制化はなされなかった。これに対し，萩原は衆議院議員横堀三子や東京帝国大学出身の医師三浦謹之助との接触により得た法的，政治的，医学的知見を生かした。まず，法的には1885（明治18）年の「入歯歯抜口中療治接骨等営業者取締方」を調査し，接骨が西洋医学的でないため法的に規制されたという事情を把握した。そして政治的には接骨を全国的に組織化し，柔道接骨術公認期成会を結成した。同期成会の政治的特質は天神真楊流柔術家井上縫太郎や講道館の山下義韶ら柔術家，柔道家が萩原に協力し帝国議会へ請願したことである。また同期成会の医学的特質は次の通りである。それは医制制定以来，政府の衛生行政の目的の一つである医療従事者に対する西洋医学教育に注目し，接骨に西洋医学を導入するために，同期成会が組織的に東京帝国大学医学部や京都帝国大学医学部などに協力を求め，医療講習会を開催したことである。

　第3節では，嘉納治五郎の高弟・山下義韶と，接骨の存在意義を主張した

帝国議会への請願書「柔道接骨術公認ノ件」について分析した。接骨に西洋医学を導入することと並行して，萩原は請願運動を進める中で，西洋医学教育に全てを依存することなく法制化した高木正年による鍼灸，按摩術の政治手法に視野を広げた。高木による「盲人保護」の発想は萩原に「柔道家の保護」という発想を与えた。さらに萩原は政府の日露戦争後の政府の財政難に対応する中で接骨の業務範囲（整形外科医や按摩師との業務上の棲み分け）及び受験資格（接骨家，柔道家としての修行要件）を規定する作業を行った。1916（大正5）年の帝国議会への請願「柔道接骨術公認ノ件」は，萩原の師匠である嘉納治五郎の高弟，山下義韶により行われた。山下は政府の財政難に対応しつつ，接骨の存在意義は柔道家の生活を保障することにあり，そのためには接骨の法制化が必要であるという主張を主体として，接骨に西洋医学教育やこれに準じた試験制度を設けることを重視して請願を行った。

　第3節では，柔道接骨術公認期成会と帝国議会および中央衛生会との折衝，および接骨から柔道整復への改変による「按摩術営業取締規則」の改正について分析した。山下の議会での発言を裏打ちするために，1916年，柔道接骨術公認期成会は講習会を開催し，東京帝国大学医学部出身の医師主導の下で接骨の学習基盤の西洋医学化を進めた。講習会では医師を接骨の監督者として位置付けた。接骨を教育するための東京帝国大学出身の医師の存在は，その後の中央衛生会で審議員を説得する際にも有効に働いた。講道館は医学的立場からの協力はできなかったものの，山下を推薦したことで萩原の活動を政治的に支えた。山下の存在は，柔道家を組織的にまとめ上げ，萩原の請願活動の拠点となる柔道接骨術公認期成会を結成する大きな要因となった。そして講道館は柔道家の生活を保障する点において，天神真楊流柔術家を講道館柔道に包括し，接骨の免許を与える基準に「柔道ノ教授ヲ為ス者」を基礎的要件に据えることを萩原に提案した。柔道接骨術公認期成会の請願が，山下の存在により帝国議会の審議を通過すると，中央衛生会において「按摩術営業取締規則」の改正について審議の機会を得ることとなった。中央衛生会では，柔道接骨術公認期成会を代弁して三浦謹之助が接骨を支えるために必要な西洋医学教育と業務範囲の規定の再整備を訴えた。三浦は議場で審議員

の反対意見と対峙しながら，積極的に接骨の法制化を擁護し，接骨はあくまで医師の監督の下に施術を行うものであることを主張した。その結果，接骨は1920（大正9）年に柔道整復として法制化された。一方，講道館は中央衛生会への審議に至る過程で，柔道接骨術公認期成会に対し，直接医学的な援助をすることはなかったが，山下の協力により，萩原が行ってきた請願の議会通過を達成し，中央衛生会において発言する機会を作った。萩原は講道館の協力を得て，柔道接骨術公認期成会の結成，帝国議会で説得・交渉にあたった。また按摩術営業取締規則の改正，および改正の過程で柔道を免許取得の基礎的要件に組み込むなどを実行する中で，講道館は接骨の法制化のほぼ全過程に関与したのである。

　第4節では，法制化後の柔道整復術について分析した。第一回柔道整復術試験は1920年10月に実施された。試験は筆記と実地が行われた。ところがこの試験では学科（筆記）で落第する人が多数生じた。このため，試験対策のための標準化された教科書が必要となった。1921（大正10）年，柔道整復術協盛会本部は，『柔道整復術』を柔道整復術試験に準じたテキストとして出版した。同書は『新撰外科總論』『臨牀小外科』『整骨圖説』といった外科，整形外科書を参考とし，西洋医学の理論を踏襲していた。これにより柔道整復術の理論は完全に西洋医学化された。一方，実地試験に関しては大きな問題は見られなかった。これは萩原らが請願運動をしていた際，1916（大正5）年，1919（大正8）年に行われた講習会で既に実地練習がなされており，この時の講師は第一回柔道整復術試験委員の竹岡宇三郎であったため，本試験で受験者に有利に働いたからである。竹岡の著書『竹岡式接骨術』によると，柔道整復の施術は西洋医学的に理に適ったものであるとされた。竹岡の著書の中の記述は，これまでの天神真楊流柔術において山僧や異人から秘伝として伝承されたとされる接骨術を否定するとともに，柔道整復術の技術は医学的に根拠があることを医学界に示すことになった。

　第5節では明治，大正時代の接骨関係者として，竹岡宇三郎，山下義韶，三浦勤之助の生涯と柔道整復師との関係を明らかにした。

　第6節では，柔道接骨術公認期成会が発展的解消され，大日本柔道整復師

会として新たに活動を開始した，同会の草創期の様子を考察した。萩原七郎による柔道接骨術公認期成会は所期の目的を達成したため，1922（大正11）年に改称され大日本柔道整復師会として発足した。同会は全国に点在する柔道整復師を組織化し，柔道整復師試験の各県の実施，単行法の請願活動などが行われた。一方で，1924（大正13）年の柔道整復師によるエックス線使用問題，1926（大正15）年の薬品使用問題などが各地で起こると，同会の幹部はその都度，問題の解決にあたった。1930（昭和5）年に金井良太郎が会長に就任すると，柔道整復師の単行法請願運動は本格化し，1936（昭和11）年，1938（昭和13）年，1941（昭和16）年に帝国議会へ請願書を提出したが，いずれも廃案となった。金井は1938年に会長を辞任し，その後代議士の一松定吉が会長となると，第二次大戦下に会員1625名の献金により戦闘機「接骨師號」を陸軍省に献納した。金井，一松の会長時代の大日本柔道整復師会の請願，献金活動を通じて，大日本柔道整復師会の組織力が強化されたともいえる。

　以上第2章では1920（大正9）年の按摩術営業取締規則の改正により，柔道整復術は法的に西洋医学の枠組みに入るとともに，理論，技術とも西洋医学として改変されたことを解明した。また，大正末期から昭和初期にかけて大日本柔道整復師会が全国的に組織化され，医師や医療制度との関係の中で，薬品問題の解決，健康保険の協定の成立など柔道整復師の位置を確立してゆく過程を明らかにした。

　第3章では第二次世界大戦後から2000年代に至る柔道整復師界の体制づくりについて考察した。本章では，主に日本柔道整復師会の活動を中心とした組織の整備，柔道整復師法の成立による法的基盤の強化，柔道整復師の医療問題，学校問題について分析した。結論は以下の通りである。

　第1節では第二次大戦後の柔道整復師の組織の整備と「あん摩，はり，きゅう，柔道整復等営業法」の成立過程について考察した。

　終戦後の1947（昭和22）年全日本柔道整復師会は名称を日本接骨師会と改め，小林大乗が会長に就任した。これと同時期の1947年，新憲法が発布された。これに伴い従来の各省令は失効することとなった。それは前年の1946

（昭和21）年12月29日に発令された「柔道整復術営業取締規則」も失効することを意味した。そこで，柔道整復師の身分法を新たに獲得するために，当時の日本接骨師会の理事長であった小西康裕らは，柔道整復師の単行法獲得のために，国会に提出する法案についてGHQの指導許可を仰いだ。しかしGHQから諒解を得ることができず，国会への法案上程は不可能となった。そこで1946年に発令された，柔道整復術取締規則の省令一部改正を行う方向で「あん摩，はり，きゅう，柔道整復等営業法」が1947年に制定公布された。この法律の制定により，柔道整復師の組織体制も整える必要が生じたが，健康保険制度への参加などの問題をめぐって日本接骨師会は，日本接骨師会と日本柔道整復師会に分裂した。この時発足した日本柔道整復師会が現在の公益社団法人日本柔道整復師会の前身となる。こうした柔道整復師界の別派問題は2000年代になっても引き続いており，問題の一つとなっている。

　第2節では，柔道整復師の医療問題とりわけ各種健康保険協定，電療問題，エックス線問題について考察した。1922（大正11）年4月22日に成立した健康保険法（法律第70号）は，当初，柔道整復師にとって関わりのある法律ではなかった。1932（昭和7）年頃から東京の江東区を発端に健康保険の取扱いの運動が開始された。その結果，1936（昭和11）年に柔道整復師としては東京で初めて健康保険の取扱いが認められた。その後，1950（昭和25）年には東京で労災保険協定の成立，1959（昭和34）年には三公企体および国家公務員27団体と全日本柔道整復師会との協定が成立するなど，相次いで各種保険協定が成立した。保険協定に関して，電療料金の加算要求と前後して柔道整復師の電気光線器具を用いた施術（電療）が問題として残っていた。これも1960（昭和35）年の最高裁判所の判決により，基本的に柔道整復師は電療を行うことが許されることとなった。また，柔道整復師のエックス線使用問題については，1920（大正9）年に改正された「按摩術営業取締規則」において柔道整復師のエックス線使用に関する規制は明文化されていなかったが，医療関係機関の間では大正末期から1970（昭和45）年の柔道整復師法の成立までの間，活発に議論がなされた。1966（昭和41）年には労災において，「診療エックス線技師の資格を有する柔道整復師」という条件付きで柔道整

復師のエックス線撮影が可能とする通達が発せられた。しかし，1970年の柔道整復師法の制定に際し，柔道整復師のエックス線撮影は禁止され，柔道整復師のエックス線使用問題は一応の決着をみた。

　第3節では柔道整復師法の成立の経緯と免許制度の再整備，これに伴う教育問題について考察した。柔道整復師の単行法の問題は，1920年に法的に公認されて以来，長年の課題であった。1967（昭和42）年，全日本柔道整復師会の定時総会において，柔道整復師法制定請願が本格的に決定されると，同年の11月に金沢利三郎を中心として国会への請願運動が開始された。本件は議員立法をもって国会に請願しなければならない関係上，金沢らは衆参両院の与党議員402名から了解を得て，1968（昭和43）年に第五十八国会衆議院社会労働委員会付託となり，継続審議として決定された。この間，日本医師会の了承を取り付けるなど，関係医療組織との調整が行われた。こうして1970年，柔道整復師法が成立した。柔道整復師法の成立に伴い柔道整復師の試験および免許も整備されることとなった。これまで免許権者および試験実施者は都道府県知事であったが，1992（平成4）年から厚生大臣から指定された柔道整復研修試験財団により柔道整復師国家試験が実施されることとなった。柔道整復師の抱える課題として，学校問題がある。柔道整復師の養成に関しては，1947（昭和22）年に成立した「あん摩，はり，きゅう，柔道整復等営業法」に伴い，その附属法令として，受験資格や学校または養成施設が備えるべき要件などが定められた。こうして，柔道整復師の後継者を養成するために昭和30年代から柔道整復師を養成するための学校の設立が相次いだ。1998（平成10）年に「柔道整復師養成施設不指定処分取消請求事件」により，柔道整復師の学校の新設がさらに加速した。2000年代に入ると，日本柔道整復師会は国際貢献の事業に乗り出した。医療インフラが整っていない国に対し，学問レベルで柔道整復術の普及活動を行うという活動である。例えばモンゴル国では，高価な機材を使用せずにその場で外傷の処置ができるという柔道整復術は貴重な医療資源として受け入れられつつある。柔道整復師の社会貢献のためにも柔道整復師の資質の向上は望まれている。

　以上第3章では第二次世界大戦後からの日本柔道整復師会の確立および同

会の活動により，各種保険協定の成立がなされたこと，柔道整復師法の成立がなされたことを明らかにした。また，柔道整復師界の課題であるエックス線使用問題，学校の新設問題などの経緯を明らかにするとともに，2000年代の日本柔道整復師会の社会，国際貢献活動を描出した。

あ と が き

　本書は『柔道整復師形成過程の歴史的研究——医学および医療制度の分析と天神真楊流柔術』（早稲田大学モノグラフ111）を元に，早稲田大学学術研究書出版制度の支援により出版させて頂くにあたり，加筆修正したものである。

　日本の医史学は明治以降，富士川游，小川鼎三，川喜田愛郎，服部敏良，宮本忍，酒井シヅらにより多くの研究，良書が残されてきた。しかし，日本の医史学の中で柔道整復の歴史に関する研究は奥田真輔，鳥居良夫，我部正彦などの研究，出版物があるものの，『日整六十年史』の出版以降，これに続く柔道整復の歴史書の出版はきわめて少ない。このため，この度，僭越ながら筆者が今日の柔道整復師の歴史研究の水準を踏まえて本書を世に出そうと考えた。といっても本書はこれらの著書と競合するつもりは毛頭ない。筆者の願いは，これまで出版された著書に新たな研究成果，例えば天神真楊流柔術と接骨との関連および太平洋戦争後から平成に至るまでの日本柔道整復師会の活動などを補いながら，柔道整復の歴史を簡潔に概観することにあり，本書の価値はおもにこの点にあると自負している。

　しかし明治以前の接骨の記述に関しては歴史的史資料の不足，またこれら史資料の扱い方も含めて憶断のそしりもまぬがれないと思う。本書の扱う時代と地域の広がりのために，細部にわたる分析が困難で，妥協せねばならない点もあったことは読者にお詫び申し上げる。その代り，できるだけ多くの典拠と図版を示す努力をした。筆者は過去の接骨を理解する上で図版はそれだけで多くを語ると思うため，賢明な読者はまどわされることはないと信じる。

　次に，筆者の柔道整復師としての履歴を述べたいと思う。筆者が柔道整復師となった理由はいくつかある。筆者は幼いころ，祖父が学生時代に柔道をしており，また曽祖父，宇宿行輔は軍人であったという話を聞いていたことから，柔道や体術に興味を持った。一方で筆者の身近に心身ともに障がいを

持った従妹がいたことや，学生時代の父の病死なども経験となり，医療福祉にも興味を持った。また，筆者の母は教員で，動くことが多く，何かと軽い外傷をして接骨院に掛かっていたことも，柔道整復を身近に思うきっかけになったと思う。その後，臨床では帝京短期大学の甲斐範光先生，大同病院の島本悦次先生，向島祐先生をはじめ，スタッフの皆さんにお世話になった。学問においては，修士課程では日本大学の宮本晃先生，荒関仁志先生，博士課程では早稲田大学の志々田文明先生に厳しくも暖かいご指導をたまわった。また，寒川恒夫先生，友添秀則先生にもご指導を頂いた。こうして，柔道整復師としての筆者の今日がある。

　本書の執筆にあたり，多くの方々にご協力を頂いた。ここに感謝の意を申し上げる。渡辺一郎先生，酒井一也氏，越葵文庫・福井市立郷土歴史博物館松平宗紀氏，萩原利光氏，久富力氏，黄海匡士氏，名倉直孝氏，伊藤述史氏からは貴重な資料の提供およびご助言，ご協力を頂いた。また志々田ゼミの皆様は幾度となくご意見，激励を下さった。これまで職をともにした日本医学柔整鍼灸専門学校校長　奥田久幸先生をはじめ教職員皆様には本書の執筆に対してご理解を頂いた。新潟医療福祉大学　阿部薫先生，帝京大学　小野恭子先生，帝京平成大学　樽本修和先生には執筆のインスピレーション，励ましを与えて下さった。家族，息子の安倫は陰ながら筆者の研究を支えてくれた。その他，全ての方の御名前をあげる事はできないが，多くの施術家，柔道家，研究者の方から研究，出版について多くの助言を頂いた。

　最後に早稲田大学文化推進部文化企画課の皆様，早稲田大学出版伊東晋氏，金丸淳氏，武田文彦氏には編集をはじめ大変お世話になった。

　本書の執筆に至るまでには多くの方々にご支援，ご協力を頂いた。ここに重ねて感謝の意を表する次第である。

　　　2016年5月

　　　　　　　　　　　　　　　　　　　　　　　湯浅　有希子

文 献 一 覧

WHO Unit on Traditional Medicine（2001）*Legal Status of Traditional Medicine and Complementary/Alternative Medicine. A Worldwide Review.* World Health Organization.

WHO 西太平洋地域事務局著，第二次日本経穴委員会監訳（2009）WHO/WPRO 標準経穴部位――日本語公式版．医道の日本社．

愛知県柔道整復師会「八十年史」編集委員会編（2003）愛整會八十年史．愛知県柔道整復師会．

青山宏夫（1992）雁道考――その日本図における意義を中心にして．人文地理第44巻第5号．

足立寛譯述（1900）整骨圖説．南江堂．

あん摩，はり，きゅう，柔道整復等営業法案（内閣提出）（第一三六号），第一回国会衆議院 厚生委員会議録第三十七号（1947.12.5）．

伊藤常足編（1908-1910）豊後国六郷山諸勤行並諸堂役諸祭等目録，太宰管内志．中巻．日本歴史地理学会．

伊藤仁斎（1705）語孟字義上．出版社不明．

伊藤仁斎（1904）童子問 巻之中．伊藤重光．

井ノ口松之助（1887）兵法要務柔術剣棒図解秘訣．青木恒三郎．後書き．

井上縫太郎・萩原七郎・八木寅次郎他，52名（1941.3）接骨師法制定ノ請願書．日本柔道整復師会（1978）日整六十年史．日本柔道整復師会．

磯正足（1841）天神真楊流地之巻．今村嘉雄編者代表（1966）日本武道全集・5 柔術・空手・拳法・合気術．人物往来社．

磯又右衛門（1841）柔術誓紙．今村嘉雄編者代表（1966）日本武道全集・5 柔術・空手・拳法・合気術．人物往来社．

宇佐美信（年代不明）先覚者の横顔（一）恩師竹岡先生を偲ぶ．埼玉県接骨会史．

梅沢基の手記．日本柔道整復師会（1978）日整六十年史．日本柔道整復師会．

岡部敏弘・小野浩之・小舘澄枝（2012）青森ひば材からの樹木抽出成分「青森ヒバ油」：ナノヒバ油のミスト分散による抗菌・防虫技術の開発．特集 未利用バイオマス資源から得られる有用成分，におい・かおり環境学会誌第43巻第2号．臭気対策研究協会．

大河原晃（2006）ドイツ人医師ベルツ博士の足跡，柔道整復・接骨医学第14巻第3号．

大分県史料刊行会編（1952）六郷山本中末寺次第幷四至等注文案，大分県史料第一

部 3．大分県教育研究所.

大野栄人，伊藤光壽，武藤明範（2004）天台小止観の譯註研究．山喜房佛書林.

大澤謙二（1884）柔術死活之弁，東京大学編纂　学芸志林第十五巻　第八十七冊.

老松信一（1965）楊心流，直之神通流，天神真楊流柔術について．順天堂大学体育学部紀要第 8 号．順天堂大学体育学部紀要編集委員会.

嘉納治五郎（1992）新装版嘉納治五郎著作集第三巻．五月書房.

嘉納治五郎ほか著，大熊広明編（1931）柔道教本上巻．三省堂．講道館（1988）柔道実技，嘉納治五郎体系第 3 巻．本の友社.

河村昭一（2010）安芸武田氏．戎光祥出版.

河野清実（1928）国東半島史（上）．東国東郡教育会.

外務省ホームページ．日本 NGO 支援無償資金協力地域・国名別　平成18年度．http://www.mofa.go.jp/mofaj/gaiko/oda/data/zyoukyou/ngo_m18_ck.html より．（参照日2016年 1 月21日）

各務文献（1807）機械篇第十五，整骨新書．三鼎堂.

滑寿（1361）難経本義 巻之下．出版社不明．出版科学総合研究所（1978）鍼灸医学典籍大系第十巻．出版科学総合研究所.

神奈川県立金沢文庫（2001）密華蘭を破るもの，特別展蒙古襲来と鎌倉仏教．神奈川県立金沢文庫.

神奈川県立金沢文庫（2012）企画展鎌倉密教．神奈川県立金沢文庫.

金沢利三郎（1969.5.26）柔道整復師法制定請願経過について．日本柔道整復師会（1978）日整六十年史．日本柔道整復師会.

川崎一朗，樽本修和，瀬田良之，ほか（2003）『柔道整復師』序論（1）柔道整復師の起源と歴史，日本健康行動科学会第 2 巻第 1 号.

我部正彦（2005）柔道整復師の歴史から学ぶもの――柔道整復師の誕生と武医同術，柔道整復・接骨医学第13巻第 3 号.

我部正彦（2006）明治初期の日本医学に貢献した外国人――ドイツ医学採用とフルベッキ博士，柔道整復・接骨医学第14巻第 3 号.

官報号外　第百十二回国会　衆議院会議録第二十五号（1988.5.19）.

官報号外　第百十二国会　参議院会議録第二十号（1988.5.25）.

空海（出版年不明）三教指帰．永田調兵衞．（本史料は1688（貞享 5 ）年刊の後刷である。）

黒木俊弘（1985）武道私論――武道と修験道のかかわりを中心にして，武道学研究第17巻第 2 号.

警視庁史編さん委員会編（1959）警視庁史明治編．出版社不明.

慧立・彦綜，長沢和俊訳（1988）玄奘三蔵大唐大慈恩寺三蔵法師伝．光風社出版．pp.106-107.

公益社団法人日本柔道整復師会（2013.1.25）時代を拓く柔道整復師の国際化——開発途上国の医療技術向上へ「日整はつらつ！」VOL.9.

公益社団法人日本柔道整復師会（2012.5.20）第 1 回柔道整復シンポジウム開催，「日整はつらつ！」VOL.5.

公益社団法人日本柔道整復師会ホームページ．柔道整復師とは——柔道整復術とは．http://www.shadan-nissei.or.jp/judo/seifukujutsu.html より．（参照日2012年10月13日）

公益社団法人日本柔道整復師会ホームページ．柔道整復術とは，柔道整復師とは．http://www.shadan-nissei.or.jp/judo/seifukujutu.html より。（参照日2013年10月17日）

公認東京府柔道整復師会（1941.6.22改正）公認東京府柔道整復師会々則．

厚生省医務局編（1955）医制八十年史．印刷局朝陽会．

厚生省医務局編（1976）医制百年史 資料編．ぎょうせい．

厚生省医務局編（1976）医制百年史．ぎょうせい．

厚生労働省医政局総務課（2012.3.26）第 1 回「統合医療」のあり方に関する検討会議事録．

国訳大蔵経編輯部編（1928）摩訶止観 巻第八之上，国訳大蔵経：昭和新纂．宗典部第13巻．東方書院．

小島憲之・直木孝次郎・西宮一民・蔵中進・毛利正守校訂・訳者（2007）日本の古典を読む② 日本書紀 上．小学館．

小西康裕（1935.9）高木三五郎先生 7 回忌に参列して，柔道整復術公認期成会の前後を想ふ，全日本柔道整復師会会誌．

小西康裕（1954.1）諒解されなかった接骨師法案．接骨医報．

小西康裕（1978）接骨師法案英訳 マ司令部に廻附されるまで．日本柔道整復師会（1978）日整六十年史．日本柔道整復師会．

小西康裕（1978.6.15）その日の感激，淡水会．日本柔道整復師会（1978）日整六十年史．日本柔道整復師会．

酒本房太郎（1958.7）光を掲げた人々，東京都柔道接骨師会会報．

作者不明（1305？）日本図．神奈川県立金沢文庫保管．

作者不明（1924.10.25）杞憂は杞憂に終らず，柔道整復業者の譫妄，医海時報千五百七十七号．医海時報社．

作者不明（年代不明）華岡先生整骨法図説．蒲原宏 監修，上西雅男 編集（1983）華岡先生整骨法図説，整骨・整形外科典籍体系 5．オリエント出版社．

作者不明（年代不明）関口流柔目録．今村嘉雄編者代表（1966）日本武道全集 5 柔術・空手・拳法・合気術．人物往来社．

作者不明（年代不明）柔術秘学抄．今村嘉雄編者代表（1966）日本武道全集 5 柔

術・空手・拳法・合気術．人物往来社．

作者不明（年代不明）小栗流和三拾三箇条切紙之目録．今村嘉雄編者代表（1966）
　　日本武道全集5　柔術・空手・拳法・合気術．人物往来社．

作者不明（年代不明）当流大意録．今村嘉雄編者代表（1966）日本武道全集5　柔
　　術・空手・拳法・合気術．人物往来社．

史崧音釈（1155）本蔵篇，黄帝内経霊枢　巻十四．出版社不明．出版科学総合研究
　　所（1978）鍼灸医学典籍大系　第五巻．出版科学総合研究所．

社団法人全国柔道整復学校協会・教科書委員会（2012）柔道整復学――理論編．南
　　江堂．

柔整ホットニュースホームページ．2014年度　日本伝統治療（柔道整復術）指導者
　　育成・普及プロジェクト　日本研修閉講式．https://www.jusei-news.com/gyou
　　kai/topics/2014/08/20140816_01.html より．（参照日2016年1月21日）

柔道整復師法案（衆議院提出），第六十三回国会参議院社会労働委員会会議録第八
　　号（1970.3.31）．

柔道整復術の単行法制定に関する建議案，第七十三回衆議院建議委員会（速記）第
　　十回（1938.3.24）．

柔道整復術単行法実施期成同盟会（1930.5）第一回上京委員報告書．日本柔道整復
　　師会（1978）日整六十年史．日本柔道整復師会．

浄土宗ホームページ．宗紋・宗歌．http://jodo.or.jp/naruhodo/index11.html より．
　　（参照日2013年10月21日）

実恵（1673）阿字観用心口決．国文学研究資料館所蔵．

自民党（2010）自民党政策集　J-ファイル2010（マニフェスト）．

請願委員　会長他拾貳名（1936.8）柔道整復術取締規則改正請願書．東京都柔道整
　　復師会（1980）東京都柔道整復師会六十年史．

成賢著，葦原寂照校（年代不明）薄双紙　丙．太融寺．

全日本柔道整復師会（1956.11.10）全日整．

高浦照明（1978）大分の医療史．大分合同新聞社．

高木三五郎（1914.12）柔道接骨術認許に関する請願書．全日本柔道整復師会
　　（1935.9）全日本柔道整復師会会誌．

高楠順次郎　初版発行社代表（1961）金剛薩埵菩提心内作業灌頂悉地品第十一．大
　　正新脩大蔵経　第十八巻．大正新脩大蔵経刊行会．

高楠順次郎　初版発行社代表（1961）大毘盧遮那成佛神變加持經巻第五　字輪品第
　　十．大正新脩大蔵経　第十八巻．大正新脩大蔵経刊行会．

大日本柔道整復術同志会本部（1919.5）柔道接骨術公認期成会報告書．

大日本柔道整復師術同志会本部（1920.5）公認期成会の発展的解消の報告書．日本
　　柔道整復師会（1978）日整六十年史．日本柔道整復師会．

啓玄子王氷撰（762）陰陽応象大論篇，重廣補注黄帝内経素問 巻二．出版社不明．
　出版科学総合研究所（1978）鍼灸医学典籍大系 第二巻．出版科学総合研究所．

啓玄子王氷撰（762）重廣補注黄帝内経素問 巻二．出版社不明．出版科学総合研究
　所（1978）鍼灸医学典籍大系 第二巻．出版科学総合研究所．

啓玄子王氷撰（762）重廣補注黄帝内経素問 巻三．出版社不明．出版科学総合研究
　所（1978）鍼灸医学典籍大系 第二巻．出版科学総合研究所．

啓玄子王氷撰（762）重廣補注黄帝内経素問 巻八．出版社不明．出版科学総合研究
　所（1978）鍼灸医学典籍大系 第二巻．出版科学総合研究所．

啓玄子王氷撰（762）重廣補注黄帝内経素問 巻十三．出版社不明．出版科学総合研
　究所（1978）鍼灸医学典籍大系 第三巻．出版科学総合研究所．

張介賓（年代不明）類経図翼．出版社不明．岡了允旧蔵．

鶴岡八幡宮宮司白井永二（1996）鶴岡八幡宮年表．鶴岡八幡宮社務所．

柔道接骨術公認の件（文書表第五四號），第三十七回帝国議会衆議院請願委員第二
　分科会議録（速記）第一回（1916.1）．

戸田雄介（2007）鎌倉幕府の宿曜師──特に珍誉について，佛教大学大学院紀要第
　35号．

東京柔専記念誌編集委員会（1982）東京柔道整復専門学院創立30周年記念誌．p.19.

東京柔道整復師会（1925.2.1）東京柔道整復師会会報．東京都柔道整復師会編
　（1980）東京都柔道整復師会六十年史．東京都柔道整復師会．

東京都柔道整復師会編（1980）東京都柔道整復師会六十年史．

東京都柔道接骨師会訳 大村敏郎監訳（1984）アンブロアズ・パレ 骨折篇・脱臼
　篇．東京都柔道接骨師会．

東京帝国大学（1926）吉川家文書之２，大日本古文書.家わけ第９ノ２．東京帝国
　大学文学部史料編纂掛．

東京府編（1914）大正元年東京府統計書第三巻衛生水道．出版社不明．

東条愿九郎（1829）見観門．今村嘉雄編者代表（1966）日本武道全集５ 柔術・空
　手・拳法・合気術．人物往来社．

独立行政法人国際協力機構ホームページ．草の根パートナー型．http://www.jica.
　go.jp/partner/kusanone/partner/mon_05.html より．（参照日2016年１月21日）

中尾親雄（1950.3.25）団結，協力，一本化等について，柔整会報．日本柔道整復
　師会．

中塚栄次郎（1917）寛政重修諸家譜第二輯．栄進舎出版部．

中野孫三郎（1668）新刊吾妻鏡一．出版社不明．阿部隆一解題（1976）振り假名つ
　き吾妻鏡 寛永版影印．汲古書院．

中野孫三郎（1668）新刊吾妻鏡十五．出版社不明．阿部隆一解題（1976）振り假名
　つき吾妻鏡 寛永版影印．汲古書院．

中山清（1984）柔道整復師の柔道と臨床，武医同術．いなほ書房．

永木耕介（1985）古流柔術における思想解明への一試論――特に中国系医学との関連から，武道学研究第18巻第1号．

永積安明，島田勇雄校注（1961）保元物語　平治物語．岩波書店．

名倉弓雄（1974）江戸の骨つぎ．毎日新聞社．

日本高等柔道接骨師会結成の理由書．東京都柔道整復師会編（1980）東京都柔道整復師会六十年史．東京都柔道整復師会．

日本柔道整復師会（1950.7.20）柔整会報7，8月号．

日本柔道整復師会（1978）日整六十年史．日本柔道整復師会．

日本柔道整復師会（1980）エックス線照射に関する事件及び法廷料金問題に関する意見書．日整広報（40）．

日本柔道整復師会（2000）日整広報（141）．

日本柔道整復師会刊（1950.3.25）柔整会報四月号．

日本接骨師会（1947.3.23）常任理事会報告．日本柔道整復師会（1978）日整六十年史．日本柔道整復師会．

日本接骨師会（1947.3.26）支部長及代表者会報告．日本柔道整復師会（1978）日整六十年史．日本柔道整復師会．

日本接骨師会（1947.4.17）マ司令部の意向．

橋口浩治（2011）楊心流柔術と楊心流静間之巻，柔道整復・接骨医学第19巻第5号．

長谷五郎（1958.7）柔道と接骨――思い出す事ども，東京都柔道接骨師会会報．

長谷川弘一　編集代表者（1972）埼玉県接骨師会会誌．埼玉県接骨師会．

長谷川哲郎（1961）大分県を中心に調査した柔術“揚心流”について，大分縣地方史（51）．大分県地方史研究会．

長谷川哲郎（1970）楊心流家系と「当て身，生かし」の理論及び医術について：楊心流研究（其の四），大分縣地方史（57）．大分県地方史研究会．

萩原七郎（1968.4）柔道接骨術公認期成会運動回顧録，全日本柔道整復師会会誌第3巻第3号．

濱田市文化財保存会，島根縣濱田市殿町濱田市立圖書館編（1956）濱田藩医二宮彦可：正骨範著者．濱田市立圖書館．

早川純三郎（1915）新撰武術流祖録，武術叢書．國書刊行会．

兵庫県柔道整復師会編（2002）社団法人兵庫県柔道整復師会創立80周年記念誌．兵庫県柔道整復師会．

傅維康著，川井正久編訳（1997）中国医学の歴史．東洋学術出版社．

富士川游（1941）日本医学史決定版．日新書院．

藤原稜三（1990）格闘技の歴史．ベースボールマガジン社．

武医公論社編（1951.10）柔医公論．武医公論社．

武医公論社編（1953.8）柔医公論．武医公論社．

武医公論社編（1953.10）柔医公論．武医公論社．

ほねつぎ，接骨，整骨の字句使用許可に関する請願（第一三一四号），第十回国会衆議院厚生委員会議録第三十一号（1951.5.29）．

北海道柔道整復師会編（1984）北整50年の歩み．北海道柔道整復師会．

本郷正豊（1749）鍼灸重宝記綱目全．出版社不明．長友千代治編（2007）重宝記資料集成　第二十五巻「医方・薬方3」．臨川書店．

マイヤー・シュタイネック，ズートホフ共著　小川鼎三監訳（1982）図説医学史．朝倉書店．

松本喜代美（1915）臨牀小外科．南江堂．

松本寿三郎（1977）妙解院殿忠利公御代於豊前小倉御侍帳並軽輩末々共ニ，肥後細川家侍帳（一）．細川藩政史研究会．

松本寿三郎（1979）御侍帳，肥後細川家侍帳（四）．細川藩政史研究会．

松本寿三郎（1979）士席以上名録，肥後細川家侍帳（四）．細川藩政史研究会．

松本寿三郎（1979）肥陽諸士鑑，肥後細川家侍帳（三）．細川藩政史研究会．

前田勘太夫（1921）竹岡式接骨術　全．前田勘太夫．

丸山三蔵　編（1967）世界柔道史．恒友社．

三浦謹之助（1944）懐古．冬至書林．

三浦謹之助先生生誕百年記念会準備委員会（1964）三浦謹之助先生．

三浦由太（2005）柔道整復師の歴史．日本臨床整形外科医会会誌第30巻第1号．

武藤厳男編（1911）続偉蹟，肥後先哲偉蹟：正続合巻．隆文館．

森岡恭彦編著者（1989）近代外科の父・パレ　日本の外科のルーツを探る．NHKブックス．

茂木藏之助（1920）新撰外科總論．南山堂．

安井寅吉（1921）柔道整復術．柔道整復術協盛会本部．

山口佳紀・神野志隆光校訂・訳者（2007）日本の古典を読む①　古事記．小学館．

山本民左衛門（1779）真之神道流上檀巻．今村嘉雄編者代表（1966）日本武道全集5　柔術・空手・拳法・合気術．人物往来社．

吉田千春，磯又右衛門（1893）天神真楊流柔術極意教授図解．聚栄堂．

労働省労働基準局（1978）医療関係通達集：昭和53年7月改正版．労働省労働基準局補償課．

早稲田大学編輯部（1913）陰徳太平記上巻第三，通俗日本全史．早稲田大学出版部．

図，表，写真一覧

【図】

図1-1　楊心流，真之神道流，天神真楊流の系譜（藤原稜三（1983）神道揚心流の歴史と技法．創造．pp.44-45．より抜粋改変。）

図1-2　武田系図（作者不明（1922）寛政重脩諸家譜 第1輯．国民図書．pp.860-867．および，塙保己一（1927）続群書類従・第五編下 系図部．続群書類従完成会．pp.1-69．より抜粋改変。）

図1-3　柔道における当身（嘉納治五郎ほか著，大熊広明編（1931）柔道教本上巻．三省堂．講道館（1988）柔道実技，嘉納治五郎体系 第3巻．本の友社．p.336.）

図1-4　『星供図』（作者不明（鎌倉時代）星供図．金沢文庫保管。）

図1-5　内景図（張介賓（年代不明）類経図翼．出版者不明．p.44.）

図1-6　『解体新書』の人体図（杉田玄白（1774）解体新書．pp.4-5.）

図1-7　『十五尊図布字位所図』（（左）縦49.2cm，横30.5cm。鎌倉時代。紙本墨画。称名寺蔵，金沢文庫保管。（右）縦53.0cm，横33.3cm。鎌倉時代。紙本墨画．称名寺蔵，金沢文庫保管。）

図1-8　『三部四処字輪観図』（縦88.5cm，横64.5cm。南北朝時代。全図は4枚の紙継ぎの上に描線で描かれている紙本墨画。称名寺蔵，金沢文庫保管。）

図1-9　『臨終秘決』（鎌倉時代。称名寺蔵，金沢文庫保管。）

図1-10　『真神道流極意秘決書』（三枝龍卜斎（1775）真神道流極意秘決書．酒井一也氏より複写を提供。）

図1-11　『天神真楊流当身』（松永唯右衛門（1863）天神真楊流当身．）

図1-12　『パレ全集』（Ambroise Paré（1585）AmbroiseParé's Oeuvres. Chez Gabriel Buon.）

図1-13　『パレ全集』（東京都柔道接骨師会訳，大村敏郎監訳（1984）アンブロアズ・パレ 骨折篇・脱臼篇．東京都柔道接骨師会．p.116.），『紅夷外科宗伝』（蒲原宏監修，上西雅男編集（1983）紅夷外科宗伝，整骨・整形外科典籍体系6．オリエント出版社．p.196.）

図1-14　「肩甲上出臼又一法之図」『骨継療治重宝記』（高志鳳翼（1746）骨継療治重宝記 巻之中．摂陽書房．p.14. 長友千代治編（2007）重宝記資料集成 第二十五巻「医方・薬方3」．臨川書店.）

図1-15　『正骨範』（二宮彦可（1808）正骨範．千釣鐘房．p.27.），『軍陣備要救急摘方』（野元良（1854）軍陣備要救急適方．出版社不明．p.34.）

図1-16　『柔術生理書』肩関節の整復（井ノ口松之助（1896）死活自在接骨療法柔

260

術生理書. 日本佛教新聞社. p.125.）

図 1-17 『パレ全集』肩関節脱臼の整復（マルゲーヌ版）（東京都柔道接骨師会訳,
大村敏郎監訳（1984）アンブロアズ・パレ 骨折篇・脱臼篇. 東京都柔道接骨師
会. p.114.）

図 1-18 『柔術生理書』股関節脱臼の整復（原文ママ）（井ノ口松之助（1896）死
活自在接骨療法柔術生理書. 日本佛教新聞社. p133.）

図 1-19 『パレ全集』股関節脱臼の整復（東京都柔道接骨師会訳, 大村敏郎監訳
（1984）アンブロアズ・パレ 骨折篇・脱臼篇. 東京都柔道接骨師会. p.149.）

図 1-20 『柔術生理書』膝関節脱臼の整復（原文ママ）（井ノ口松之助（1896）死
活自在接骨療法柔術生理書. 日本佛教新聞社. p.135.）

図 1-21 『パレ全集』膝関節脱臼の整復（東京都柔道接骨師会訳, 大村敏郎監訳
（1984）アンブロアズ・パレ 骨折篇・脱臼篇. 東京都柔道接骨師会. p.156.）

図 1-22 「当身後面ノ図」「当身正面ノ図」「古式図」（井ノ口松之助（1896）死活
自在接骨療法柔術生理書. 日本佛教新聞社. pp.10-12.）

図 2-1 萩原七郎の兄弟関係（萩原利光氏からの聞き取りにより作成。萩原氏によ
れば, 辰治, 由次郎は警察官となったとのことである。）

図 2-2 『柔道整復術』サイレ氏絆創膏固定法（安井寅吉（1921）柔道整復術. 柔
道整復術協盛会本部. p.38.）

図 2-3 『整骨図説』ザイレ氏絆創膏固定繃帯法（足立寛譯術（1900）整骨圖説.
南江堂. p.108.）

図 2-4 『臨牀小外科』ザイレ氏絆創膏繃帯固定法（松本喜代美（1915）臨牀小外
科. 南江堂. p.348.）

図 2-5 『柔道整復術』コッヘル氏回旋法（安井寅吉（1921）柔道整復術. 柔道整
復術協盛会本部. p.47.）

図 2-6 『整骨図説』コッヘル氏回転法（足立寛譯術（1900）図解, 整骨圖説. 南
江堂. p.30.）

図 2-7 『臨床小外科』コッヘル氏廻旋法（松本喜代美（1915）臨牀小外科. 南江
堂. p.355.）

図 2-8 竹岡考案の副木（前田勘太夫（1921）竹岡式接骨術 全. 前田勘太夫. pp.
2-3.）

【表】

表 1-1 柔術伝書における医学的項目の比較

1．片桐音之助方矩（1713）古流楊心神道流経絡巻.

2．佐藤公豊（1721-1724？）胴譯図.

3．三枝龍卜齋（1775）真神道流極意秘決書.（酒井一也氏より複写を提供。）

4．山本民左衛門英早（1779）真之神道流上檀巻.

5．佐藤寿右衛門秀定（1815）極意奥義之巻.

6．作者不明（1841）天神真楊流地之巻.

7．作者不明（1841）天神真楊流柔術経絡人之巻.

8．松永唯右衛門（1863）天神真楊流当身.

9．磯又右衛門・長島直吉・粟飯原栄・江口貞兵衛（1885）天真心揚流穴処.
　（酒井一也氏より複写を提供。）

10．井ノ口松之助（1896）死活自在接骨療法柔術生理書. 日本佛教新聞社.

11．前田勘太夫（1921）竹岡式接骨術 全.

表1-2　当身と経絡，経穴との関係（本間祥白著・鈴木達司校訂（1975）図解鍼灸
　実用経穴学. 医道の日本社. を比較に用いた。）

表1-3　鶴岡社務の補任状況（鶴岡八幡宮宮司白井永二（1996）鶴岡八幡宮年表.
　鶴岡八幡宮社務所. より抜粋改変。）

表1-4　六郷山の御家人による押領状況（1337（延元2）年6月）（大分県史料刊
　行会編（1952）六郷山本中末寺次第幷四至等注文案，大分県史料第一部3. 大分
　県教育研究所. pp.204-205. より改変。）

表2-1　第一回柔道整復術試験内容（日本柔道整復師会（1978）日整六十年史. 日
　本柔道整復師会. pp.101-105. より改変。）

表2-2　グルト骨癒合日数の比較（茂木蔵之助（1920）新撰外科總論. 南山堂.
　pp.380-381. および，安井寅吉（1921）柔道整復術. 柔道整復術協盛会本部. p.
　23. より改変。）

【写真】

写真1-1，1-2，1-3，1-4　『胴譯図』1（佐藤公豊（1721-1724？）胴譯図. 縦
　40cm，横183cm. 越葵文庫所・福井市立郷土歴史博物館保管。）

写真1-5　嘉永年間に改装された名倉家（名倉直孝氏より提供。）

写真1-6　『整骨説略』（ケルスト著，名倉知文訳（1874）整骨説略，島村利助. ）

写真1-7　各務文献の墓（大阪市天王寺区）（壬生勝鬘山浄春寺（大阪府大阪市天
　王寺区）。各務文献の墓誌に文献の生涯が記されている。）

写真2-1　萩原七郎（萩原利光氏より提供。）

写真2-2　萩原七郎四段証（萩原利光氏より提供。）

写真2-3　講道館札幌分場にて（萩原利光氏より提供。）

写真2-4　三浦謹之助から萩原への書簡（萩原利光氏より提供。）

写真2-5　第一回柔道整復術試験合格者（警視庁東京府（1921.1.15）公報第1360
　号. ）

写真2-6　柔道整復術試験合格之証（大阪府）（久富力氏より提供。）

写真 2-7　『柔道整復術』

写真 2-8　竹岡宇三郎の告別式（東京都柔道整復師会編（1980）東京都柔道整復師会六十年史．東京都柔道整復師会．p.303. 本文に「飯盛昭氏提供」とある。）

写真 2-9　三浦謹之助（三浦謹之助先生生誕百年記念会準備委員会（1964）三浦謹之助先生．）

写真 2-10　論文「柔術について」（Miura, Prof. Dr. K.（1899）Über Jūjutsu oder Yawara, Mitteilungen der OAG Band VII. Theil 2, pp. 273-284.）

写真 2-11　『日本之医界』記事（土屋清三郎主幹（1927.5.11）柔道整復術営業廃止か－警視庁衛生部の大英断，日本之醫界 第一七巻第三十八号．日本之医界社．p.19.）

写真 2-12　東京府柔道整復師会公認祝賀記念（昭和 7 年 6 月 21 日）（東京都柔道整復師会編（1980）東京都柔道整復師会六十年史．東京都柔道整復師会．p.362. 本文に「福島清氏提供」とある。）

写真 2-13　藤生安太郎（日本柔道整復師会（1978）日整六十年史．日本柔道整復師会．p.223.）

写真 2-14　一松定吉（東京都柔道整復師会編（1980）東京都柔道整復師会六十年史．東京都柔道整復師会．p.466. 本文に「小西康裕氏提供」とある。）

写真 2-15　陸軍省に献納された戦闘機「接骨師號」（日本柔道整復師会（1978）日整六十年史．日本柔道整復師会．p.281.）

写真 3-1　接骨師法案の英訳 （日本柔道整復師会（1978）日整六十年史．日本柔道整復師会．p.301.）

写真 3-2　『伝統医療と相補・代替医療に関する報告』（World Health Organization（2001.2）*Legal status of Traditional Medicine and Complementary/Alternative Medicine.* World Health Organization. pp.155-159.）

写真 3-3　2014 年度 日本伝統治療（柔道整復術）指導者育成・普及プロジェクト 日本研修閉講式（柔整ホットニュースホームページ．2014 年度 日本伝統治療（柔道整復術）指導者育成・普及プロジェクト 日本研修閉講式．https://www.jusei-news.com/gyoukai/topics/2014/08/20140816_01.html より．（参照日 2016 年 1 月 21 日）

索　引

Judo Therapist:
Change into the Western Medicine and Step to the National Qualification of Bone-Setting

YUASA Yukiko

This book is a historical study about the process of formation of Judo Therapy. By analyzing the history of medical care and the medical system, this book clarifies the following, distinguishing the Heisei from the Edo era at specific times.

1) The process of transition from "Bone-setting" (before the Meiji era) to "Judo Therapy" (after 1920)

2) Highlighting the moment, in 1970, when Judo Therapy was accepted as the "Law of Judo Therapy" by the Japanese state

3) Examining the process of revision of the law of Judo Therapy in 1988, when the examination and jurisdiction of the license shifted from prefectural governors to the Minister of Health and Welfare

The first Judo Therapy national examination was carried out in 1993; this book covers some of the medical issues that ensued, including the use of x-rays and health insurance (in the 20th century), and the increased numbers of schools and international activity (in the 21st century) related to Judo Therapy.

The main focus is on the political activity and medical element of the Tenjin-shin-yo-ryu jujutsu (the source of the judo reposition), and the social activity of the All Japan Judo Therapist Association. In addition, this book looks at the change in expression from "Bone-Setting" (before 1920) to "Judo Therapy" (after 1920).

The content of each chapter is as follows.

Chapter 1 : The medical element of Jujitsu is traced from the Edo period to the first Meiji Period, as is the transition of Yoshin-ryu jujitsu to Tenjin-shin-yo-ryu jujutsu. Naokata Nagura, Bunken Kagami, and Genka Ninomiya were representative bone-setting persons of the Edo era; then there was the bone-setting method of the Tenjin-shin-yo-ryu jujutsu, which continues to be practiced in some schools even today. It is the Kappo (resuscitation method) in the Yoshin-ryu jujitsu school. A technique using the body's vital points mixed Oriental medicine with esoteric Buddhism, and which imitated Ambroise Paré, were seen in the bone-setting method of the Tenjin-shin-yo-ryu jujutsu. This chapter is based on documentary research by the author.

Chapter 2 : From bone-setting to Judo Therapy and the legislation of Judo Therapy

Japanese medicine was gradually unified by Japanese Government policy to conform to Western medicine when "a medical system" was established in 1874. In 1920, the practice of bone-setting was legislated as Judo Therapy. But Judo Therapy was recognized as a part of massage, acupuncture, and moxibustion. Key participants in the legislation of Judo Therapy included Shichiro Hagiwara (Tenjin-shin-yo-ryu jujutsu), those related to Kodokan-judo, and professors from the medical department of Tokyo University. The model for the All Japan Judo Therapist Association was started in 1921. The administration of the organization was led by Judo Therapists of Tokyo at first. When Ryotaro Kanai took office as the chairperson of the All Japan Judo Therapist Association in 1930, the association became a substantial national entity.

Chapter 3 : The systematic making of Judo Therapy world

After World War II, Judo Therapy was exposed to organizational life and death by the stationing of the GHQ. With a new constitution established, the conventional departmental order was abolished. The business Law of massage, acupuncture needle, and Judo Therapy was implemented in 1947 by the activity of the All Japan Judo Therapist Association.

The Corporation of the All Japan Judo Therapist Association was started in 1953. This organization worked on the issue of health insurance and the issue of X-rays, and the establishment of the Law of Judo Therapy. As a result, the Law of Judo Therapy was passed in 1970. In the 2000s, the Judo Therapy world was faced with a great increase in the number of schools. Throughout this, the Corporation of the All Japan Judo Therapist Association (name changed in 2011 to Public Interest Incorporated Association, Japan Judo Therapist Association) continued to contribute to bringing traditional medical treatment to Japanese society.

著者紹介

湯浅 有希子（ゆあさ　ゆきこ）

帝京平成大学ヒューマンケア学部柔道整復学科講師
専攻：スポーツ科学（武道論，柔道整復史，医学史）
1975年，神奈川県生まれ（旧姓，服部）。
2001年，帝京医学技術専門学校（現，帝京短期大学）柔道整復学科卒業。柔道整復師資格を取得。
2002～2007年，大同病院にて柔道整復師として勤務。
2007～2016年，日本医学柔整鍼灸専門学校柔道整復学科専任教員。
2014年，早稲田大学大学院スポーツ科学研究科博士後期課程修了。博士（スポーツ科学）。
2014～2016年，早稲田大学スポーツ科学研究センター招聘研究員。
2016～2021年，帝京平成大学ヒューマンケア学部柔道整復学科助教。
2021年4月より，現職。
主な著作：「柔道整復の誕生――1911-1920年における柔道整復の法制化を巡って」（『体育史研究』第30号，体育史学会，2013年），『柔道整復師形成過程の歴史的研究――医学および医療制度の分析と天神真楊流柔術（早稲田大学モノグラフ111)』（早稲田大学出版部，2014年）

柔道整復師
―接骨術の西洋医学化と国家資格への歩み［新装版］

2021年4月10日　　第1刷発行
2023年4月1日　　第2刷発行

著　者……………湯浅 有希子
発行者……………須賀 晃一
発行所……………株式会社 早稲田大学出版部
　　　　　　　　169-0051 東京都新宿区西早稲田 1-9-12
　　　　　　　　TEL 03-3203-1551　　http://www.waseda-up.co.jp
装　丁……………笠井 亞子
印刷・製本…………精文堂印刷株式会社